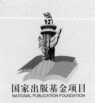
"十三五"国家重点图书出版规划项目

转化医学出版工程 肿瘤系列

陈 竺　沈晓明　总主编
陈赛娟　戴尪戎　执行总主编

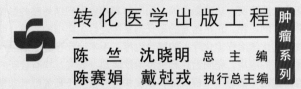

Nasopharyngeal Carcinoma: Basic and Clinical Translation

鼻咽癌：基础与临床的转化

胡超苏　卢泰祥　等　编著

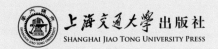

上海交通大学出版社
SHANGHAI JIAO TONG UNIVERSITY PRESS

内容提要

  本书为"转化医学出版工程·肿瘤系列"的分册之一。鼻咽癌是我国南方及东南亚一些国家常见的恶性肿瘤之一，放射治疗（放疗）是其主要治疗手段。全书共18章，第1～3章为鼻咽癌的基础研究与筛查，包括鼻咽癌的流行病学变化、遗传学特点、远处转移的基础研究及EB病毒DNA检测（EBV DNA）与鼻咽癌的关系。第4～14章为鼻咽癌的临床诊治现状，包括鼻咽癌的影像学诊断、临床分期演变、功能影像等；同时对鼻咽癌淋巴结转移的影像学规律、放疗靶区的勾画、正常器官的勾画、正常器官的耐受剂量等进行了详细的叙述，而对鼻咽癌的综合治疗，尤其是放疗和化学治疗（化疗）的联合治疗，手术治疗在鼻咽癌放疗后颈部淋巴结复发及原发灶复发治疗的应用，靶向治疗和免疫治疗等热点研究，均有较新的观点及转化研究成果；对处理治疗过程中的急性不良反应，以及护理、营养干预等都有非常实用的价值。第15～18章为鼻咽癌患者的生活质量及放射后遗症研究，包括鼻咽癌患者生活质量的研究现状及方法，调强放疗后对甲状腺功能损伤、脑损伤、听力损伤、血管损伤的处理方法等。本书可供广大从事鼻咽癌临床诊疗及研究的人员参考。

图书在版编目（CIP）数据

鼻咽癌：基础与临床的转化 / 胡超苏，卢泰祥编著
. — 上海：上海交通大学出版社，2020
转化医学出版工程
ISBN 978-7-313-23725-5

Ⅰ.①鼻…　Ⅱ.①胡…②卢…　Ⅲ.①鼻咽癌－诊疗
Ⅳ.①R739.63

中国版本图书馆CIP数据核字（2020）第166748号

鼻咽癌：基础与临床的转化
BIYANAI: JICHU YU LINCHUANG DE ZHUANHUA

编　　著：胡超苏　卢泰祥　等
出版发行：上海交通大学出版社　　　　　　　地　　址：上海市番禺路951号
邮政编码：200030　　　　　　　　　　　　　电　　话：021-64071208
印　　制：上海锦佳印刷有限公司　　　　　　经　　销：全国新华书店
开　　本：710mm×1000mm　1/16　　　　　　印　　张：20.25
字　　数：364千字
版　　次：2020年11月第1版　　　　　　　　印　　次：2020年11月第1次印刷
书　　号：ISBN 978-7-313-23725-5
定　　价：198.00元

作者介绍

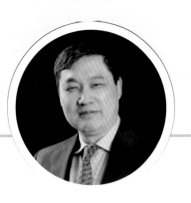

胡超苏　主任医师、教授、博士生导师,现任复旦大学附属肿瘤医院放射治疗科副主任、复旦大学鼻咽癌诊治中心主任、鼻咽癌首席专家,曾任中国抗癌协会鼻咽癌专业委员会主任委员,兼任上海市医学会肿瘤放射治疗专科分会主任委员、中华医学会放射肿瘤治疗学分会委员、中国抗癌协会神经肿瘤专业委员会常务委员、中国抗癌协会肿瘤放射治疗专业委员会常务委员、中国临床肿瘤学会鼻咽癌专家委员会副主任委员、中国临床肿瘤学会头颈肿瘤专家委员会副主任委员、上海市抗癌协会鼻咽癌专业委员会主任委员。1994年和2004年,他曾在美国威廉·博蒙特(William Beaumont)陆军医学中心放射治疗科和MD安德森癌症中心放射治疗科进修。胡超苏教授长期从事鼻咽癌及头颈部肿瘤的放射治疗及综合治疗工作,发表论文150余篇,曾荣获中国抗癌协会科技奖一等奖、教育部科学技术进步奖二等奖、核工业部科技进步奖二等奖、上海市科学技术进步奖三等奖、上海抗癌协会科技奖二等奖等奖项。

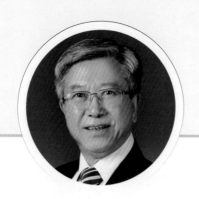

作者介绍

　　卢泰祥　主任医师、教授、博士生导师、鼻咽癌资深首席专家，曾任中山大学肿瘤防治中心副主任、副院长，现任泛珠江区域放射肿瘤学协作组主席、广东省南方肿瘤临床研究协会会长、《中华放射肿瘤学杂志》副总编辑、《香港放射科医学院杂志》名誉顾问、放射肿瘤治疗学名词编写委员会副主编、中国抗癌协会放疗专业委员会名誉主任委员、中国抗癌协会鼻咽癌专业委员会名誉副主任委员、中国医疗保健国际交流促进会专家指导委员、中国医药教育协会头颈肿瘤委员会顾问委员、中华放射肿瘤学分会鼻咽癌学组顾问、广东省抗癌协会放疗专业委员会顾问、广东省抗癌协会鼻咽癌专业委员会顾问。卢泰祥教授长期从事鼻咽癌和头颈肿瘤的综合诊治和放射治疗工作，已在国内外发表学术论文148篇；近6年曾荣获国家科学技术进步奖二等奖、教育部科学技术进步奖一等奖、中华医学科技奖一等奖、广东省科学技术奖一等奖等奖项。

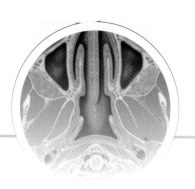

转化医学出版工程丛书

总　主　编	陈　竺　沈晓明
执行总主编	陈赛娟　戴尅戎
总　顾　问	马德秀
学术总顾问	王振义

学术委员会名单（按姓氏汉语拼音排序）

卞修武　第三军医大学病理学研究所,教授

陈国强　上海交通大学医学院,中国科学院院士

陈义汉　同济大学附属东方医院,中国科学院院士

冯　正　中国疾病预防控制中心寄生虫病预防控制所,教授

葛均波　同济大学,中国科学院院士

桂永浩　复旦大学附属儿科医院,教授

韩泽广　国家人类基因组南方研究中心,教授

贺　林　上海交通大学Bio-X研究院,中国科学院院士

黄荷凤　上海交通大学医学院附属国际和平妇幼保健院,教授

王　宇　中国疾病预防控制中心,教授

王红阳　第二军医大学东方肝胆外科医院,中国工程院院士

王升跃　国家人类基因组南方研究中心,教授

魏冬青　上海交通大学生命科学技术学院,教授

吴　凡　上海市卫生健康委员会,教授

徐学敏　上海交通大学Med-X研究院,教授

曾益新　北京医院,中国科学院院士

赵春华　中国医学科学院/北京协和医学院,教授

赵玉沛　中国医学科学院/北京协和医学院,中国科学院院士

钟南山　广州医科大学附属第一医院,中国工程院院士

学术秘书

王一煌　上海交通大学系统生物医学研究院,教授

本书编委会

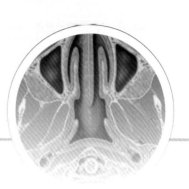

主　编

胡超苏　复旦大学附属肿瘤医院

卢泰祥　中山大学肿瘤防治中心

副主编

林少俊　福建医科大学附属肿瘤医院/福建省肿瘤医院

王孝深　复旦大学附属肿瘤医院

编委会名单（以姓氏汉语拼音排序）

曹素梅　中山大学肿瘤防治中心

陈明远　中山大学肿瘤防治中心

陈韵彬　福建医科大学附属肿瘤医院/福建省肿瘤医院

杜成润　复旦大学附属肿瘤医院

郭　晔　同济大学附属东方医院

何霞云　复旦大学附属肿瘤医院

胡超苏　复旦大学附属肿瘤医院

胡　婷　中山大学肿瘤防治中心

孔芳芳　复旦大学附属肿瘤医院

林少俊　福建医科大学附属肿瘤医院/福建省肿瘤医院

卢泰祥　中山大学肿瘤防治中心

陆雪官　复旦大学附属肿瘤医院

孟晓燕　复旦大学附属肿瘤医院

欧　丹　复旦大学附属肿瘤医院

钱　薇　复旦大学附属肿瘤医院

区晓敏　复旦大学附属肿瘤医院

沈春英　复旦大学附属肿瘤医院

王胜资　复旦大学附属眼耳鼻喉科医院

王孝深　复旦大学附属肿瘤医院

肖友平　福建医科大学附属肿瘤医院/福建省肿瘤医院

邢　星　复旦大学附属肿瘤医院

许婷婷　复旦大学附属肿瘤医院

应红梅　复旦大学附属肿瘤医院

周　鑫　复旦大学附属肿瘤医院

宗井凤　福建医科大学附属肿瘤医院/福建省肿瘤医院

总　序

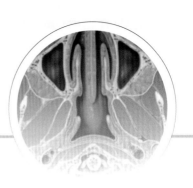

多年来，生物医学研究者与患者间存在着隔阂，而这些患者可能从生物医学研究成果中受益。一方面，无数罹患癌症等疾病的患者急切盼望拯救生命的治疗方案；另一方面，许多重要的基础科学发现缺乏实际应用者。近期涌现的转化医学旨在连接基础研究与临床治疗结果，优化患者治疗，提升疾病预防措施。

转化医学将重要的实验室发现转变为临床应用，通过实验室研究阐释临床疑问，旨在惠及疾病预测、预防、诊断和治疗。转化医学的终极目标是开发更为有效的预防和治疗方案，促进临床预后和健康水平。因此，无论对患者还是大众，转化医学是以人为本的医学实践。

在过去三十年中，中国居民的生活条件、饮食和营养、卫生保健系统都得到了巨大的发展。然而，随着经济增长和社会快速发展，卫生保健系统面临多种问题。中国具有复杂的疾病谱：一方面，发展中国家常见的感染性疾病仍是中国沉重的负担；另一方面，发达国家常见的慢性病也成为中国致死致残的主要原因。中国的卫生保健系统面临巨大的挑战，须举全国之力应对挑战。中国正在深化改革，促进居民的福祉。转化医学的发展将促进疾病控制，有助于解决健康问题。

转化医学是多学科项目，综合了医学科学、基础科学和社会科学研究，以促进患者治疗和预防保健措施，其拓展了卫生保健服务领域。因此，全球各方紧密合作对于转化医学的发展至关重要。

为了加强国际合作，为基础、转化和临床研究工作者提供交流与相互扶持的平台，我们发起编纂"转化医学出版工程"系列图书。该系列图书以原创和观察性调查为特色，广泛涉及实验室、临床、公共卫生研究，提供医学各亚专业最新、实用的研究信息，开阔读者从实验室到临床和从临床到实验室的视野。

"转化医学出版工程"系列图书与"转化医学国家重大科技基础设施（上海）"紧密合作，为医师和转化医学研究者等对快速发展的转化医学领域感兴趣的受众提供最新的信息来源。作为主编，我热忱欢迎相关领域的学者报道最新的从实验室到临床的研究成果，期待该系列图书能够促进全球知识传播，增进人类健康。

2015年5月25日

前　言

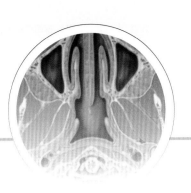

　　鼻咽癌是我国南方及东南亚一些国家常见的恶性肿瘤之一，放射治疗（化疗）是其主要的治疗手段。随着放疗技术的进步（如调强放疗等精确放疗方法的应用）、影像学的发展和多学科综合治疗的开展，鼻咽癌治疗后的5年生存率从常规放疗的50%、高能射线的60%～70%到现在的80%左右，有了显著的提高。同时，治疗后患者的生活质量也有明显的提高。

　　虽然鼻咽癌的疗效有了明显提高，但是随着放疗技术的进步，又出现了新的问题。例如，在磁共振为基础的前提下，分期的演变和功能影像的应用价值；如何根据淋巴结转移规律精确地勾画靶区及剂量限制和处方；EB病毒（EBV）与鼻咽癌的关系及指导价值；在精确治疗后鼻咽癌主要失败的原因为远处转移，如何更加合理地应用综合治疗、靶向治疗和免疫治疗；在调强放疗后出现的不良反应的特点，如何减少不良反应、提高患者生活质量等新问题。

　　本书共18章，第1～3章为鼻咽癌的基础研究与筛查，包括鼻咽癌的流行病学变化、遗传学特点、远处转移的基础研究及EBV DNA与鼻咽癌的关系。第4～14章为鼻咽癌的临床诊治现状，包括鼻咽癌的影像学诊断、临床分期演变、功能影像等；同时对鼻咽癌淋巴结转移的影像学规律、放疗靶区的勾画、正常器官的勾画、正常器官的耐受剂量等进行了详细的叙述，而对鼻咽癌的综合治疗，尤其是放疗和化学治疗（化疗）的综合治疗，手术治疗在鼻咽癌放疗后颈部淋巴结复发及原发灶复发治疗的应用，靶向治疗和免疫治疗等热点研究，均有较新的观点及转化研究成果；对处理治疗过程中的急性不良反应，以及护理、营养干预等都有非常实用的价值。第15～18章为鼻咽癌的生活质量及放射后遗症研究，包括鼻咽癌生活质量的研究现状及方法，调强放疗后对甲状腺功能损伤、脑损伤、听力损伤、血管损伤的处理方法等。

言 前

在本书的编著过程中，得到了中山大学肿瘤防治中心、福建省肿瘤医院、复旦大学附属眼耳鼻喉科医院等单位的大力支持。在此表示衷心的感谢。希望本书对广大从事鼻咽癌临床诊疗及研究的人员有较好的帮助及参考价值。

胡超苏　卢泰祥

2019年5月10日

目　录

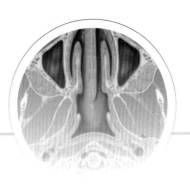

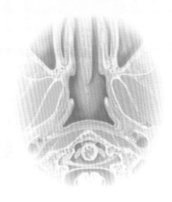

第一章

鼻咽癌的流行病学变化

胡　婷　曹素梅

　　鼻咽癌(nasopharyngeal carcinoma, NPC)是发生于鼻咽上皮细胞的恶性肿瘤,常发生于咽隐窝、顶壁及顶后壁,可侵袭周围组织或器官,发生淋巴结转移和远处转移。虽然与其他癌症相比,鼻咽癌发病率较低,但其有独特的地理分布特征,在中国南方、东南亚及北非等地区高发。无论是在高发区和低发区,鼻咽癌均占鼻咽部恶性肿瘤的绝大部分。鼻咽癌是一种多因素综合导致的疾病,确切病因尚不清楚。目前普遍认为与EB病毒(Epstein-Barr virus, EBV)感染有关。此外,还有遗传因素和环境因素。世界范围内近几十年的流行病学研究显示,鼻咽癌具有独特的流行病学特征,包括具有明显的地区聚集性、种族聚集性和家族聚集性等。近年来,鼻咽癌的发病趋势有所降低,但在某些高发区仍保持稳定或者轻微上升。

[通信作者]　曹素梅,Email: caosm@sysucc.org.cn

第一节 鼻咽癌的描述性流行病学研究

一、地区和空间分布

鼻咽癌是一种地区分布极不均衡的肿瘤，可见于五大洲的许多国家和地区，但大部分地区鼻咽癌发病率低于1/10万。高发区集中在中国南方，其中广东省发病率最高，男性发病率可达20～50/10万；其次是一些东南亚国家的本地居民、北极地区的因纽特人、北非以及中东地区的居民（**见表1-1-1**）。据世界卫生组织（WHO）国际癌症研究机构（International Agency for Research on Cancer，IARC）的最新资料，2018年全球鼻咽癌的新发病例为129 079人，死亡72 987人，其中中国新发鼻咽癌60 558人，约占47.7%；死亡31 413人，约占43%。

表1-1-1 2008—2012年鼻咽癌在世界范围内部分国家和地区的发病率（1/10万）

地区和人群	年龄标化发病率	
	男性	女性
亚洲		
中国中山市	25.0	7.7
中国广州市	13.9	5.2
中国香港特别行政区	12.8	4.0
中国珠海市	24.0	9.0
中国上海市	3.1	1.0
中国哈尔滨南岗区	1.3	0.4
中国北京市	0.8	0.4
马来西亚槟城	10.6	3.3
马来西亚槟城（中国人）	16.1	4.7
越南胡志明市	3.8	1.2
菲律宾马尼拉	4.0	1.8

（续表）

地区和人群	年龄标化发病率	
	男　性	女　性
泰国清迈	2.8	1.2
泰国宋卡	2.5	0.8
泰国南邦	2.4	1.2
北美洲		
美国华盛顿	0.5	0.2
美国纽约	0.9	0.3
美国佛罗里达	0.7	0.3
美国三藩市（中国人）	8.1	2.9
美国洛杉矶（中国人）	3.4	1.7
美国洛杉矶（菲律宾人）	2.7	0.8
中东/北非		
阿尔及利亚塞提夫	5.9	2.6
津巴布韦哈拉雷	1.5	0.7
乌干达卡亚东都	2.7	1.8
北极地区		
加拿大西北地区	0.6	0.7
美国阿拉斯加	1.2	0.5
欧洲		
丹麦	0.5	0.2
英国英格兰	0.4	0.2

　　中国鼻咽癌的发病率南北差异极大。根据全球肿瘤发病登记的资料估算，2018年中国鼻咽癌发病率位居全部恶性肿瘤的第18位，其中男性年发病率为4.3/10万，女性年发病率为1.7/10万。高发区主要集中在南方5省（广东、广西、湖南、福建和江西），其中广东省发病率最高。因此，鼻咽癌又有"广东瘤"之称。在广东省珠江三角洲和西江流域，特别是在肇庆、佛山和广州等地形成一个高发

核心地带；其中四会地区的鼻咽癌发病率最高，男性年发病率可达29.40/10万，女性年发病率可达12.67/10万。而在中国北方，鼻咽癌年发病率和病死率均未超过3/10万。

二、人群间分布

1. 性别分布

无论是在高发区还是在低发区，男性鼻咽癌的发病率均超过女性，男女发病比例为（2~3）：1。例如，世界鼻咽癌年总发病率男性为1.7/10万，女性为0.7/10万，性别比为2.4：1；居世界鼻咽癌发病顺位第1位的广东省中山市、四会市，其男女发病率比为（2.3~2.5）：1；美国白种人鼻咽癌发病率男女比约为2.5：1。造成男性发病率高的原因可能是环境暴露因素的不同，如吸烟和职业暴露；也有可能是内在因素，如性激素类的作用。

2. 年龄分布

在不同发病率的地区，鼻咽癌的高发年龄不同。在高发区，鼻咽癌的发病率从30岁以后明显上升，50~59岁达高峰，60岁以后下降；而在低发区，鼻咽癌的发病率则随年龄的增长而增大。也有一些相关报道发现，在鼻咽癌的中低发区，鼻咽癌发病率在青少年中有一个较小的发病高峰。对美国不同人群的鼻咽癌发病研究表明，不同发病率的地区其发病特点同样适用于同一地区不同发病率的人群（**见图1-1-1**）。

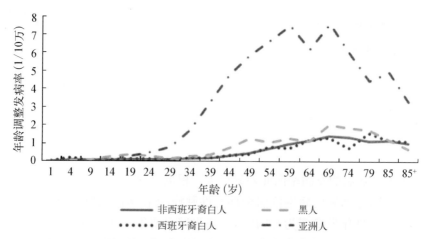

图1-1-1　1992—2009年美国不同人群的鼻咽癌年龄调整发病率
注：以美国2000年的普查人口为校正人口。

3. 种族分布

目前,世界三大人种中,黄种人鼻咽癌发病率最高,其次为黑种人,白种人最低。鼻咽癌高发地区多属黄种人居住地,如中国的华南地区和香港特别行政区、东南亚地区,北极地区的因纽特人也属于黄种人。在同一地区,不同种族间的鼻咽癌发病率也显著不同。例如,中国南方讲广东话的人群比讲其他方言(如客家、闽南、潮州方言)人群的发病率高2倍;即使移居东南亚其他国家之后,讲广州方言人群的发病率仍然是其他中国南方人群的2倍。而在美国,华人发病率最高,其次是菲律宾人、日本人、黑种人和西班牙人,最低的是白种人;但在儿童群体中,鼻咽癌患者多为黑种人,亚洲人较少。

移民流行病学研究显示,遗传因素和环境因素在鼻咽癌的发病中均起了很重要的作用。中国南方高发区的人群无论移居到美国、澳大利亚、马来西亚还是日本,仍然保持着高发病率的趋势。第1代出生在北非和亚洲的人群与出生在欧洲的人群相比,患鼻咽癌的风险增加3～6倍。与此相似的还有鼻咽癌相对高发的北非地区的居民移居到低发区的以色列之后,移民和他们后代的鼻咽癌发病率也高于当地居民。然而,第2代和第3代移民的鼻咽癌发病率却持续下降到迁出国的50%左右。相反,出生在高发区中国或菲律宾的白种人较出生在美国的白种人鼻咽癌的发病率明显升高;出生在北非的法国人的鼻咽癌发病率也明显高于出生在法国南部的居民。

三、家族聚集性

鼻咽癌是一种具有明显家族聚集性的肿瘤。有鼻咽癌家族史的人群患病率会明显高于普通人群,无论高发、中发区还是低发区均有鼻咽癌高发家族的报告,且高发区患者有癌家族史的比例高于中低发区,如中国香港特别行政区、广州报告鼻咽癌家族史的比例分别为7.2%和5.9%。在格陵兰岛,27%的鼻咽癌患者有癌症家族史,且大部分为鼻咽癌。中发区如上海地区鼻咽癌家族史的比例为1.85%。在有癌症家族中,鼻咽癌患者主要发生在先证者的一级亲属中,鼻咽癌患者一级亲属的发病率是对照人群的4～10倍。造成鼻咽癌家族聚集性的原因可能是由于家族内成员具有相同的遗传易感性,也可能是由于家族成员相似的生活环境造成的。还有研究发现,兄弟、姐妹患有鼻咽癌史者相对于父母患有鼻咽癌史者,前者患鼻咽癌的风险更高。对中国南方鼻咽癌高癌家族进行复合分离分析显示,鼻咽癌属于多基因遗传的肿瘤。研究证明,除了鼻咽癌家族史对鼻咽癌发病风险有影响外,其他癌症家族史(一级亲属)如肺癌、乳腺癌也会增加鼻咽癌的发病风险。

四、时间趋势

以往认为，鼻咽癌是一种发病相对稳定的肿瘤。而根据现在的肿瘤发病登记资料显示，在某些高发区出现明显的下降，如中国香港特别行政区和台湾地区分别从20世纪70年代和80年代开始、新加坡从20世纪90年代后期开始，鼻咽癌发病率和病死率出现了明显下降，居住在美国的华人鼻咽癌的发病率也出现了明显下降。但少数地区或人群（如新加坡马来人）却出现了明显的上升趋势；而中国南方鼻咽癌传统的高发区，如广东四会市、中山市和广西苍梧县鼻咽癌的发病一直稳定或略有增加（**见图1-1-2**）。四会市1987—2011年鼻咽癌发病率基本保持稳定，2003—2009年发病率有所增加（主要是男性）。

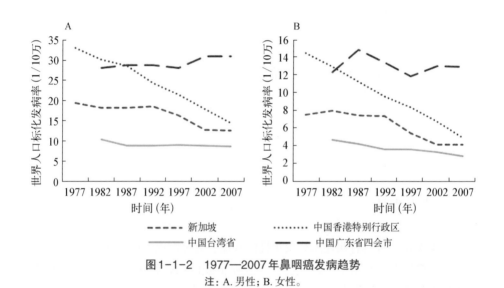

图1-1-2 1977—2007年鼻咽癌发病趋势

注：A. 男性；B. 女性。

第二节 鼻咽癌的发病因素

一、分期

目前，国外鼻咽癌的组织病理学全部使用WHO的分类方法，分为角化性鳞状细胞癌（Ⅰ型）和非角化性癌两大类。其中，非角化性癌根据肿瘤细胞分化程度的不同又分为分化型非角化性癌（Ⅱ型）和未分化型非角化性癌或鼻咽型未分化癌（Ⅲ型）。此外，不同人种鼻咽癌的病理类型的分布构成也不同，中国南方地区以及新加坡鼻咽癌高发地区的鼻咽癌组织类型90%以上为未分化型（Ⅲ型）或非角化性鼻咽癌（Ⅱ型）。而在低发区，角化性鼻咽癌（Ⅰ型）占大部分。由此推测，鼻咽癌高发区与低发区的发病因素可能不同。

二、风险因素

鼻咽癌的确切病因尚不清楚，一般认为主要有以下3个因素。

1. 遗传因素

鼻咽癌独特的地区聚集性和家族聚集性提示遗传易感性是流行区鼻咽癌发病风险的一个关键因素。全基因组关联分析（genome-wide association study, GWAS）一致认为，位于染色体6p21上的人类白细胞抗原（human leukocyte antigen, HLA）基因中有一系列易感性基因位点，如HLA-A（HLA-A2、HLA-A11）、HLA-B（HLA-B13、HLA-B46）、HLA-DRB1等，与鼻咽癌发病明显相关。其他非HLA易感基因位点包括位于6号染色体的γ-氨基丁酸B受体1（gamma-aminobutyric acid B receptor 1, GABBR1）及人绒毛膜促性腺激素9（human chorionic gonadotropin 9, HCG9），位于13号染色体的肿瘤坏死因子受体超家族（tumor necrosis factor receptor superfamily, TNFRSF）成员19（TNFRSF19）等也被认为与鼻咽癌发病有关。易感基因可能通过DNA双链断裂、DNA修复损伤、细胞周期紊乱及机体免疫等机制引起鼻咽癌患病风险升高。

2. 病毒感染因素

（1）EB病毒（EBV）：是研究最广泛的鼻咽癌病因学因素。EBV是一种疱疹病毒，95%以上的成年人都存在EBV感染，且多为终身持续感染。一般情况下是无害的，当EBV与宿主的平衡状态发生改变时，容易导致EBV激活，从而使鼻咽癌的发病风险增加。应用原位杂交技术，EBV可以在所有肿瘤细胞中检测到，但在正常的鼻咽上皮细胞中却未检测到，且鼻咽组织中所有的EBV具有相同的末端重复序列，提示EBV在鼻咽上皮的早期癌变中起重要的作用。EBV在鼻咽癌组织中属于潜伏Ⅱ型感染，表达一系列病毒蛋白，如潜伏膜蛋白（latent membrane protein, LMP）、EB病毒核抗原（Epstein-Barr virus nuclear antigen, EBNA）。已知，LMP1是鼻咽癌的主要致癌基因。

鼻咽癌患者体内还可产生多种EBV抗体，包括病毒衣壳抗原IgA抗体（virus capsid antigen IgA antibody, VCA-IgA）、EB核抗原IgA抗体（Epstein-Barr nuclear antigen 1 IgA antibody, EBNA1-IgA)、Zeta蛋白IgA抗体（Zeta-IgA）和Rta蛋白抗体IgG（Rta-IgG）等，抗体水平升高通常意味着患鼻咽癌的风险增加。前瞻性研究发现，VCA-IgA抗体滴度持续升高时患鼻咽癌风险比可达21.3。目前，联合检测VCA-IgA、EBNA1-IgA作为鼻咽癌筛查指标已在鼻咽癌高发区筛查中普遍应用。近年来，发现EBV糖蛋白350抗体（glycoprotein 350, gp350）可中和EBV对B细胞的感染，属于保护性抗体，可降低患鼻咽癌的风险。前瞻性研究发现，gp350抗体水平低的人群鼻咽癌的发病率显著低于抗体水平高的人群。因此，研发gp350抗体疫苗可能会降低EBV相关性鼻咽癌的发病风险。EBV DNA也可在患者循环血中检出，对鼻咽癌患者的预后有很好的预测作用。EBV DNA浓度越高，患者长期无病生存率越低，预后越差。

（2）其他感染因素：另有研究表明，在非流行区与鼻咽癌相关的病毒是人乳头状瘤病毒（human papilloma virus, HPV），在白种人中，HPV可能是角化性甚至是非角化性鼻咽癌的风险因素。

3. 环境因素

（1）吸烟：鼻咽癌流行趋势的改变可能与相应人群发病因素暴露的改变有关。流行病学研究表明，长期吸烟是鼻咽癌的一个风险因素，每天吸烟的量和吸烟的年限与鼻咽癌的发病率呈正相关且有剂量-反应关系，吸烟导致鼻咽癌患病的风险为不吸烟人群的2～6倍。荟萃分析显示，曾经吸烟者比不吸烟者患鼻咽癌的风险更高。香港大学开展了一项基于大规模广东省职业人群队列研究，发现每日吸烟量及累积吸烟量越高，鼻咽癌患者死亡的风险越高。吸烟还与EBV的激活有关，与不吸烟者相比，开始吸烟年龄越小者，EBV VCA-IgA抗体阳性的风险越高；累计吸烟量越多，VCA-IgA抗体阳性的风险增加。

（2）饮食因素：在不同的人群中，成年后每天食用咸鱼者与没有或很少吃咸鱼的人相比，发生鼻咽癌的相对风险度为1.8～7.5。在断奶期或幼儿期每天或每周都吃咸鱼者与从未/少有食用者相比，发生鼻咽癌的相对风险度为1.1～37.7。目前普遍认为吸烟、腌制食物摄入、凉茶（中草药）是患鼻咽癌的风险因素。新鲜蔬菜、水果则可降低患鼻咽癌的风险，也有研究表明牛奶的摄入可以降低患鼻咽癌的风险。饮酒是否是鼻咽癌的风险因素尚无定论，有研究认为少量饮酒可降低患鼻咽癌的风险，但大量饮酒可导致鼻咽癌患者预后不佳。

（3）其他环境因素：有研究表明，以木材作为燃料、焚香与鼻咽癌风险升高相关。在无窗户的室内、通风不良及棚屋内做饭会增加患鼻咽癌的风险。另外，职业暴露，如甲醛和木屑也是患鼻咽癌的风险因素。甲醛可能通过细胞毒性、DNA损伤导致鼻咽癌发病风险升高，但甲醛是否能激活EBV还需要研究以进一步验证。移民可能对中国香港特别行政区和中国台湾地区以及新加坡的发病产生了较大的影响。进一步的研究发现,中国香港特别行政区和美国一些地区鼻咽癌发病率的下降主要是角化性鳞状细胞癌而非角化性癌的发病率保持平稳。

环境因素的致癌作用可能是非常重要的,但其在鼻咽癌病因中的作用通常被低估。研究证明环境因素不仅可以直接导致DNA突变,也可作为活性氧诱导剂致使DNA损伤引起鼻咽癌风险升高,还能介导EBV再活化,导致EBV感染扩散。

近几十年来,广东省和广西壮族自治区等高发区域的经济高速发展,人们的饮食和生活习惯等各方面发生了较大的变化,但鼻咽癌的发病率并未降低,且这些地区的鼻咽癌90%以上属于非角化性癌,说明非角化性鳞状细胞癌的发病因素可能仍然稳定地存在于高发区的人群中。另一种可能的解释是环境因素的改变对鼻咽癌发病的影响会滞后几十年。中国南方鼻咽癌高发区的经济高速发展的时期开始于20世纪90年代,鼻咽癌的发病率下降也有可能到10～20年后才会显现。

三、发病机制

鼻咽癌是遗传因素、EBV、环境因素共同作用导致的鼻咽上皮恶性肿瘤,其发生的分子机制非常复杂,包括一系列信号通路的改变以及大量蛋白质表达异常,正常的细胞凋亡、细胞增殖、细胞黏附等功能失调。有易感基因的个体在致癌动因(EBV、环境因素等)的作用下,正常鼻咽上皮转化为异型增生上皮,发生癌前病变。在有致癌因素(病毒因素、环境因素)持续刺激和易感基因群失活时,多个易感基因链发生变化,引起一连串的分子事件,使细胞发生恶性转化,癌前病变逐渐发展为癌细胞,经历鼻咽上皮异型增生→早期浸润癌→鼻咽浸润癌→肿瘤转移的多阶段转化,最终导致鼻咽癌的发生和发展。

------------------------------- **参 考 文 献** -------------------------------

[1] Albeck H, Bentzen J, Ockelmann H H, et al. Familial clusters of nasopharyngeal carcinoma and salivary gland carcinomas in Greenland natives[J]. Cancer, 1993, 72(1): 196-200.

[2] Armstrong R W, Imrey P B, Lye M S, et al. Nasopharyngeal carcinoma in Malaysian Chinese: occupational exposures to particles, formaldehyde and heat[J]. Int J Epidemiol, 2000, 29(6): 991-998.

[3] Armstrong R W, Kannan Kutty M, Dharmalingam S K, et al. Incidence of nasopharyngeal carcinoma in Malaysia, 1968-1977[J]. Br J Cancer, 1979, 40(4): 557-567.

[4] Bei J X, Jia W H, Zeng Y X. Familial and large-scale case-control studies identify genes associated with nasopharyngeal carcinoma[J]. Semin Cancer Biol, 2012, 22(2): 96−106.

[5] Brooks L, Yao Q Y, Rickinson A B, et al. Epstein-Barr virus latent gene transcription in nasopharyngeal carcinoma cells: coexpression of EBNA1, LMP1, and LMP2 transcripts [J]. J Virol, 1992, 66(5): 2689−2697.

[6] Buell P. Race and place in the etiology of nasopharyngeal cancer: a study based on California death certificates[J]. Int J Cancer, 1973, 11(2): 268−272.

[7] Burt R D, Vaughan T L, McKnight B. Descriptive epidemiology and survival analysis of nasopharyngeal carcinoma in the United States[J]. Int J Cancer, 1992, 52(4): 549−556.

[8] Cao S M, Liu Z, Jia W H, et al. Fluctuations of epstein-barr virus serological antibodies and risk for nasopharyngeal carcinoma: a prospective screening study with a 20-year follow-up [J]. PLoS One, 2011, 6(4): e19100.

[9] Chen Y P, Zhao B C, Chen C, et al. Alcohol drinking as an unfavorable prognostic factor for male patients with nasopharyngeal carcinoma[J]. Sci Rep, 2016, 6: 19290.

[10] Chou J, Lin Y C, Kim J, et al. Nasopharyngeal carcinoma-review of the molecular mechanisms of tumorigenesis[J]. Head Neck, 2008, 30(7): 946−963.

[11] Chua M L K, Wee J T S, Hui E P, et al. Nasopharyngeal carcinoma[J]. Lancet, 2016, 387(10022): 1012−1024.

[12] Dogan S, Hedberg M L, Ferris R L, et al. Human papillomavirus and Epstein-Barr virus in nasopharyngeal carcinoma in a low-incidence population[J]. Head Neck, 2014, 36(4): 511−516.

[13] He Y Q, Xue W Q, Shen G P, et al. Household inhalants exposure and nasopharyngeal carcinoma risk: a large-scale case-control study in Guangdong, China[J]. BMC Cancer, 2015, 15: 1022.

[14] Hildesheim A, Wang C P. Genetic predisposition factors and nasopharyngeal carcinoma risk: a review of epidemiological association studies, 2000−2011: Rosetta Stone for NPC: genetics, viral infection, and other environmental factors[J]. Semin Cancer Biol, 2012, 22(2): 107−116.

[15] Hsu C, Shen Y C, Cheng C C, et al. Difference in the incidence trend of nasopharyngeal and oropharyngeal carcinomas in Taiwan: implication from age-period-cohort analysis[J]. Cancer Epidemiol Biomarkers Prev, 2006, 15(5): 856−861.

[16] Jeannel D, Ghnassia M, Hubert A, et al. Increased risk of nasopharyngeal carcinoma among males of French origin born in Maghreb (north Africa)[J]. Int J Cancer, 1993, 54(4): 536−539.

[17] Jia W H, Huang Q H, Liao J, et al. Trends in incidence and mortality of nasopharyngeal carcinoma over a 20−25 year period (1978/1983−2002) in Sihui and Cangwu counties in southern China[J]. BMC Cancer, 2006, 6: 178.

[18] Jia W H, Qin H D. Non-viral environmental risk factors for nasopharyngeal carcinoma: a systematic review[J]. Semin Cancer Biol, 2012, 22(2): 117−126.

[19] Lee A W, Foo W, Mang O, et al. Changing epidemiology of nasopharyngeal carcinoma in Hong Kong over a 20-year period (1980−99): an encouraging reduction in both incidence

and mortality[J]. Int J Cancer, 2003, 103(5): 680-685.

[20] Lee H P, Gourley L, Duffy S W, et al. Preserved foods and nasopharyngeal carcinoma: a case-control study among Singapore Chinese[J]. Int J Cancer, 1994, 59(5): 585-590.

[21] Li C C, Yu M C, Henderson B E. Some epidemiologic observations of nasopharyngeal carcinoma in Guangdong, People's Republic of China[J]. Natl Cancer Inst Monogr, 1985, 69: 49-52.

[22] Lin J H, Jiang C Q, Ho S Y, et al. Smoking and nasopharyngeal carcinoma mortality: a cohort study of 101,823 adults in Guangzhou, China[J]. BMC Cancer, 2015, 15: 906.

[23] Liu Y, Huang Q, Liu W, et al. Establishment of VCA and EBNA1 IgA-based combination by enzyme-linked immunosorbent assay as preferred screening method for nasopharyngeal carcinoma: a two-stage design with a preliminary performance study and a mass screening in southern China[J]. Int J Cancer, 2012, 131(2): 406-416.

[24] Liu Y, Huang Q, Liu W, et al. Establishment of VCA and EBNA1 IgA-based combination by enzyme-linked immunosorbent assay as preferred screening method for nasopharyngeal carcinoma: a two-stage design with a preliminary performance study and a mass screening in southern China[J]. Int J Cancer, 2012, 131(2): 406-416.

[25] Liu Z, Ji M F, Huang Q H, et al. Two Epstein-Barr virus-related serologic antibody tests in nasopharyngeal carcinoma screening: results from the initial phase of a cluster randomized controlled trial in southern China[J]. Am J Epidemiol, 2013, 177(3): 242-250.

[26] Luo J, Chia K S, Chia S E, et al. Secular trends of nasopharyngeal carcinoma incidence in Singapore, Hong Kong and Los Angeles Chinese populations, 1973-1997[J]. Eur J Epidemiol, 2007, 22(8): 513-521.

[27] Mai Z M, Lo C M, Xu J, et al. Milk consumption in relation to incidence of nasopharyngeal carcinoma in 48 countries/regions[J]. BMC Cancer, 2015, 15: 994.

[28] Maxwell J H, Kumar B, Feng F Y, et al. HPV-positive/p16-positive/EBV-negative nasopharyngeal carcinoma in white North Americans[J]. Head Neck, 2010, 32(5): 562-567.

[29] McCredie M, Williams S, Coates M. Cancer mortality in East and Southeast Asian migrants to New South Wales, Australia, 1975-1995[J]. Br J Cancer, 1999, 79(7-8): 1277-1282.

[30] Parkin D M, Iscovich J. Risk of cancer in migrants and their descendants in Israel: Ⅱ. Carcinomas and germ-cell tumours[J]. Int J Cancer, 1997, 70(6): 654-660.

[31] Ren Z F, Liu W S, Qin H D, et al. Effect of family history of cancers and environmental factors on risk of nasopharyngeal carcinoma in Guangdong, China[J]. Cancer Epidemiol, 2010, 34(4): 419-424.

[32] Richards M K, Dahl J P, Gow K, et al. Factors associated with mortality in pediatric vs adult nasopharyngeal carcinoma[J]. JAMA Otolaryngol Head Neck Surg, 2016, 142(3): 217-222.

[33] Rottenberg Y, Levine H, Keinan-Boker L, et al. Risk of nasopharyngeal carcinoma penetrates across immigrant generations: A migrant cohort study of 2.3 million Jewish Israeli adolescents[J]. Int J Cancer, 140(5): 1060-1067.

[34] Ruan H L, Xu F H, Liu W S, et al. Alcohol and tea consumption in relation to the risk

of nasopharyngeal carcinoma in Guangdong, China[J]. Front Med China, 2010, 4(4): 448-456.

[35] Sun L M, Epplein M, Li C I, et al. Trends in the incidence rates of nasopharyngeal carcinoma among Chinese Americans living in Los Angeles County and the San Francisco metropolitan area, 1992-2002[J]. Am J Epidemiol, 2005, 162(12): 1174-1178.

[36] Tang L Q, Li C F, Li J, et al. Establishment and validation of prognostic nomograms for endemic nasopharyngeal carcinoma[J]. J Natl Cancer Inst, 2015, 108(1): 291.

[37] Thompson C M, Grafstrom R C. Commentary: mechanistic considerations for associations between formaldehyde exposure and nasopharyngeal carcinoma[J]. Environ Health, 2009, 8: 53.

[38] Tse L A, Yu I T, Mang O W, et al. Incidence rate trends of histological subtypes of nasopharyngeal carcinoma in Hong Kong[J]. Br J Cancer, 2006, 95(9): 1269-1673.

[39] Vaughan T L, Shapiro J A, Burt R D, et al. Nasopharyngeal cancer in a low-risk population: defining risk factors by histological type[J]. Cancer Epidemiol Biomarkers Prev, 1996, 5(8): 587-593.

[40] Vaughan T L, Stewart P A, Teschke K, et al. Occupational exposure to formaldehyde and wood dust and nasopharyngeal carcinoma[J]. Occup Environ Med, 2000, 57(6): 376-384.

[41] Wang H, Seow A, Lee H P. Trends in cancer incidence among Singapore Malays: a low-risk population[J]. Ann Acad Med Singapore, 2004, 33(1): 57-62.

[42] Wang Y, Zhang Y, Ma S. Racial differences in nasopharyngeal carcinoma in the United States[J]. Cancer Epidemiol, 2013, 37(6): 793-802.

[43] Warnakulasuriya K A, Johnson N W, Linklater K M, et al. Cancer of mouth, pharynx and nasopharynx in Asian and Chinese immigrants resident in Thames regions[J]. Oral Oncol, 1999, 35(5): 471-475.

[44] Xie S H, Yu I T, Tse L A, et al. Sex difference in the incidence of nasopharyngeal carcinoma in Hong Kong 1983-2008: suggestion of a potential protective role of oestrogen[J]. Eur J Cancer, 2013, 49(1): 150-155.

[45] Xie S H, Yu I T, Tse L A, et al. Tobacco smoking, family history, and the risk of nasopharyngeal carcinoma: a case-referent study in Hong Kong Chinese[J]. Cancer Causes Control, 2015, 26(6): 913-921.

[46] Xue W Q, Qin H D, Ruan H L, et al. Quantitative association of tobacco smoking with the risk of nasopharyngeal carcinoma: a comprehensive meta-analysis of studies conducted between 1979 and 2011[J]. Am J Epidemiol, 2013, 178(3): 325-338.

[47] Xu F H, Xiong D, Xu Y F, et al. An epidemiological and molecular study of the relationship between smoking, risk of nasopharyngeal carcinoma, and Epstein-Barr virus activation[J]. J Natl Cancer Inst, 2012, 104(18): 1396-1410.

[48] Yuan J M, Wang X L, Xiang Y B, et al. Non-dietary risk factors for nasopharyngeal carcinoma in Shanghai, China[J]. Int J Cancer, 2000, 85(3): 364-369.

[49] Yu M C, Garabrant D H, Huang T B, et al. Occupational and other non-dietary risk factors for nasopharyngeal carcinoma in Guangzhou, China[J]. Int J Cancer, 1990, 45(6): 1033-1039.

［50］ Yu M C, Ho J H, Lai S H, et al. Cantonese-style salted fish as a cause of nasopharyngeal carcinoma: report of a case-control study in Hong Kong［J］. Cancer Res, 1986, 46(2): 956－961.

［51］ Yu M C, Huang T B, Henderson B E. Diet and nasopharyngeal carcinoma: a case-control study in Guangzhou, China［J］. Int J Cancer, 1989, 43(6): 1077－1082.

［52］ Zhang L F, Li Y H, Xie S H, et al. Incidence trend of nasopharyngeal carcinoma from 1987 to 2011 in Sihui County, Guangdong Province, South China: an age-period-cohort analysis ［J］. Chin J Cancer, 2015, 34(8): 350－357.

［53］ Zheng Y M, Tuppin P, Hubert A, et al. Environmental and dietary risk factors for nasopharyngeal carcinoma: a case-control study in Zangwu County, Guangxi, China［J］. Br J Cancer, 1994, 69(3): 508－514.

［54］ 李桂源, 刘华英, 周鸣, 等.鼻咽癌癌变的分子机理［J］.生物化学与生物物理进展, 2006, 33(10): 922－931.

［55］ 魏矿荣, 徐莹, 张文俊, 等.广东省中山市1970—2007年鼻咽癌发病趋势及病理构成变化分析［J］.中华流行病学杂志, 2011, 32(11): 1135－1138.

[50] Yu M C, Ho J H, Lai S H, et al. Cantonese-style salted fish as a cause of nasopharyngeal carcinoma: report of a case-control study in Hong Kong [J]. Cancer Res, 1986, 46(2): 956-961.

[51] Yu M C, Huang T B, Henderson B E. Diet and nasopharyngeal carcinoma: a case-control study in Guangzhou, China [J]. Int J Cancer, 1989, 43(6): 1077-1082.

[52] Zheng Y M, Xie S H, et al. Incidence trend of nasopharyngeal carcinoma from 1987 to 2011 in Sihui County, Guangdong Province, South China: an age-period-cohort analysis [J]. Chin J Cancer, 2015, 34(8): 350-357.

[53] Jia W H, Luo X Y, Feng B J, Ruan H L, et al. Traditional Cantonese diet and nasopharyngeal carcinoma risk: a large-scale case-control study in Guangdong, China [J]. BMC Cancer, 2010, 10: 446.

[54] 曹素梅, 洪明晃, 麦海强, 等. 鼻咽癌相关因素——危险因素与保护因素的病例对照研究 [J]. 癌症, 2011, 30(2): 116-125.

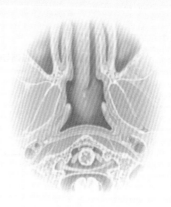

第二章

EB 病毒与鼻咽癌的基础研究

邢 星 胡超苏

　　EB病毒（EBV）是首个被发现与人类肿瘤相关的病毒。研究人员最初通过对鼻咽癌患者的血清学分析发现较高滴度的EBV抗体，后又通过原位杂交技术证实了鼻咽癌细胞中EBV基因的感染。几乎所有的未分化型鼻咽癌均存在EBV感染。

　　作为疱疹病毒中的一种，EBV在人群中的感染十分普遍，人类咽黏膜上皮细胞、唾液腺细胞均为EBV裂解性感染的部位，EBV在此复制后释放入唾液进行传播，其传播行为与其他常见的疱疹病毒相似。鼻咽上皮细胞的癌变过程中，EBV主要是以隐性感染的方式作用于宿主细胞。

[通信作者]　胡超苏，Email: hucsu62@163.com

第一节　鼻咽癌的发病机制

Raab-Traub等首先通过端粒酶的特征性分析,发现鼻咽癌组织细胞中EBV的同源性,指出EBV相关的上皮细胞癌变是来源于单个EBV感染的先祖细胞,提示EBV的感染发生在癌变早期。然而,EBV感染并非癌变的起始步骤,EBV感染所致的传染性单核细胞增多症患者的扁桃体细胞、鼻咽癌高风险个体的正常鼻咽上皮活检组织中以及鼻咽低级别的癌前病变组织中,均未见EBV感染的证据。但是鼻咽高级别不典型癌前病变及原位癌则携带了单克隆EBV基因组,并发现了充分表达的非聚腺苷酸化的EBV编码的小RNA(EBV encoded small RNA, EBER)。因此有学者认为,在鼻咽癌早期癌变过程中,环境暴露因素(如咸鱼等饮食成分)首先诱导杂合性缺失,诱发的低级别、癌前病变使鼻咽上皮细胞更易感于EBV,一旦感染EBV,EBV转录产物在基因水平及表观遗传水平带来生长和存活的优势,促进上皮细胞癌变。

体外研究已表明,EBV基因通过精细调控的RNA及蛋白表达实现细胞的转化。根据病毒表达差异将EBV隐性感染相关的肿瘤及细胞系分成不同的类型,其中一类表达常见于鼻咽癌和霍奇金淋巴瘤,其特征性表达的蛋白包括EBV核抗原1(EBV nuclear antigen 1, EBNA1)、EBER、潜伏膜蛋白(latent membrane protein, LPM)1、LMP2A、LMP2B,以及不同水平的BamHI-A右向转录(BamHI-A rightward transcripts, BARTs)产物miRNA。上述转录产物通过多种途径改变鼻咽上皮细胞的生长行为,共同参与鼻咽癌的发生和发展。

第二节　EB病毒基因转录产物在鼻咽癌发生和发展中的作用

EBNA1在所有EBV相关的肿瘤中均有表达,EBNA1蛋白存在于细胞核,可与多个宿主细胞基因的启动子相结合。体外实验显示,在非EBV感染的肿瘤细胞中过表达EBNA1,可以增强其致肿瘤性。EBNA1可通过降低P53的稳定性促进肿瘤的发生。P53及MDM2蛋白通过与细胞泛素特异性蛋白酶7(ubiquitin-specific protease 7, USP7）的结合维持稳定性，而EBNA1与USP7的亲和性更高，影响了P53及MDM2蛋白与USP7的结合，从而降低两者的稳定性。EBNA1降低宿主细胞DNA损伤后P53的累积量，产生抗凋亡效应，有助于维持细胞的存活。EBNA1还减少细胞中早幼粒细胞白血病（promyelocytic Leukemia, PML）小体的表达。PML小体作为一种抑癌因子，在细胞凋亡、DNA修复、转录调控及P53的活化中均有重要的作用。ENBA1导致PML小体的缺失，抑制了细胞的凋亡，降低了DNA损伤修复的效率、影响P53的乙酰化。此外，在鼻咽癌细胞中发现，EBNA1还可通过还原型烟酰胺腺嘌呤二核苷酸磷酸氧化酶（NOX2）的过表达，诱导细胞的氧化应激，增加细胞内的氧自由基，引发DNA损伤。

LMP1是EBV主要的转化蛋白，体外细胞培养显示*LMP*1是一个具有诱导转化特性的癌基因，在鼻咽癌、霍奇金淋巴瘤及移植后淋巴瘤中均有表达。*LMP*1在鼻咽癌细胞的表达有差异，目前认为表达率为20%～40%。有研究显示，在鼻咽的原位癌组织中也发现了*LMP*1的表达，因此推测*LMP*1可能在肿瘤形成的早期步骤中发挥作用。*LMP*1是肿瘤坏死因子受体超家族中持续活化并介导多个信号通路的一员，通过配体依赖的方式激活包括促分裂原活化蛋白激酶（mitogen-activated protein kinase, MAPK）、c-Jun氨基端激酶（c-Jun N-terminal kinase, JNK）、磷脂酰肌醇3-激酶（PI3K）/蛋白激酶B（Akt）、核因子κB（NF-κB）、表皮生长因子受体（epidermal growth factor receptor, EGFR）等在内的信号通路，出现包括快速增殖、诱导促炎细胞因子生成、抗凋亡水平提高以及迁移能力增强等一系列表型。*LMP*1可活化DNA甲基转移酶（DNA methyltransferase, DNMT）1，诱导宿主基因的甲基化；可通过钙黏着蛋白1（cadherin-1, CDH-1）启动子的甲基化下调钙黏着蛋白的表达，降低肿瘤的黏附性，提高其侵袭能力。在促进肿瘤的生长方面，*LMP*1参与活化固醇调节元件结合蛋白1（sterol regulatory element binding protein 1, SREBP1）介导的脂肪生成，也可通过整合素介导的胞外信号调节激酶-丝裂原活化蛋白激酶（ERK-MAPK）信号通路，促进上皮—间充质转化，提高肿瘤的存活力，使细胞具备更强的转移和侵袭特性。在上皮细胞中，*LMP*1也可通过PI3K/Akt通路，抑制叉头转录因子O3a（FOXO3a）的活性，降低DNA损伤结合蛋白1（DDB1）的表达，影响DNA损伤修复，降低基因组稳定性。该通路的激活还参与诱导鼻咽癌细胞的肿瘤干细胞特性，*LMP*1基因表达的沉默可降低EBV阳性鼻咽癌细胞的干细胞特性。*LMP*1参与免疫调节，可能是通过NK-κB信号通路的活化，募集调节T细胞，上调血清趋化因子L20（CCL20）的表达，并增加$CD4^+$ $Foxp3^+$ T细胞向肿瘤细胞周围的迁移。此外，还可促使调节T细胞分泌与免疫抑制相关的白细胞介素-10（interleukin-10, IL-

10)，参与宿主细胞的免疫逃逸。因此，免疫逃逸可能是EBV的癌基因在肿瘤发生和发展中发挥的又一作用。

*LMP*2基因主要转录LMP2A和LMP2B两个蛋白。通过反转录聚合酶链反应（RT-PCR）技术发现超过98%的鼻咽癌病例活检组织中可以找到LMP2A的mRNA表达，而免疫组织化学法则显示其蛋白的表达只能在50%左右的病例中检出。其中LMP2A在上皮细胞中通过免疫受体酪氨酸激活模体（immunoreceptor tyrosine-based activation motif, ITAM）参与细胞生长的调控，是发挥主要功能的转录产物。体外实验显示，LMP2A可通过信号转导和转录激活因子3（STAT3）的磷酸化，激活甲基转移酶DNMT1，导致张力蛋白同源基因（phosphate and tensin homologue deleted on chromosome ten gene, PTEN）启动子CpG岛甲基化，抑制*PTEN*表达，从而激活PI3K/Akt通路，并通过提高ΔNp63的稳定性，抑制肿瘤分化，促进细胞存活，亦可通过干预刺猬蛋白家族（Hedgehog）信号通路，促进干细胞性相关的基因表达产物（如BMI1和SOX2）及干细胞表面标志物（CD44v6和CD133）的表达，还可以通过ERK-MAPK通路的激活，抑制失巢凋亡等程序性死亡。通过诱导上皮—间充质转化，LMP2A可使细胞获得类干细胞的特质，在鼻咽上皮细胞中产生肿瘤干细胞表型。LMP2A和LMP2B还可以通过与干扰素受体的结合，影响干扰素刺激基因的转录，抑制上皮细胞的Ⅰ型干扰素应答，限制宿主细胞固有免疫应答中的抗病毒反应。

EBER是小的非编码RNA，具有较高的稳定性，并大量存在于EBV隐性感染的细胞中，是检测组织细胞中EBV感染的敏感指标。宿主细胞的抗病毒感染应答中可生成干扰素介导的双链RNA活化的蛋白激酶（PKR），EBER与自身抗原La、核糖体蛋白组装成为小的核糖核蛋白微粒，与PRK相结合，抑制其活性，从而抵抗Fas介导的细胞凋亡。在鼻咽活检组织里易检测到胰岛素样生长因子（insulin-like growth factor, IGF）-1。有研究显示EBER可以促进细胞的生长，并诱导鼻咽癌细胞合成IGF-1，作为一种自身分泌的生长因子，参与宿主细胞转录的活化。EBER还可与Toll样受体3（Toll-like receptor 3, TLR3）相互作用，使肿瘤细胞产生细胞因子，募集并活化巨噬细胞，进而产生一个适宜鼻咽癌细胞生长的免疫微环境。

BARTs是一类由EBV BamHI-A区域编码的RNA，在EBV感染相关的肿瘤细胞中大量表达。目前，已识别几十个BARTs转录产物生成的miRNA参与下调宿主细胞转录，实现抗凋亡、免疫逃逸等功能。毛细血管扩张性共济失调突变（ataxia telangiectasia mutated, ATM）基因是一个关键性的DNA双链断裂修复基因，BARTs miRNA参与DNA损伤后ATM活性的调节，抑制DNA损伤的修复，促进鼻咽癌细胞的癌变。B淋巴细胞瘤-2基因（*Bcl*-2）的抗凋亡作用可被BH3-only蛋白（Bim）抑制，而多个BARTs miRNA均以Bim为作用靶点，抑制其转录，进而活化*Bcl*-2的抗凋亡效应，有助于增强EBV感染细胞的生存活性。*DICE*、*FEM1*、*CASZ1a*、*OCT1*、*ARID2*、*CREBBP*、*SH2B3*、*PPP3R1*等也是BARTs miRNA实现抗凋亡作用的靶点。部分BARTs miRNA也参与细胞的免疫识别，其作用靶点为主要组织相容性复合体Ⅰ类相关基因B（major histocompatibility complex class Ⅰ-related chain B, MICB），可被NK细胞和CD8$^+$ T细胞识别。该miRNA与MICB的结合可下调MICB的表达，协助EBV感染细胞的免疫逃逸。BARTs miRNA还可通过外泌体进入血浆，并传递至未被EBV感染的细胞，可能通过影响间质细胞等其他细胞的行为参与鼻咽癌的发生和发展。

BARF1是BamHI-A区域转录的另一产物，是鼻咽癌EBV隐匿感染状态下表达的一种分泌蛋白，与人集落刺激因子-1（CSF-1）受体（c-*fms*癌基因）拥有部分同源性，可竞争其天然配体，因此可能参与调节免疫细胞的生长和功能。体外实验中BARF1显示癌基因活性，在重组EBV中经过修饰的BARF1增强了非EBV感染的鼻咽癌细胞系的肿瘤成瘤性，提示其参与鼻咽癌形成的过程。BARF1还可通过上调NF-κB/细胞周期蛋白D1并减少细胞周期抑制蛋白P21，促进肿瘤的发展。

总而言之，EBV的隐匿性感染在鼻咽癌细胞中生成特征性的转录产物，通过多种通路促进鼻咽癌细胞的存活，降低基因组的稳定性，诱导宿主细胞的干细胞特征，并协助免疫逃逸，进而促进鼻咽上皮细胞向肿瘤的转化，维持鼻咽癌细胞的肿瘤特性。

---------------------------- **参 考 文 献** ----------------------------

[1] Baumforth K R, Birgersdotter A, Reynolds G M, et al. Expression of the Epstein-Barr virus-encoded Epstein-Barr virus nuclear antigen 1 in Hodgkin's lymphoma cells mediates Up-regulation of CCL20 and the migration of regulatory T cells［J］. Am J Pathol, 2008, 173(1): 195-204.

[2] Brooks L, Yao Q Y, Rickinson A B, et al. Epstein-Barr virus latent gene transcription in nasopharyngeal carcinoma cells: coexpression of EBNA1, LMP1, and LMP2 transcripts ［J］. J Virol, 1992, 66(5): 2689-2697.

[3] Busson P, Mccoy R, Sadler R, et al. Consistent transcription of the Epstein-Barr virus LMP2 gene in nasopharyngeal carcinoma［J］. J Virol, 1992, 66(5): 3257-3262.

[4] Cao J Y, Mansouri S, Frappier L. Changes in the nasopharyngeal carcinoma nuclear

proteome induced by the EBNA1 protein of Epstein-Barr virus reveal potential roles for EBNA1 in metastasis and oxidative stress responses[J]. J Virol, 2012, 86(1): 382-394.

[5] Chang M S, Kim D H, Roh J K, et al. Epstein-Barr virus-encoded BARF1 promotes proliferation of gastric carcinoma cells through regulation of NF-kappaB[J]. J Virol, 2013, 87(19): 10515-10523.

[6] Chung G T, Lou W P, Chow C, et al. Constitutive activation of distinct NF-kappaB signals in EBV-associated nasopharyngeal carcinoma[J]. J Pathol, 2013, 231(3): 311-322.

[7] de Schryver A, Friberg S Jr, Klein G, et al. Epstein-Barr virus-associated antibody patterns in carcinoma of the post-nasal space[J]. Clin Exp Immunol, 1969, 5(5): 443-459.

[8] Epstein M A, Achong B G, Barr Y M. Virus particles in cultured lymphoblasts from Burkitt's lymphoma[J]. Lancet. 1964, 1(7335): 702-703.

[9] Fotheringham J A, Mazzucca S, Raab-Traub N. Epstein-Barr virus latent membrane protein-2A-induced DeltaNp63alpha expression is associated with impaired epithelial-cell differentiation[J]. Oncogene, 2010, 29(30): 4287-4296.

[10] Frappier L. Ebna1[J]. Curr Top Microbiol Immunol, 2015, 391: 3-34.

[11] Fruehling S, Longnecker R. The immunoreceptor tyrosine-based activation motif of Epstein-Barr virus LMP2A is essential for blocking BCR-mediated signal transduction[J]. Virology, 1997, 235(2): 241-251.

[12] Fukuda M, Longnecker R. Epstein-Barr virus latent membrane protein 2A mediates transformation through constitutive activation of the Ras/PI3-K/Akt Pathway[J]. J Virol, 2007, 81(17): 9299-9306.

[13] Iwakiri D, Minamitani T, Samanta M. Epstein-Barr virus latent membrane protein 2A contributes to anoikis resistance through ERK activation[J]. J Virol, 2013, 87(14): 8227-8234.

[14] Iwakiri D, Sheen T S, Chen J Y, et al. Epstein-Barr virus-encoded small RNA induces insulin-like growth factor 1 and supports growth of nasopharyngeal carcinoma-derived cell lines[J]. Oncogene, 2005, 24(10): 1767-1773.

[15] Kang D, Skalsky R L, Cullen B R. EBV BART MicroRNAs target multiple pro-apoptotic cellular genes to promote epithelial cell survival[J]. PLoS Pathog, 2015, 11(6): e1004979.

[16] Kong Q L, Hu L J, Cao J Y, et al. Epstein-Barr virus-encoded LMP2A induces an epithelial-mesenchymal transition and increases the number of side population stem-like cancer cells in nasopharyngeal carcinoma[J]. PLoS Pathog, 2010, 6(6): e1000940.

[17] Liu M T, Chang Y T, Chen S C, et al. Epstein-Barr virus latent membrane protein 1 represses p53-mediated DNA repair and transcriptional activity[J]. Oncogene, 2005, 24(16): 2635-2646.

[18] Li Z, Duan Y, Cheng S, et al. EBV-encoded RNA via TLR3 induces inflammation in nasopharyngeal carcinoma[J]. Oncotarget, 2015, 6(27): 24291-24303.

[19] Lo A K, Lung R W, Dawson C W, et al. Activation of sterol regulatory element-binding protein 1 (SREBP1)-mediated lipogenesis by the Epstein-Barr virus-encoded latent membrane protein 1 (LMP1) promotes cell proliferation and progression of nasopharyngeal carcinoma[J]. J Pathol, 2018, 246(2): 180-190.

［20］ Lung R W, Hau P M, Yu K H, et al. EBV-encoded miRNAs target ATM-mediated response in nasopharyngeal carcinoma［J］. J Pathol, 2018, 244(4): 394−407.

［21］ Marquitz A R, Mathur A, Nam C S, et al. The Epstein-Barr Virus BART microRNAs target the pro-apoptotic protein Bim［J］. Virology, 2011, 412(2): 392−400.

［22］ Marquitz A R, Raab-Traub N. The role of miRNAs and EBV BARTs in NPC［J］. Semin Cancer Biol, 2012, 22(2): 166−172.

［23］ Marshall N A, Vickers M A, Barker R N. Regulatory T cells secreting IL-10 dominate the immune response to EBV latent membrane protein 1［J］. J Immunol, 2003, 170(12): 6183−6189.

［24］ Meckes D G, Shair K H, Marquitz A R, et al. Human tumor virus utilizes exosomes for intercellular communication［J］. Proc Natl Acad Sci USA, 2010, 107(47): 20370−20375.

［25］ Morris M A, Laverick L, Wei W, et al. The EBV-Encoded oncoprotein, LMP1, induces an epithelial-to-mesenchymal transition (EMT) via its CTAR1 domain through integrin-mediated ERK-MAPK signalling［J］. Cancers (Basel), 2018, 10(5): 130.

［26］ Mosialos G, Birkenbach M, Yalamanchili R, et al. The Epstein-Barr virus transforming protein LMP1 engages signaling proteins for the tumor necrosis factor receptor family［J］. Cell, 1995, 80(3): 389−399.

［27］ Nachmani D, Stern-Ginossar N, Sarid R, et al. Diverse herpesvirus microRNAs target the stress-induced immune ligand MICB to escape recognition by natural killer cells［J］. Cell Host Microbe, 2009, 5(4): 376−385.

［28］ Nanbo A, Inoue K, Adachi-Takasawa K, et al. Epstein-Barr virus RNA confers resistance to interferon-alpha-induced apoptosis in Burkitt's lymphoma［J］. EMBO J, 2002, 21(5): 954−965.

［29］ Pathmanathan R, Prasad U, Sadler R, et al. Clonal proliferations of cells infected with Epstein-Barr virus in preinvasive lesions related to nasopharyngeal carcinoma［J］. N Engl J Med, 1995, 333(11): 693−698.

［30］ Port R J, Pinheiro-Maia S, Hu C, et al. Epstein-Barr virus induction of the Hedgehog signalling pathway imposes a stem cell phenotype on human epithelial cells［J］. J Pathol, 2013, 231(3): 367−377.

［31］ Raab-Traub N. EBV-induced oncogenesis［M］//Arvin A, Campadelli-Fiume G, Mocarski E, et al. Human Herpesviruses: Biology, Therapy, and Immunoprophylaxis. Cambridge. 2007.

［32］ Seto E, Ooka T, Middeldorp J, et al. Reconstitution of nasopharyngeal carcinoma-type EBV infection induces tumorigenicity［J］. Cancer Res, 2008, 68(4): 1030−1036.

［33］ Shah K M, Stewart S E, Wei W, et al. The EBV-encoded latent membrane proteins, LMP2A and LMP2B, limit the actions of interferon by targeting interferon receptors for degradation ［J］. Oncogene, 2009, 28(44): 3903−3914.

［34］ Sivachandran N, Cao J Y, Frappier L. Epstein-Barr virus nuclear antigen 1 Hijacks the host kinase CK2 to disrupt PML nuclear bodies［J］. J Virol, 2010, 84(21): 11113−11123.

［35］ Sivachandran N, Dawson C W, Young L S, et al. Contributions of the Epstein-Barr virus EBNA1 protein to gastric carcinoma［J］. J Virol, 2012, 86(1): 60−68.

[36] Tao Q, Young L S, Woodman C B, et al. Epstein-Barr virus (EBV) and its associated human cancers-genetics, epigenetics, pathobiology and novel therapeutics [J]. Front Biosci, 2006, 11(2): 672-713.

[37] Tsai C L, Li H P, Lu Y J, et al. Activation of DNA methyltransferase 1 by EBV LMP1 Involves c-Jun NH(2)-terminal kinase signaling [J]. Cancer Res, 2006, 66(24): 11668-11676.

[38] Tsai C N, Tsai C L, Tse K P, et al. The Epstein-Barr virus oncogene product, latent membrane protein 1, induces the downregulation of E-cadherin gene expression via activation of DNA methyltransferases [J]. Proc Natl Acad Sci U S A, 2002, 99(15): 10084-10089.

[39] Tsao S W, Tsang C M, Lo K W. Epstein-Barr virus infection and nasopharyngeal carcinoma [J]. Philos Trans R Soc Lond B Biol Sci, 2017, 372(1732): 20160270.

[40] Yang C F, Yang G D, Huang T J, et al. EB-virus latent membrane protein 1 potentiates the stemness of nasopharyngeal carcinoma via preferential activation of PI3K/AKT pathway by a positive feedback loop [J]. Oncogene, 2016, 35(26): 3419-3431.

[41] Young L S, Dawson C W. Epstein-Barr virus and nasopharyngeal carcinoma [J]. Chin J Cancer, 2014, 33(12): 581-590.

[42] Young L S, Rickinson A B. Epstein-Barr virus: 40 years on [J]. Nat Rev Cancer, 2004, 4(10): 757-768.

[43] Zur Hausen A, Brink A A, Craanen M E, et al. Unique transcription pattern of Epstein-Barr virus (EBV) in EBV-carrying gastric adenocarcinomas: expression of the transforming BARF1 gene [J]. Cancer Res, 2000, 60(10): 2745-2748.

[44] zur Hausen H, Schulte-Holthausen H, Klein G, et al. EBV DNA in biopsies of Burkitt tumours and anaplastic carcinomas of the nasopharynx [J]. Nature, 1970, 228(5276): 1056-1058.

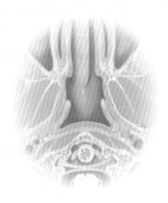

第三章

EB病毒DNA与鼻咽癌的临床研究

周　鑫　胡超苏

　　在我国华南和东南亚等地区,鼻咽癌的发生和流行被普遍认为与EB病毒(EBV)感染密切相关。作为一种病毒癌基因驱动的恶性肿瘤,鼻咽癌的诊断、评估和治疗相比其他头颈部肿瘤具有明显的特殊性。一般认为,鼻咽癌大体由EBV感染的单个肿瘤细胞增殖而成,EBV的复制和表达水平从一定程度上反映了体内肿瘤的负荷。因此,EBV相关指标一贯被视作重要的鼻咽癌生物标志物,广泛应用于鼻咽癌诊疗工作中。

　　EBV特异性抗体是目前较为成熟的鼻咽癌筛查指标,但其具有明显的缺陷,如诊断特异性较差、半衰期较长、不能实时反映体内肿瘤活动等。近年来,随着实时定量聚合酶链反应(quantitative real time polymerase chain reaction, QRT-PCR)技术的发展,血浆/血清游离EBV DNA被应用于鼻咽癌,其临床价值在众多研究中逐渐得到验证,并被公认为是鼻咽癌诊断、评估与生存预后中最有价值的生物标志物之一。

[通信作者]　胡超苏,Email: hucsu62@163.com

第一节　游离 EB 病毒 DNA 的来源和应用基础

一、游离 EBV DNA 的来源

血浆中游离 DNA（cell-free DNA, cfDNA）最早发现于 1948 年，从而推翻了以往认为只有细胞中才含有遗传物质的观点。1977 年，Leon 首次发现肿瘤患者血清游离 DNA 显著高于正常人，由此在恶性肿瘤中开辟了游离 DNA 研究的先河。1996 年，在肺癌、头颈部鳞癌中相继证实，原发肿瘤组织 DNA 和血浆/血清 DNA 具有同源性，提示肿瘤可直接向外周血释放游离 DNA。

基于 EBV 和鼻咽癌的密切关系，EBV 携带的 DNA 片段为鼻咽癌提供了特异性靶基因。1998 年，Mutirangura 首次在鼻咽癌患者中检测到外周血游离 EBV DNA（阳性率 31%），而 EBV 的健康携带者则均为阴性，进而揭示了 EBV DNA 在鼻咽癌中的潜在意义。此后，随着 RT-PCR 技术的成熟，EBV DNA 检测从简单定性转向了绝对定量。多项研究提示，外周血游离 EBV DNA 与鼻咽癌的发生和发展显著相关，其浓度受到肿瘤活动、治疗模式、入血途径等多种因素影响。

迄今为止，鼻咽癌中外周血游离 EBV DNA 的来源尚未完全阐明，多数观点认为可能的产生机制包括：① 鼻咽癌细胞的凋亡；② 治疗相关的肿瘤坏死；③ 原发肿瘤脱落的鼻咽癌活细胞及其克隆；④ 潜在感染的 B 淋巴细胞；⑤ 游离的 EBV 颗粒等。Chan 通过测序发现，外周血 EBV DNA 多以 82～181 kb 大小的 DNA 片段形式存在，认为其成因是肿瘤细胞崩解后基因组 DNA 发生碎裂并释放入血。Jahr 等则通过对周期蛋白依赖激酶抑制剂 2A（CDKN2A）肿瘤抑制基因启动子的甲基化，定量计算了外周血循环中肿瘤源性 EBV DNA 片段的比例。该研究提示，坏死和凋亡的肿瘤细胞可能是外周血 EBV DNA 的主要来源。也有学者认为，巨噬细胞可介导坏死和凋亡肿瘤细胞的吞噬，并将其消化后的小分子 DNA 片段释放入血。此外，活的外周血肿瘤细胞也可能直接产生游离 EBV DNA。根据结直肠癌提出的理论模型，当实体肿瘤增殖超过 100 g，相当于 3×10^{10} 个肿瘤细胞时，每天就会有 3.3% 的肿瘤 DNA 入血，类似现象可能同样存在于鼻咽癌中。

二、游离 EBV DNA 的检测

自 1996 年诞生首台荧光 QRT-PCR 仪［应用生物系统公司（Applied Biosystems

Inc, ABI）］以来，即凭借其灵敏、相对快捷、精准而高通量的特性在基础和临床研究中受到欢迎。对极低浓度的血浆游离EBV DNA，荧光QRT-PCR是目前最适合、最常用的检测手段。然而，该技术定量结果的影响因素众多，包括目的基因的选取、引物和探针的设计，PCR设备，预混酶试剂的成分，PCR循环数及标准品的选择等多个方面。目前，由于各研究中心存在方法学的差异，因此见诸报道的定量结果差异极大。

Lo首次在定量方法学上做了详细描述，并被沿用至今。其针对 *EBNA*-1 和 *BamH* I-W 两种目的基因进行PCR，并设置临床对照，结果发现两者数据具有高度相关性，都有良好的敏感度和特异度。后者是EBV基因组上高度保守的重复序列，其测定稳定性较高。因此，多数研究均选用该片段作为定量的目的基因。

EBV DNA检测样本的选择存在较大争议。部分研究认为采用全血进行检测时，EBV DNA检出率更高。然而，Hakim发现，全血EBV DNA的主要来源为外周血单个核细胞（peripheral blood mononuclear cell, PBMC），包括单核细胞、淋巴细胞等，主要来自机体内的EBV颗粒而非肿瘤本身。另一研究发现，全血EBV DNA浓度和肿瘤TNM分期没有明显的相关性，而相比之下，血浆/血清游离EBV DNA则很好地反映了体内肿瘤的体积。因此，在鼻咽癌研究中，血浆/血清DNA虽然浓度很低，却与肿瘤活动更为相关，故一般推荐分离血浆/血清进行EBV DNA检测。

综上所述，为推进EBV DNA定量结果的可比性和量化结论的通用性，有必要对其检验方法学进行标准化。Le QT等在国际肿瘤放射治疗协作组（Radiation Therapy Oncology Group, RTOG）多个中心间进行对比后发现，即便应用同样的方法，定量结果仍存在较大的差异。该研究提出，应用统一的方法学将有利于减小各中心间的EBV DNA检测差异，进而促进多中心交流与合作。

第二节　EB病毒DNA在鼻咽癌诊疗和预后中的应用

一、EBV DNA在鼻咽癌诊断、筛查和评估中的应用

1. EBV DNA在鼻咽癌中的诊断价值

Lo等（1996年）的研究结果显示，鼻咽癌患者中EBV DNA阳性率高达96%，

而正常对照组仅为7%，提示该指标在鼻咽癌诊断中的潜在价值。此后，多项临床研究相继证实了EBV DNA在鼻咽癌中的重要意义。迄今为止，各研究报道的EBV DNA诊断敏感度为53%～99%（平均约94%），而特异度达87%～100%（平均约94%），相较于应用已逾30年的EBV相关抗体（如VCA-IgA、EA-IgA），EBV DNA的诊断性能具有显著优势，并逐渐呈替代之势，成为鼻咽癌中最具前景的液体活检指标之一。

2. EBV DNA对鼻咽癌的筛查价值

基于其优秀的诊断效能，EBV DNA被逐渐应用于鼻咽癌的健康人群筛查，以冀实现鼻咽癌的早期诊断，改善预后。Chan等在中国香港特别行政区进行的一项20 174人的大规模筛查研究发现，309人（1.5%）的血浆EBV DNA呈持续阳性；在接受鼻咽镜、鼻咽磁共振成像（magnetic resonance imaging, MRI）等检查后，34人最终被证实患有鼻咽癌，其中大多为早期患者（71%），远超既往自然患者人群中的早期比例（20%～25%）。而在和血清IgA联用时，EBV DNA的筛查效率进一步得到提高。多项研究表明，EBV DNA和VCA-IgA在鼻咽癌的诊断上是相对独立的两个指标。两者结合不但可以提高鼻咽癌早期诊断的灵敏度，更可纠正大部分VCA-IgA造成的假阳性病例，从而提高筛查的效价比。广东四会市和中山市开展的一项人群研究显示，在EBV IgA筛查阳性的患者中，进一步加做EBV DNA检测，其阳性预测值和阴性预测值可分别达30%和99.3%。尤其值得一提的是，正常健康人体也可出现一过性EBV DNA升高，但在随访复查中很快便会转阴。相比之下，血检EBV DNA呈现持续阳性，甚至浓度进行性升高的患者，应当高度怀疑存在EBV相关肿瘤风险，建议进一步重点排查鼻咽等处病变。

3. EBV DNA对鼻咽癌进展程度的评估价值

EBV DNA不但可以用于定性诊断，其定量结果还可用于评估鼻咽癌的进展程度。早期研究显示，初治鼻咽癌患者血浆/血清EBV DNA浓度与肿瘤分期呈明显正相关，进展期鼻咽癌（Ⅲ/Ⅳ期）患者中EBV DNA的中位水平是早期（Ⅰ/Ⅱ期）患者的8倍，提示外周血循环EBV DNA的浓度可能反映了鼻咽癌患者的肿瘤负荷。影像学定量分析则发现，无远处转移鼻咽癌患者的外周血EBV DNA水平、MRI测量的肿瘤体积，以及^{18}F-脱氧葡萄糖正电子发射计算机断层扫描（^{18}F-FDG PET-CT）最大标准摄取值（maximal standard uptake value, SUV_{max}）三者之间均具有显著相关性，强烈提示外周血EBV DNA与原发灶和转移淋巴结的肿瘤负荷有关。复旦大学附属肿瘤医院的研究结果则进一步提示，无远处转移的鼻咽癌患者血浆EBV DNA水平主要决定于转移的阳性淋巴结的体积，而原发灶对其影响较弱，解剖和生物学机制有待进一步挖掘。

二、EBV DNA对鼻咽癌患者近期疗效的评价

基于其肿瘤源性，血浆/血清游离EBV DNA水平的变化不仅可以反映治疗前肿瘤负荷，而且也可反映治疗中肿瘤退缩的情况，包括对诱导化学治疗（化疗）、放射治疗（放疗）的敏感度等。密切检测治疗中EBV DNA的变化将有助于精准评估疗效，以便及时调整治疗策略。

Lo在局部中晚期鼻咽癌患者中发现，治疗前均检测到高水平EBV DNA，而在接受根治性放疗后该项指标有明显跌落。结合影像学复查评估，研究者认为EBV DNA在治疗后跌落至阈值以下是临床完全缓解的征象，而治疗后持续EBV DNA阳性预示肿瘤缓解困难，可能需要追加放疗剂量。在接受诱导化疗的中晚期患者中，理论上对化疗敏感患者在化疗后早期即可发生明显的EBV DNA水平跌落，部分患者甚至在诱导化疗后即转阴；反之，诱导化疗后EBV DNA水平持续不降甚至升高，高度提示化疗敏感度不佳，后续可考虑更换化疗方案或引入靶向药物等，必要时需排查治疗中远处转移的可能性。接受外科手术治疗的患者中也存在类似现象。研究发现，在放疗后因颈部淋巴结残留而接受颈部淋巴结清扫术的鼻咽癌患者中，术后持续EBV DNA阳性提示手术清扫不全，有肿瘤残留的可能，存在复发和转移的危险，可考虑后续辅助治疗和密切随访。

除了治疗前后的各节点外，在治疗过程中动态监测EBV DNA也对疗效评估具有重要意义。血流动力学研究发现，接受根治性放疗时，在放疗开始后1周，对治疗敏感的鼻咽癌患者均有一过性的EBV DNA水平升高，其最高峰平均出现在第3天左右，峰值甚至可高达治疗前的2.9倍。该现象的成因可能是治疗中坏死或凋亡瘤细胞向血循环中释放了大量的核酸片段，一般认为是应答良好的标志。在此阶段后，由于体内的吞噬和清除作用，EBV DNA水平快速降低，呈现较低水平。Wang等发现，治疗中外周血游离EBV DNA清除的半衰期越短，完全缓解率和总生存率（overall survival, OS）越高。相反，延迟清除乃至持续高水平则通常提示预后不良。Leung等发现，放疗中期（第4周）EBV DNA即已转阴者，其疗效显著优于后期转阴患者和放疗后EBV DNA持续阳性患者。上述现象提示，血浆/血清EBV DNA的清除速度有望成为早期评估疗效的敏感指标之一，将为后期自适应放疗、更改系统治疗方案等精准治疗手段提供重要的依据。

三、EBV DNA对鼻咽癌患者长期生存预后的评估

鼻咽癌的预后指标不一而足，包括肿瘤分期，原发灶和转移灶肿瘤体积，

血清学指标（如乳酸脱氢酶水平），基于不同示踪剂的PET-CT中的肿瘤代谢、乏氧、增殖指标，大数据和人工智能背景下的影像组学指标以及治疗相关指标等。然而，迄今为止，应用最广泛、最稳定的体系仍然为美国癌症联合委员会（American Joint Committee on Cancer, AJCC）和国际抗癌联盟（Union International Center of Cancer, UICC）联合发布的TNM临床分期系统（下文简称"AJCC/UICC分期系统"）。近年来，随着EBV DNA应用日趋广泛，多项研究表明，血浆/血清EBV DNA也具有独立的强大预后作用。随着各中心检测方法学的统一和标准化，EBV DNA将有望作为下一个稳定的血液学指标，用于指导鼻咽癌的预后评估。

1. 鼻咽癌患者治疗前EBV DNA浓度与预后的关系

治疗前基线EBV DNA水平与鼻咽癌的预后密切相关，尤其是远处转移。来自中国台湾地区的一项经典研究显示，采用1 500拷贝/L这一截断值时，可以显著区分局部区域晚期鼻咽癌患者的无复发生存率（2年无复发生存率为88.8% vs 66.4%）和OS（2年OS为100% vs 83.4%），且其预后作用独立于TNM分期。中国香港特别行政区的另一项研究也发现，治疗前EBV DNA高于4 000拷贝/L时，其远处转移率明显高于DNA水平较低者。类似结论在后续来自各大中心的报道中相继得到证实。然而，由于检测方法的差异，各中心研究中用于风险分层的EBV DNA截断值多有差异。因此，不能将单个中心的结论简单地应用于其他研究，而应针对各自的实际情况具体分析。

治疗前基线EBV DNA水平还可用于亚组分析，进一步细化TNM风险分层。既往经验提示，即使同一分期患者的预后也可能截然不同。Leung等发现，早期鼻咽癌患者（Ⅰ/Ⅱ期）中，治疗前高浓度EBV DNA患者的OS几乎和Ⅲ期患者一样，而低水平EBV DNA者的预后更佳，和Ⅰ期患者相当。在局部区域晚期（Ⅲ～Ⅳ期）患者中，EBV DNA浓度也可辅助进一步筛选出预后更差的那部分患者。而如何利用EBV DNA精确筛选高危患者，适当调整治疗策略（如加强化疗强度、改变治疗组合等）仍值得进一步研究。

鉴于基线EBV DNA水平的预后价值，美国国立综合癌症网络（National Comprehensive Cancer Network, NCCN）在《头颈部肿瘤临床实践指南（2010）》中，正式将EBV DNA列为治疗前诊断和评估的推荐辅助手段，有望对AJCC/UICC分期系统的不足作出补充。几项最新研究均显示，通过递归分割分析法（recursive partitioning analysis, RPA）将EBV DNA和TNM分期进行整合后，其衍生出的新分期系统的预测效能较单纯的TNM分期有了明显提高。但迄今为止，将EBV DNA与TNM分期系统整合仍然困难重重，其中最大的难点就在于各中心EBV DNA检测结果差异极大,采用的截断值也各不相同,很难得出统一的结论。正因为如此,国际RTOG牵头的多中心检测标准化研究对检测方法学、试剂甚至仪器均进行了指定,力求尽量缩小各中心间的差异。随着更多中心通过国际标准化验证,EBV DNA相关结论的通用性必将大大提高,未来整合入TNM国际分期的愿景将可以期待。

2. 鼻咽癌患者治疗后EBV DNA浓度与预后的关系

多项研究表示,治疗后DNA的预后效能要优于治疗前水平。在之前提及的中国台湾地区研究中,局部区域晚期鼻咽癌患者接受根治性放疗后,血浆EBV DNA不可检出者的2年OS和无复发生存率分别达96.7%、84.2%,而DNA阳性者分别仅为56.3%和28.6%,两组之间的差异明显大于治疗前DNA的区分度。

越来越多的证据表明,治疗后EBV DNA状态和治疗前的EBV DNA在鼻咽癌中代表着不同的临床价值。治疗前的EBV DNA水平体现了肿瘤的基线负荷,而治疗后的EBV DNA持续阳性则可能提示肿瘤残留,高敏感度的检测手段更使得微小残留病灶(minimal residual disease, MRD)的发现成为可能。因此,一些学者提出,鼻咽癌接受根治性放疗后,即使影像学上完全缓解,血浆/血清EBV DNA阳性的患者仍具有较高的复发和转移风险,应酌情予以辅助化疗。

长久以来,辅助化疗对鼻咽癌的治疗价值都存在较大的争议,尤其是在同期放化疗成为局部晚期鼻咽癌的标准治疗以后。此前,一些探索性分析试验提示,辅助化疗可能降低治疗后的远处转移率,但国内一项多中心Ⅲ期随机对照试验却发现,在同期放化疗基础上加用辅助化疗并不能改善患者的生存。究其原因,最大的问题可能就在于没有筛选出可能从辅助化疗中获益的高危人群;相反,不加选择地应用辅助化疗会使相当一部分低危患者接受过度治疗,导致化疗完成率低,不良反应增加。基于该现状,EBV DNA的出现无疑为识别高危患者、选择性进行辅助化疗带来了新的曙光。一项回顾性研究显示,根治性放疗后EBV DNA仍呈阳性的患者约占13.4%;其中部分人接受口服和(或)静脉辅助化疗后,远处转移率和病死率较无辅助化疗组显著降低,提示治疗后EBV DNA有望成为决定辅助化疗指征的一项敏感标志物。

围绕该假说,目前已经有数项随机对照试验正在开展,其中最具代表性的两项分别来自中国香港特别行政区和国际RTOG。在中国香港特别行政区的研究中,789例ⅡB～ⅣB期鼻咽癌患者接受根治性治疗后,筛选出EBV DNA仍呈阳性的患者进行随机分组,其中治疗组接受吉西他滨(gemcitabine)和顺铂（cisplatin）方案辅助化疗，对照组采取观察随访。结果显示，两组之间的5年OS、局部复发率和远处转移率均无显著差异。然而，由于该研究存在多处缺陷，如患者治疗模式不统一（包含二维放疗和调强放疗，单纯放疗和同期放化疗，接受或不接受诱导化疗）、辅助化疗完成率低（仅50%患者完成全部6周期辅助化疗）、放疗至辅助化疗间隔过长（平均78 d）、随机化流程不完善（患者流失严重，放疗后EBV DNA阳性者仅一半进入随机分组）等。因此，能否就此否认EBV DNA在辅助化疗中的价值仍应持理性和审慎态度。另一项编号为NRG-HN001的国际多中心研究由RTOG发起，复旦大学附属肿瘤医院和中山大学肿瘤防治中心作为中国内地仅有的两家成员单位也参与其中。该研究采用标准化测定方法，针对根治性同期放化疗后的EBV DNA状态，分别进行随机分组，其中EBV DNA阳性组随机接受GT方案［吉西他滨＋紫杉醇（paclitaxel）/多西他赛（docetaxel）］或PF方案［顺铂＋氟尿嘧啶（5-fluorouracil, 5-FU）］辅助化疗，而EBV DNA阴性组随机接受观察随访或PF方案辅助化疗。该研究旨在解决两个问题：① 治疗后EBV DNA阴性的患者，接受辅助化疗是否仍有必要；② 治疗后EBV DNA阳性的患者，通过更换药物进行辅助化疗，能否有效避免耐药发生，进一步提高治疗的敏感度，改善预后。该研究目前尚在入组中，试验结果值得期待。

四、EBV DNA在鼻咽癌患者治疗后随访中的监测作用

以往鼻咽癌的常规随访监测往往依赖于影像学检查，血液学指标缺乏。EBV相关抗体如VCA-IgA等在反映肿瘤活动上往往存在滞后性。例如，肿瘤达根治后，VCA-IgA还将在相当长的一段时间内持续阳性。相比之下，血浆/血清EBV DNA可以实时、动态地反映体内肿瘤活动情况，用于随访监测也更为敏感。

Lo等发现，治疗后的鼻咽癌患者中，EBV DNA升高可以比临床症状和影像学检查提早6个月发现肿瘤复发和转移。Ngan等则对鼻咽癌患者根治性放化疗后进行连续血清EBNA1 EBV DNA监测，结果发现，62%的患者在临床复发之前即出现EBV DNA升高（平均提前时间为17.4周），38%的患者则与复发同时出现。多项研究提示，将血浆EBV DNA作为筛查手段，辅以^{18}F-FDG PET-CT，有助于进一步提高监测鼻咽癌复发、转移的准确度，且节省了大笔费用。

EBV DNA对鼻咽癌远处转移的提示意义大于局部区域复发。在各项报道中，鼻咽癌治疗后远处转移的患者中EBV DNA的检出率为86%～96%，而局部

复发患者中仅51%～67%,且中位浓度一般远低于远处转移者。原因可能与原放射野内局部区域组织纤维化、血管狭窄闭塞,EBV DNA入血途径受阻有关。对于可疑鼻咽癌复发者,应加强随访密度,EBV DNA持续升高时应针对重点部位一一排查。同时,积极改进检测方法学,提高检测的敏感度也是将来监测的方向。

第三节　EB病毒DNA在鼻咽癌诊疗中的局限性和发展前景

　　EBV DNA在鼻咽癌中的应用很广,却并非万能。血浆/血清EBV DNA的浓度受多方面因素影响。除上述提到的检测手段差异外,还包括肿瘤本身的特性,如病理类型、肿瘤分期以及肿瘤周围环境,如微循环条件等。

　　一方面,从病理学上看,在鼻咽癌非流行区域,多数角化性鼻咽癌(WHO Ⅰ型)以及部分非角化性鼻咽癌与EBV并无关联,EBV DNA的价值较为局限。一项来自意大利的研究发现,非角化性鼻咽癌的EBV DNA阳性率为58%,而角化性鼻咽癌中EBV DNA阳性率仅为9%。另一方面,受肿瘤负荷和入血途径的限制,早期患者(尤其是Ⅰ期鼻咽癌)中EBV DNA的阳性率仍然较低,仅50%～86%。此外,手术、放疗等对肿瘤周围血管造成不可逆的损伤可能导致EBV DNA入血障碍,使其敏感度极大地下降。如何提高这部分患者的DNA检出率,如何联用其他指标提高诊断的准确度仍是亟待解决的问题之一。

　　总体而言,血浆游离EBV DNA定量检测方便、快捷、创伤小、费用低,是具有良好敏感度和特异度的新型鼻咽癌肿瘤标志物。在众多的数据支持下,EBV DNA在鼻咽癌诊疗中的角色已经从研究逐渐走向被临床的广泛应用。然而,尽管经过反复摸索,目前的检测方法学仍算不得尽善尽美,国内外各中心的结论仍存在较大的差异。将来应进一步鼓励各中心的数据交流和研究检测标准化流程,以推广EBV DNA检测结果的普适性。

　　此外,外周血游离EBV DNA的生物学角色仍未完全阐明,其在体内产生、分布、清除的过程尚需要基础研究论证。同时,EBV DNA体现的某些特性,如其浓度受转移淋巴结、远处转移影响更明显,其背后的生物学机制及临床应用值得进一步的研究并解答。

------------------------------ 参 考 文 献 ------------------------------

[1] Chan A T C, Ma B B Y, Lo Y M D, et al. Phase Ⅱ study of neoadjuvant carboplatin and paclitaxel followed by radiotherapy and concurrent cisplatin in patients with locoregionally advanced nasopharyngeal carcinoma: therapeutic monitoring with plasma Epstein-Barr virus DNA［J］. J Clin Oncol, 2004, 22(15): 3053−3060.

[2] Chan A T, Lo Y M, Zee B, et al. Plasma Epstein-Barr virus DNA and residual disease after radiotherapy for undifferentiated nasopharyngeal carcinoma［J］. Natl Cancer Inst, 2002, 94(21): 1614−1619.

[3] Chan K A, Woo J K, King A, et al. Analysis of plasma Epstein-Barr virus DNA to screen for nasopharyngeal cancer［J］. New Eng J Med, 2017, 377(6): 513−522.

[4] Chan K C A, Zhang J, Chan A T C, et al. Molecular characterization of circulating EBV DNA in the plasma of nasopharyngeal carcinoma and lymphoma patients［J］. Cancer Res, 2003, 63(9): 2028−2032.

[5] Chan K H, Gu Y L, et al. EBV specific antibody-based and DNA-based assays in serologic diagnosis of nasopharyngeal carcinoma［J］. Int J Cancer, 2003, 105(5): 706−709.

[6] Chen X Q, Stroun M, Magnenat J L, et al. Microsatellite alterations inplasma DNA of small cell lung cancer patients［J］. Nat Med, 1996, 2(9): 1033−1035.

[7] Fan H, Nicholls J, Chua D, et al. Laboratory markers of tumor burden in nasopharyngeal carcinoma: a comparison of viral load and serologic tests for Epstein-Barr virus［J］. Int J Cancer, 2004, 112(6): 1036−1041.

[8] Guo R, Tang L L, Mao Y P, et al. Proposed modifications and incorporation of plasma Epstein-Barr virus DNA improve the TNM staging system for Epstein-Barr virus-related nasopharyngeal carcinoma［J］. Cancer, 2019, 125(1): 79−89.

[9] Hakim H, Gibson C, Pan J, et al. Comparison of various blood compartments and reporting units for the detection and quantification of Epstein-Barr virus in peripheral blood［J］. J Clin Microbiol, 2007, 45(7): 2151−2155.

[10] Heid C A, Stevens J, Livak K J, et al. Real time quantitative PCR［J］. Genome Res, 1996, 6(10): 986−994.

[11] Ho J H. An epidemiologic and clinical study of nasopharyngeal carcinoma［J］. Int J Radiat Oncol Biol Phys, 1978, 4(3−4): 183−205.

[12] Hou X, Zhao C, Guo Y, et al. Different clinical significance of pre-and post-treatment plasma Epstein-Barr virus DNA load in nasopharyngeal carcinoma treated with radiotherapy［J］. Clin Oncol, 2011, 23(2): 128−133.

[13] Hsiao J R, Jin Y T, Tsai S T. Detection of cell free Epstein-Barr virus DNA in sera from patients with nasopharyngeal carcinoma［J］. Cancer, 2002, 94(3): 723−729.

[14] Jahr S, Hentze H, Englisch S, et al. DNA fragments in the blood plasma of cancer patients: quantitations and evidence for their origin from apoptotic and necrotic cells［J］. Cancer Res, 2001, 61(4): 1659−1665.

[15] Ji M F, Huang Q H, Yu X, et al. Evaluation of plasma Epstein-Barr virus DNA load to

distinguish nasopharyngeal carcinoma patients from healthy high-risk populations in Southern China[J]. Cancer, 2014, 120(9): 1353-1360.

[16] Lee V H, Kwong D L, Leung T W, et al. The addition of pretreatment plasma Epstein-Barr virus DNA into the eighth edition of nasopharyngeal cancer TNM stage classification[J]. Int J Cancer, 2019, 144(7): 1713-1722.

[17] Leon S A, Shapiro B, Sklaroff D M, et al. Free DNA in the serum of cancer patients and the effect of therapy[J]. Cancer Res, 1977, 37(3): 646-650.

[18] Le Q T, Zhang Q, Cao H, et al. An international collaboration to harmonize the quantitative plasma Epstein-Barr virus DNA assay for future biomarker-guided trials in nasopharyngeal carcinoma[J]. Clin Cancer Res, 2013, 19(8): 2208-2215.

[19] Leung S F, Chan A T, Zee B. Pretherapy quantitative measurement of circulating Epstein-Barr virus DNA is predictive of posttherapy distant failure in patients with early-stage nasopharyngeal carcinoma of undifferentiated type[J]. Cancer, 2003, 98(2): 288-291.

[20] Leung S F, Tam J S, Chan A T, et al. Improved accuracy of detection of nasopharyngeal carcinoma by combined application of circulating Epstein-Barr virus DNA and anti-Epstein-Barr viral capsid antigen IgA antibody[J]. Clin Chem, 2004, 50(2): 339-345.

[21] Leung S F, Zee B, Ma B B, et al. Plasma Epstein-Barr viral deoxyribonucleic acid quantitation complements tumor-node-metastasis staging prognostication in nasopharyngeal carcinoma[J]. J Clin Oncol, 2006, 24(34): 5414-5418.

[22] Liebowitz D. Nasopharyngeal carcinoma: the Epstein-Barr virus association[J]. Semin Oncol, 1994, 21(3): 376-381.

[23] Lin J C, Wang W Y, Chen K Y, et al. Quantification of plasma Epstein-Barr virus DNA in patients with advanced nasopharyngeal carcinoma[J]. New Engl J Med, 2004, 350(24): 2461-2470.

[24] Li S, Deng Y, Li X, et al. Diagnostic value of Epstein-Barr virus capsid antigen-IgA in nasopharyngeal carcinoma: a meta-analysis[J]. Chin Med J, 2010, 123(9): 1201-1205.

[25] Liu Y, Fang Z, Liu L, et al. Detection of Epstein-Barr virus DNA in serum or plasma for nasopharyngeal cancer: a meta-analysis[J]. Genet Test Mol Bio, 2011, 15(7-8): 495-502.

[26] Li W F, Zhang Y, Huang X B, et al. Prognostic value of plasma Epstein-Barr virus DNA level during posttreatment follow-up in the patients with nasopharyngeal carcinoma having undergone intensity-modulated radiotherapy[J]. Chin J Cancer, 2017, 36(1): 87.

[27] Lo Y M, Chan A T, Chan L Y, et al. Molecular prognostication of nasopharyngeal carcinoma by quantitative analysis of circulating Epstein-Barr virus DNA[J]. Cancer Res, 2000, 60(24): 6878-6881.

[28] Lo Y M, Chan L Y, Lo K W, et al. Quantitative analysis of cell-free Epstein-Barr virus DNA in plasma of patients[J]. Cancer Res, 1999, 59(6): 1188-1191.

[29] Lo Y M, Leung S F, Chan L Y, et al. Kinetics of plasma Epstein-Barr virus DNA during radiation therapy for nasopharyngeal carcinoma[J]. Cancer Res, 2000, 60(9): 2351-2355.

[30] Ma B B, King A, Lo Y M, et al. Relationship between pretreatment level of plasma Epstein-Barr virus DNA, tumor burden, and metabolic activity in advanced nasopharyngeal carcinoma[J]. Int J Radiat Oncol Biol Phys, 2006, 66(3): 714-720.

[31] Mutirangura A, Pornthanakasem W, Theamboonlers A, et al. Epstein-Barr viral DNA in serum of patients with nasopharyngeal carcinoma[J]. Clin Cancer Res, 1998, 4(3): 665-669.

[32] Nawroz H, Koch W, Anker P, et al. Microsatellite alterations in serum DNA of head and neck cancerpatients[J]. Nat Med, 1996, 2(9): 1035-1037.

[33] Ngan R K, Lau W H, Yip T T, et al. Remarkable application of serum EBV EBER-1 in monitoring response of nasopharyngeal cancer patients to salvage chemotherapy[J]. Ann NY Acad Sci, 2001, 945(1): 73-79.

[34] Raab-Traub N. Epstein-Barr virus in the pathogenesis of NPC[J]. Semin Cancer Biol, 2002, 12(6): 431-441.

[35] Row D T, Webber S, Schauer E M, et al. Epstein-Barr virus load monitoring: its role in the prevention and management of posttransplant lymphoproliferative disease[J]. Transpl Infect Dis, 2001, 3(2): 79-87.

[36] Shao J Y, Li Y H, Gao H Y, et al. Comparison of plasma Epstein-Barr virus (EBV) DNA levels and serum EBV immunoglobulin-A/virus capsid antigen antibody titers in patients with nasopharyngeal carcinoma[J]. Cancer, 2004, 100(6): 1162-1170.

[37] Shao J Y, Zhang Y U, Li Y H, et al. Comparison of Epstein-Barr virus DNA level in plasma, peripheral blood cell and tumor tissue in nasopharyngeal carcinoma[J]. Anticancer Res, 2004, 24(6): 4059-4066.

[38] Stevens S J, Verkuijlen S A, Hariwiyanto B. Diagnostic value of measuring Epstein-Barr virus (EBV) DNA load and carcinoma-specific viral mRNA in relation to anti-EBV immunoglobulin A (IgA) and IgG antibody levels in blood of nasopharyngeal carcinoma patients from Indonesia[J]. J Clin Microbiol, 2005, 43(7): 3066-3073.

[39] Teng Z P, Ooka T, Huang D P, et al. Detection of Epstein-Barr Virus DNA in well and poorly differentiated nasopharyngeal carcinoma cell lines[J]. Virus Genes, 1996, 13(1): 53-60.

[40] To E W, Chan K C, Leung S F. Rapid clearance of plasma Epstein-Barr virus DNA after surgical treatment of nasopharyngeal carcinoma[J]. Clin Cancer Res, 2003, 9(9): 3254-3259.

[41] Tong C C, So T H, Leung T W. Negative plasma Epstein-Barr virus DNA nasopharyngeal carcinoma in an endemic region and its influence on liquid biopsy screening programmes [J]. Brit J Cancer, 2019, 121(8): 690-698.

[42] Twu C W, Wang W Y, Liang W M, et al. Comparison of the prognostic impact of serum anti-EBV antibody and plasma EBV DNA assays in nasopharyngeal carcinoma[J]. Int J Radiat Oncol Biol Phys, 2007, 67(1): 130-137.

[43] Wadowsky R M, Laus S, Green M, et al. Measurement of Epstein-Barr virus DNA loads in whole blood and plasma by TaqMan PCR and in peripheral blood lymphocytes by competitive PCR[J]. J Clin Microbiol, 2003, 41(11): 5245-5249.

[44] Wang W Y, Lin T Y, Lin J C, et al. Long-term clinical outcome in nasopharyngeal carcinoma patients with post-radiation persistently detectable plasma EBV DNA[J]. Oncotarget, 2016, 7(27): 42608-42616.

［45］ Wang W Y, Twu C W, Chen H H. Plasma EBV DNA clearance rate as a novel prognostic marker for metastatic/recurrent nasopharyngeal carcinoma［J］. Clin Cancer Res, 2010, 16(3): 1016−1024.

［46］ Wang W Y, Twu C W, Lin W Y, et al. Plasma Epstein-Barr virus DNA screening followed by 18F-fluoro-2-deoxy-D-glucose positron emission tomography in detecting posttreatment failures of nasopharyngeal carcinoma［J］. Cancer, 2011, 117(19): 4452−4459.

［47］ Zhang L, Zhao C, Ghimire B, et al. The role of concurrent chemoradiotherapy in the treatment of locoregionally advanced nasopharyngeal carcinoma among endemic population: a meta-analysis of the phase III randomized trials［J］. BMC Cancer, 2010, (10): 558.

［48］ Zhou X, Yang Y, Ou X, et al. Interplay of tumor spread, volume and Epstein-Barr virus DNA in nasopharyngeal carcinoma: feasibility of an integrative risk stratification scheme ［J］. J Cancer, 2018, 9(22): 4271−4278.

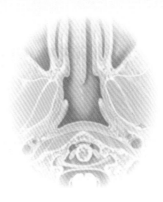

第四章

T 分期在鼻咽癌诊断中的应用

肖友平　陈韵彬　林少俊

　　影像学技术在鼻咽癌诊治各领域均具有重要临床应用价值,包括诊断分期、疗效评估、放疗后复发监测以及放射性损伤评估等四方面。目前磁共振成像(MRI)已成为鼻咽癌分期的首选技术。由于MRI有软组织分辨率高、多平面成像、无电离辐射等优势,它在鼻咽癌早期诊断、TNM分期中的价值得到影像学和临床的一致认可,尤其是对鼻咽癌T分期和N分期、肝脏或骨骼转移、疗效早期评估、复发监测及放射损伤方面均优于CT检查。CT检查是最早应用于临床的影像学技术,在MRI还未广泛普及时,CT检查是鼻咽癌影像诊断的主要技术。当前,CT检查在鼻咽癌诊疗的多个领域仍具有其独特的应用优势,在诊断鼻咽癌颅底骨侵犯、鼻咽颅底、颌面部骨放射性坏死、肺部转移及成骨性骨转移方面具有明显的优势和地位。[18]F-FDG PET-CT在鼻咽癌淋巴结转移和远处转移评估、疗效评估、复发监测等方面均具有独特的诊断价值,能在CT和MRI检查时对检测病灶的性质做进一步诊断,提供极具价值的影像学信息。

[通信作者]　陈韵彬,Email: yunbinchen@163.com

第一节 鼻咽癌 T 分期的影像学解剖基础

一、临床诊断分期

鼻咽癌易于向邻近结构侵犯，正确认识邻近结构对 T 分期至关重要。AJCC/UICC 分期系统第 8 版如下。

1. T 分 期

T_x：原发灶无法评估。

T_0：肿瘤无法确认，但 EBV 阳性且颈部淋巴结转移。

T_1：肿瘤局限于鼻咽、口咽及鼻腔。

T_2：肿瘤侵犯咽旁间隙和（或）邻近软组织侵犯（翼内肌、翼外肌及椎前肌）。

T_3：肿瘤侵犯颅底、颈椎、翼板结构和（或）鼻旁窦。

T_4：肿瘤侵犯颅内、脑神经、喉咽、眼眶、腮腺和（或）超过翼外肌外缘的广泛软组织侵犯。

2. N 分 期

N_x：区域淋巴结无法评估。

N_0：无区域淋巴结转移。

N_1：单侧颈部淋巴结转移和（或）单/双侧咽后淋巴结转移，最大径 ≤ 6 cm，环状软骨尾侧缘以上。

N_2：双侧颈部淋巴结转移，最大径 ≤ 6 cm，环状软骨尾侧缘以上。

N_3：单/双侧颈部淋巴结转移，最大径 ＞ 6 cm 和（或）环状尾侧缘以下淋巴结转移。

3. M 分 期

M_0：无远处转移。

M_1：远处转移。

二、鼻咽

鼻咽（nasopharynx）起于鼻后孔，与软腭水平，覆盖咽鼓管圆枕形成咽鼓管开口，软腭及鼻中隔黏膜，前为鼻后孔，后为椎前软组织，上为蝶骨体、枕骨斜坡，下为口咽,两侧为肌肉和筋膜。鼻咽侧壁为咽鼓管圆枕、咽鼓管咽口、咽隐窝、腭帆提肌、腭帆张肌及纤维结缔组织。

咽鼓管后外1/3为骨部,前内2/3为软骨部,咽鼓管内侧软骨形成突起称为咽鼓管圆枕(tubal torus),圆枕与咽后壁之间的凹陷为咽隐窝(pharyngeal recess)。

咽颅底筋膜起于翼内板后缘,经咽鼓管软骨部、腭帆张肌至颈内动脉前方返回,走行于咽后壁、颈长肌前方,与椎前筋膜形成潜在的咽后间隙。腭帆张肌在其外侧,腭帆提肌在其内侧。MRI片显示:T$_1$WI/T$_2$WI均为低信号(见图4-1-1)。

咽旁间隙(parapharyngeal space, PPS)为充满脂肪从颅底到舌骨上角的新月状间隙(见图4-1-2)。上为颅底,下为舌骨,外为咀嚼肌间隙,内为咽黏膜间隙,后内为椎前肌肉及筋膜,后外为腮腺深叶、二腹肌后腹。

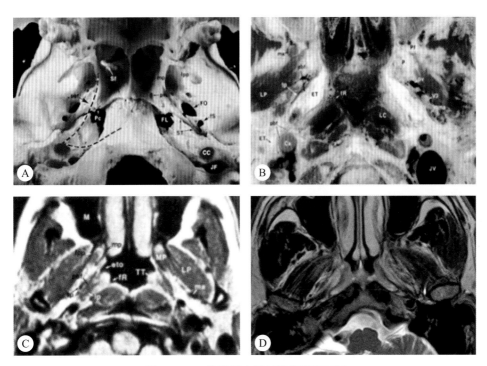

图4-1-1 鼻咽颅底解剖及横断面MRI

注:A. 颅底骨内面观,虚线为咽颅底筋膜;B. 经咽鼓管软骨部横断面解剖图;C. 鼻咽T$_1$WI横断面;D. 鼻咽T$_2$WI横断面图。Pbf: 咽颅底筋膜;PPS(咽旁间隙);fR: 咽隐窝;ET: 咽鼓管;eto: 咽鼓管咽口;tp: 腭帆张肌;lp: 腭帆提肌;Ca: 颈内动脉;FL: 破裂孔;P: 翼突;MP: 翼内肌;LP: 翼外肌;mp: 翼内板;lpp: 翼外板;M: 上颌窦;LC: 椎前肌;CC: 颈动脉管;JF: 颈静脉孔;FO: 卵圆孔;FS: 棘孔;Pf: 翼腭窝;V3: 下颌神经;Pc: 翼管。图A~C引自 Teresi L M, Lufkin R B, Vinuela F, et al. MR Imaging of the nasopharynx and floor of the middle cranial fossa Part I. Normal anatomy[J]. Radiology, 1987, 164: 811-816.

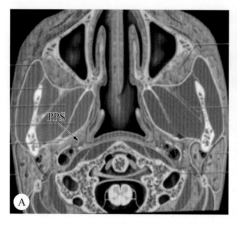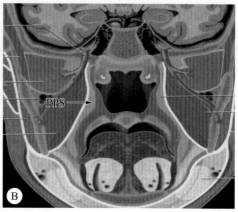

图4-1-2　咽旁间隙（PPS）和咀嚼肌间隙解剖图

注：A. 横断面的彩色解剖图，清楚显示双侧PPS位于鼻咽黏膜间隙的外侧，其外侧紧邻双侧咀嚼肌间隙（左侧为紫色，右侧为红色）；B. 冠状面的彩色解剖图，显示双侧PPS（橙粉色区域）和咀嚼肌间隙（浅紫色区域）的毗邻关系。图片引自Harnsberger R, Osborn A, MacDonald A, et al. Diagnostic and surgical imaging anatomy: Brain, Head and Neck, Spine［M］. Amirsys, 2006: 600.

三、口咽、喉咽

口咽（oropharynx）位于软腭平面以下和会厌上缘平面以上，上接鼻咽，下续喉咽（laryngopharynx）。鼻咽癌侵犯口咽通常认为向下侵犯超过第2颈椎下缘。

喉咽又称为下咽部，位于会厌上缘至环状软骨下缘平面之间，上接口咽，下续食管。

四、鼻腔和鼻旁窦

鼻腔（nasal cavity）起自前鼻孔，止于后鼻孔，与鼻咽部相通。

鼻旁窦（paranasal sinus）是鼻腔周围颅骨内的含气空腔，借自然窦口与鼻腔相通，共有4对（见图4-1-3）。分为上颌窦（maxillary sinus）、筛窦（ethmoidal sinus）、额窦（frontal sinus）和蝶窦（sphenoidal sinus）。

上颌窦后外壁毗邻翼腭窝与颞下窝。

蝶窦居蝶骨体内，顶壁为颅底的蝶鞍；下壁为后鼻孔上缘和鼻咽顶，内壁为蝶窦中隔；外侧壁紧邻颅中窝、海绵窦、颈内动脉、视神经。

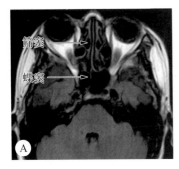
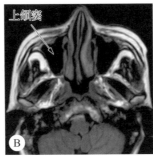
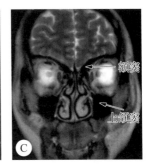

图4-1-3　鼻旁窦的断层MRI

注：A. 蝶窦平面的T₁WI横断面；B. 上颌窦平面的T₁WI横断面；C. T₂WI冠状面。

五、翼内肌、翼外肌和椎前肌

翼内肌（medial pterygoid）起自翼突窝，肌纤维斜向外下，止于下颌支内侧面的翼肌粗隆。

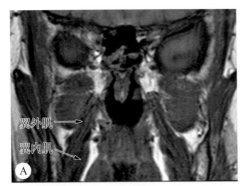
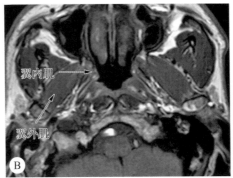

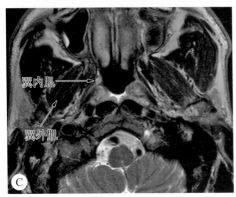

图4-1-4　翼内、外肌的MRI

注：A. T₂WI冠状面；B. T₁WI横断面；C. T₂WI横断面。

翼外肌（lateral pterygoid）有上、下两头，上头起于蝶骨大翼的颞下面和颞下嵴，下头起于翼外板的外侧面，向后外方走行，止于髁突颈部的关节翼肌窝。

椎前肌包括头长肌（longus scapitis）、颈长肌（longus colli）和头前直肌（rectus capitis anterior）。头长肌位于颈长肌前外侧，后外侧为头前直肌。常规MR图像不易分辨，故统称为椎前肌（**见图4-1-5**）。

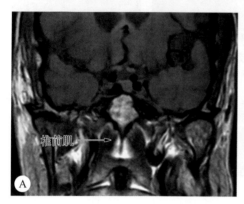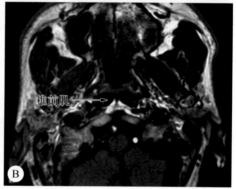

图4-1-5　椎前肌的MRI
注：A. T₁WI冠状面；B. T₁WI横断面。

翼腭窝（pterygopalatine fossa, PPF）位于上颌窦后方和翼突之间，内有三叉神经第2支（上颌神经）及其分支和血管通过（**见图4-1-6**）。且有以下重要交通：经圆孔通中颅窝（**见图4-1-7**），经眶下裂通眼眶，经蝶腭孔通鼻腔，经翼管通破裂孔，经腭鞘管通鼻咽，经翼上颌裂通颞下窝，经腭大管、腭小管通口腔。

六、颅底及相关脑神经

颅底由额骨、筛骨、蝶骨、颞骨及枕骨等组成。鼻咽癌侵犯重要解剖结构依次为：翼突内外板、翼突基底部、蝶骨、眶尖、岩尖、斜坡、破裂孔、颈静脉孔和舌下神经管等。

蝶骨大翼（greater wing of sphenoid bone）包括圆孔、卵圆孔、棘孔、构成破裂孔的前外侧壁，内分别走行上颌神经、下颌神经、脑膜中动脉及颈内动脉（**见图4-1-7**）。

颈静脉孔（jugular foramen）内走行颈内静脉、舌咽神经、迷走神经和副神经（**见图4-1-8**）。舌下神经管内走行舌下神经（**见图4-1-9**）。

三叉神经（trigeminal nerve）由眼支、上颌支、下颌支组成，分别经眶上裂、圆孔及卵圆孔出颅（**见图4-1-10**）。

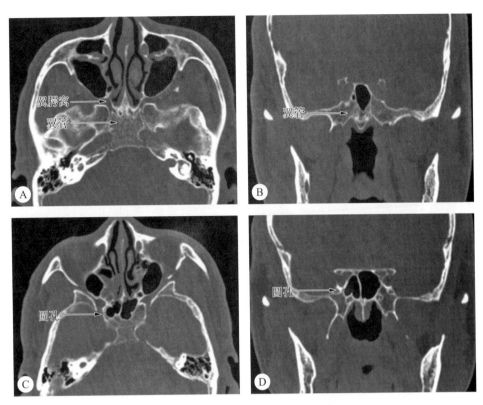

图4-1-6 翼管、翼腭窝及圆孔的CT断面图

注：A.翼腭窝横断面；B.翼管横断面；C.圆孔CT骨窗横断面；D.圆孔CT骨窗冠状面。

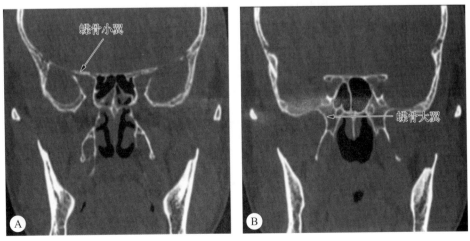

图4-1-7 蝶骨大翼和蝶骨小翼的冠状面CT骨窗图像

注：A.蝶骨小翼CT冠状面；B.蝶骨大翼CT冠状面。

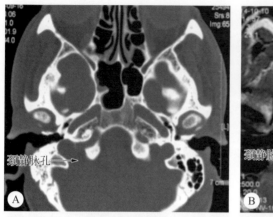
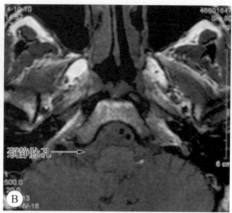

图4-1-8 颈静脉孔的CT及MRI

注:A.颈静脉孔CT骨窗横断面;B.颈静脉孔MRI T₁WI横断面。

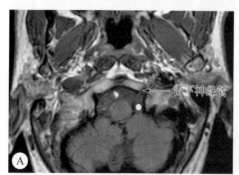
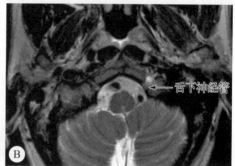

图4-1-9 舌下神经管的MRI横断面

注:A.舌下神经管T₁WI横断面;B.舌下神经管T₂WI横断面。

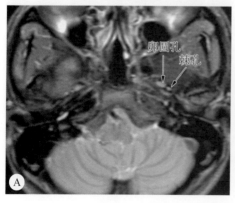
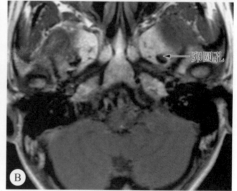

图4-1-10 卵圆孔的MRI横断面

注:A.卵圆孔T₁WI横断面;B.卵圆孔、棘孔PD-fs横断面。

七、海绵窦、腮腺和颅内

海绵窦（cavernous sinus）外侧壁自上而下排列有动眼神经、滑车神经和三叉神经的眼神经与上颌神经通过；窦内有颈内动脉和展神经通过（见图4-1-11）。

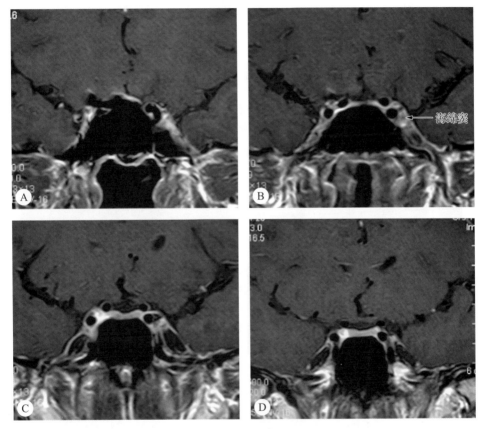

图4-1-11　A～D为海绵窦连续冠状面T₁WI

腮腺（parotid gland）呈不规则楔形，底向外，尖向内突向咽旁，通常以面神经为界，将腮腺分为浅、深两部分。腮腺为脂性腺体组织，在T₁WI、T₂WI上均呈高信号（见图4-1-12）。

鼻咽癌颅内侵犯主要为颞部脑膜、桥小脑角区脑膜及脑实质侵犯。

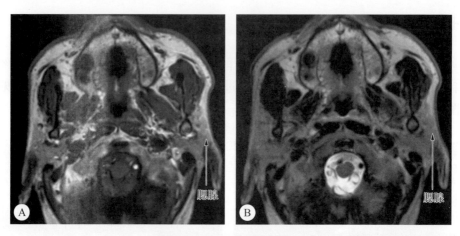

图4-1-12 腮腺MRI横断面

注: A. T₁WI横断面; B. T₂WI横断面。

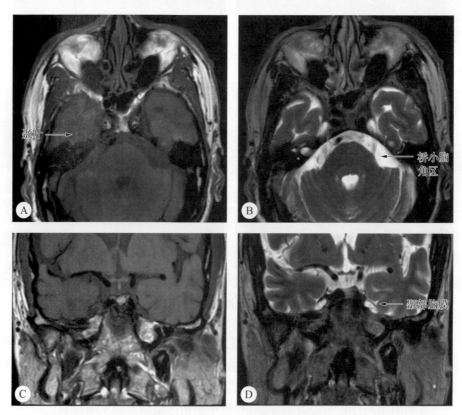

图4-1-13 颅内部分结构的MRI

注: A. T₁WI横断面; B. T₂WI横断面; C. T₁WI冠状面; D. T₂WI冠状面。图中可清楚地显示双侧颞叶下极、颞部脑膜、桥小脑脚区、海绵窦、Meckel's腔等结构及其相应的毗邻结构。

第二节　鼻咽癌T分期的影像学诊断

一、MRI、CT评估鼻咽癌T分期

MRI具有软组织高分辨率、多参数及多方位成像功能,随着MRI的广泛应用,越来越多的研究证实MRI对于鼻咽癌的诊断价值明显优于CT,并对分期及疗效产生影响。MRI对于超腔侵犯、颅底侵犯、鼻窦、颅内侵犯及咽后淋巴结转移的检出率要明显优于CT。

鼻咽癌具有浸润性生长的生物学特性,易侵犯周围结构。肿瘤常向后上方发展侵犯颅底及颅内,或向两侧蔓延突破咽颅底筋膜至咽旁间隙和咀嚼肌间隙,较少向前侵犯鼻腔和向下侵犯口咽。

（一）T_1期

鼻咽癌多发生于鼻咽顶后部咽隐窝,易在黏膜下浸润,且可沿着肌纤维束、神经血管束以及纤维脂肪组织间隙蔓延。鼻咽腔四周有坚韧的咽颅底筋膜围绕,是一个有效的屏障,但在咽颅底筋膜的上部分,紧靠咽隐窝处有一个Morgagni窦开口于鼻咽腔,这是一个薄弱点,既是鼻咽癌的好发部位,又是肿瘤侵犯径路,肿瘤可直接侵犯咽颅底筋膜并向深部浸润,也可沿咽颅底筋膜上缘的缺损浸润生长。肿瘤局限于鼻咽腔内是指病灶局限于咽颅底筋膜以内。咽颅底筋膜起于翼内板,包绕腭帆提肌,行走于腭帆张肌与腭帆提肌的脂肪间隙内,向后经过茎突后间隙前缘走行于椎前肌前方。

咽颅底筋膜本身的信号在T_1WI和T_2WI上均为连续的、线样的低信号。CT诊断腔内病灶主要依赖于茎突前脂肪间隙是否变形,Sham和King等将翼内板与颈内动脉外侧缘的连线作为咽颅底筋膜的标志,局部病灶超过该线则认为是超腔侵犯。CT诊断若伴有鼻咽周围脂肪间隙的变形也可认为有咽旁间隙的侵犯,因而CT诊断主要依赖于局部病灶的占位效应所导致的间接征象。但是,尽管病灶体积小也有可能侵犯筋膜,而病灶体积大未必会侵犯筋膜,仅为推压移位。MRI诊断主要依赖于咽颅底筋膜脂肪间隙信号改变的直接征象。CT诊断则主要依赖于肿块占位效应所导致的间隙变形等间接征象。因此,MRI能够更加直观和客观地进行评价。MRI还有助于区分茎突后间隙原发灶的直接侵犯和咽后淋巴结肿大。

《鼻咽癌临床分期》（第8版）中鼻咽与鼻腔的分界为鼻后孔，由于鼻腔和鼻咽之间直接相通，缺乏解剖屏障，肿瘤多直接向前经鼻后孔累及鼻腔。鼻腔侵犯大部分为肿瘤跨过鼻后孔边缘，肿瘤较大时侵犯整个鼻腔较少见。鼻腔侵犯少见的途径为肿瘤先侵犯翼腭窝或翼上颌裂，再向上通过蝶腭孔侵犯鼻腔。AJCC/UICC分期系统第8版中把鼻咽与口咽的分界定在第1颈椎下缘。口咽侵犯均伴有其他部位侵犯。口咽侵犯中超过90%伴有颅底骨质侵犯，约35%伴有颅内侵犯。

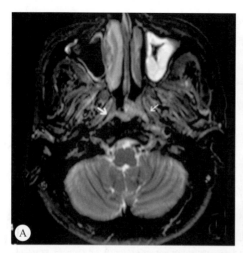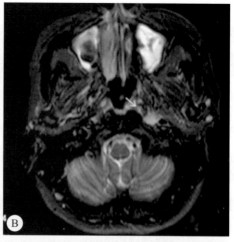

图4-2-1　鼻咽癌局限于鼻咽腔

注：A. Ax T$_2$WI-STIR颅底斜坡平面：咽颅底筋膜为从翼内板后缘至颈内动脉前外缘的T$_2$WI低信号带（粗箭头），外侧为腭帆张肌（细箭头）；B. Ax T$_2$WI-STIR咽鼓管平面：腭帆提肌穿过咽颅底筋膜的莫加尼氏切迹（箭头）。

（二）T$_2$期

UICC/AJCC分期系统第8版将翼内肌/翼外肌侵犯由T$_4$期降为T$_2$期，增加了椎前肌侵犯定义为T$_2$期的标准，将定义不清的咀嚼肌间隙和颞下窝更换为更明晰的软组织侵犯的描述。

鼻咽癌易通过咽颅底筋膜侵犯咽旁间隙，进而向前外侵犯翼内肌。鼻咽癌侵犯翼内肌常见途径为原发灶经咽旁间隙蔓延而来，一般沿着翼内肌，由内向外循序渐进，依次为翼肌间隙、翼外肌、颞肌及咬肌，或肿瘤经翼内板蔓延到翼内肌在翼外板内缘附着部分，而翼内肌的其他部分仍然是完整的。肿瘤突破咽颅底筋膜后也可沿颅底外侧面直接侵犯翼外肌。

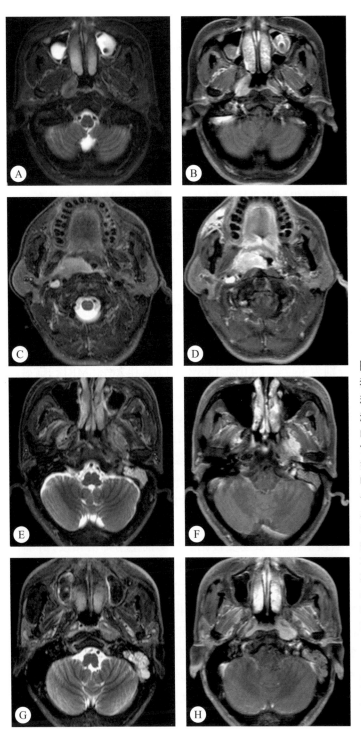

图4-2-2 鼻咽癌侵犯咽旁间隙、翼内外肌和椎前肌

注：A和B分别为鼻咽部的横断面T₂WI-STIR和T₁WI+C图像，显示肿瘤突破右咽颅底筋膜累及右咽旁间隙，增强后明显强化；C和D分别为翼内肌水平的横断面T₂WI-STIR和T₁WI+C图像，显示肿瘤突破右咽颅底筋膜累及右咽旁间隙进而蔓延至右翼内肌；E和F分别为翼外肌水平的横断面T₂WI-STIR和T₁WI+C图像，显示肿瘤突破左咽颅底筋膜累及左咽旁间隙进而蔓延至左翼内、外肌；G和H分别为鼻咽水平的横断面的T₂WI-STIR和T₁WI+C图像，显示肿瘤累及左椎前肌、左咽旁间隙。

椎前间隙由椎前筋膜围成。椎前筋膜由颅底延伸到尾骨，在椎前肌前方向两侧附着于椎体横突，椎前间隙的主要内容为椎前肌和椎体。MRI片对软组织的高分辨率使椎前肌受侵检出率明显增加。Liao等的研究中，MRI、CT评价椎前肌受侵发生率分别为36%、18.4%。

（三）T$_3$期

MRI片显示对早期的骨质破坏具有优势。骨质破坏的典型CT表现是骨质破坏、骨质密度降低、骨皮质边缘模糊。当有这些表现时，CT与MRI的诊断差别并不显著。但是鼻咽癌侵犯颅底骨质可仅表现为骨髓的浸润，而不伴有骨皮质的缺损或骨质破坏。正常骨髓的脂肪在MRI T$_1$WI表现为高信号，颅底骨质侵犯时表现为T$_1$WI低信号T$_2$WIfs高信号，增强后明显强化。颅底骨质上的神经孔道以及由斜坡、岩尖、蝶骨共同围成的破裂孔是肿瘤进入颅内的主要途径，肿瘤通过以上孔道进入颅内时不一定伴有孔道本身的增宽和周围骨质的破坏，此时CT难以发现。MRI则表现为与肿瘤生长途径相关的通颅孔道内正常信号消失，充满异常信号的软组织，增强扫描强化程度类似于鼻咽肿物的强化。鼻咽癌最容易侵犯的通颅孔道依次为破裂孔、圆孔/卵圆孔、舌下神经管、颈静脉孔和枕骨大孔，发生率分别为36.7%、24.0%、13.8%、11.0%和2.8%，MRI扫描显示率分别高于CT 10%～20%。破裂孔底部由软骨组成，不易被肿瘤突破。推测它受累的途径之一可能是肿瘤直接侵犯其底部，因它紧邻咽隐窝。在本组大部分破裂孔受累的病例中，肿瘤主要累及内侧部。我们由此推测，此处是咽颅底筋膜在颅底的附着处之一，肿瘤可能沿着咽颅底筋膜蔓延而来。文献报道破裂孔主要浸润途径是肿瘤累及其后部的颈动脉水平部周围。颅底骨质侵犯率高于颅底孔道，颅底骨质范围广泛，而且其中一些骨质如翼突、斜坡、蝶窦底壁距鼻咽近，容易被肿瘤侵犯。

蝶窦基底部与鼻咽顶壁相邻，较易受侵犯。蝶窦前壁与筛窦相接，肿瘤侵犯蝶窦主要通过向上破坏蝶窦基底部进入蝶窦腔内；其次是经筛窦向后侵犯蝶窦前壁进入蝶窦腔内。肿瘤侵犯筛窦主要从鼻腔直接向上侵犯；其次经蝶窦向前侵犯。肿瘤侵犯上颌窦主要是向前侵犯翼突，再向前侵犯上颌窦；其次是先向前侵犯鼻腔，再向外侵犯上颌窦。MRI片在鉴别鼻旁窦肿瘤侵犯与阻塞性炎症中有其独特的优势，鼻旁窦侵犯在T$_1$WI上表现软组织等为稍低信号，在T$_2$WI上表现为等信号或稍高信号，增强扫描可见明显强化，鼻旁窦炎症在T$_1$WI表现为低信号，在T$_2$WI上表现为高信号，增强后仅表现为黏膜的较轻程度强化，潴留液不强化。

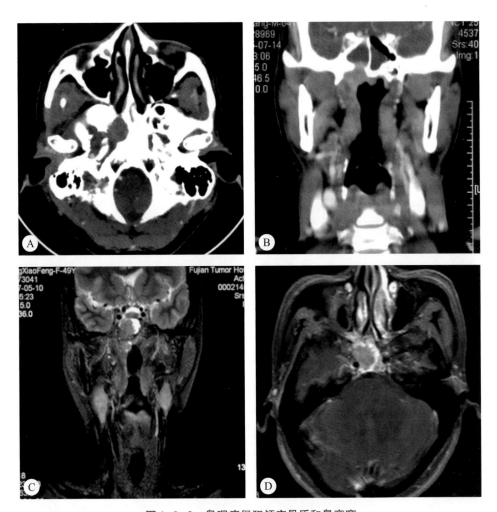

图4-2-3　鼻咽癌侵犯颅底骨质和鼻旁窦

注：A和B为横断面和冠状面重建的增强CT图像，显示鼻咽癌肿瘤肿瘤破坏右蝶骨大翼、斜坡、右岩尖、右破裂孔增大，内见软组织影，增强后见强化；C和D为冠状面$T_2WI-STIR$和横断$T_1WIfs+C$图像，显示鼻咽肿瘤破坏蝶窦底壁累及蝶窦腔，$T_2WI-STIR$呈稍高信号，而蝶窦腔内炎症$T_2WI-STIR$呈明显高信号，增强后肿瘤明显强化。

（四）T_4期

《鼻咽癌临床分期》(第8版)制订的T_4分期：肿瘤侵犯颅内、脑神经、下咽、眼眶、腮腺和(或)超过翼外肌以外的软组织。T_4期主要变化是关于周围软组织侵犯定义。在最新的分期中，这些变化包括将翼内肌/翼外肌侵犯由T_4期降为T_2期，增加了椎前肌侵犯定义为T_2期的标准，将定义不清的咀嚼肌间隙和颞下窝更换为更明晰的软组织侵犯的描述。翼外肌以外的软组织、下咽、眼眶和腮腺，但无其他T_4期解剖结构侵犯的患者，其5年OS为68%，与伴有颅内侵犯或脑神经麻痹者的73%类似。根据AJCC/UICC分期系统第7版，咀嚼肌间隙由围绕颈深筋膜表层的咀嚼肌组成，从翼内肌和翼外肌延伸到咬肌和颞肌。Pan等认为翼内外肌受累并不像超过翼外肌外侧侵犯一样生存率差。临床中，翼内肌/翼外肌侵犯者预后差可能是因为同时其他解剖结构的侵犯。无其他T_3或T_4期解剖结构侵犯的患者，其OS与邻近软组织侵犯者并无区别，包括翼内肌或

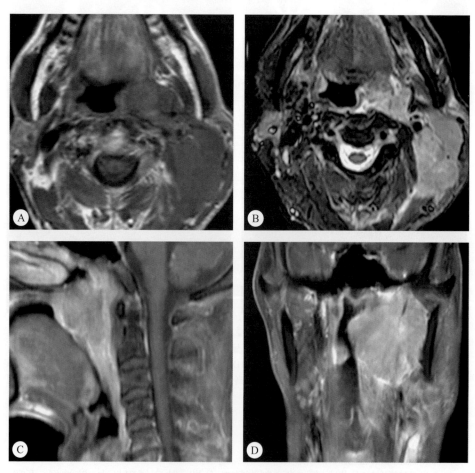

图4-2-4 鼻咽癌累及下咽

注：A. 横断面T_1WI，示鼻咽癌向下累及下咽，肿块向下超过第3颈椎下缘水平；B. 横断面T_2WI，示病变呈高信号，边界不清，肿块向下累及下咽；C. 矢状位增强T_1WI，示病变向下累及下咽，超过第3颈椎下缘水平，抵第5颈椎下缘水平，椎体前缘筋膜见不规则增厚，增强后见明显强化；D. 冠状面增强T_1WI，示病变向下累及下咽。

翼外肌、椎前肌和单一咽旁间隙侵犯。翼突结构侵犯归为T_3期,因为其预后类似其他颅底侵犯。广泛的软组织侵犯预后差,与颅内侵犯和脑神经麻痹预后一样,归为T_4期。这些变化将有助于明确是否需要采用化疗。虽然积极的同步化疗加或不加辅助化疗是IV期的标准治疗方案,但是II期患者是否从化疗中获益并不明确,即使使用化疗,优先推荐单纯同期放化疗。由于翼内肌/翼外肌侵犯降期为T_2期,这些患者如果不存在其他不利因素,将避免不必要的化疗最为理想。

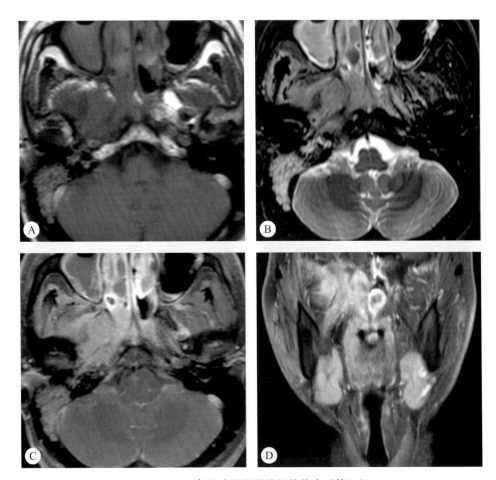

图4-2-5 鼻咽癌累及翼外肌外缘广泛软组织

注:A. 横断面T_1WI,示鼻咽癌向右外侧累及翼外肌外缘的广泛软组织,累及右侧颞肌;B.横断面T_2WI,示右侧翼外肌及颞肌呈T_2WI高信号影,边界不清;C. 横断面增强T_1WI,示病变向鼻咽癌向右累及右翼外肌、右侧颞肌,增强后见明显强化;D. 冠状面增强T_1WI,示病变向外累及翼内外肌及颞肌。

鼻咽癌颅内侵犯途径：① 向上破坏蝶窦底壁，侵及蝶窦、海绵窦，向后破坏斜坡累及桥小脑区，主要表现为海绵窦增宽，海绵窦、颞叶下部肿块。瘤侵入颅内，首先侵犯颞叶下部或桥小脑区脑膜，表现为脑膜不规则增厚，增强后见强化。② 经破裂孔沿颈内动脉，侵入海绵窦及颞叶。③ 突破破裂孔，向前累及蝶骨大翼；向后突破颈内静脉孔、斜坡及舌下神经。多数病例MRI增强扫描后于冠状位可见肿瘤穿过颅底与颅内病灶相连。鼻咽癌沿神经发展的特点，病灶突破咽颅底筋膜累及咽旁间隙时，沿着翼外肌深面的下颌神经，经卵圆孔进入颅内，或累及蝶骨大翼的卵圆孔累及下颌神经。肿块向前累及沿着第Ⅲ～Ⅵ对脑神经，肿瘤侵犯茎突后间隙可导致第Ⅸ～Ⅻ脑神经受累。肿瘤累及脑神经的病变，CT片比较难显示，通常是观察颅底自然孔道，如圆孔、卵圆孔、破裂孔及棘孔等是否扩大或破坏。MRI片可以显示肿瘤沿颅底自然孔道内神经及神经周围情况，增强扫描时显示更明显，结合自然孔道的扩大或破坏及临床的相关检查，对神经受侵犯可做出相应的诊断。三叉神经上颌支和下颌支神经周围浸润可导致鼻咽癌扩散至海绵窦。在MRI片上，圆孔或卵圆孔周围脂肪消失，增强后边缘见强化，可作为神经周围早期浸润的征象。MRI可以比CT、临床检查更早发现脑神经受累。眼眶的受累常发生于眶尖部，鼻咽部肿瘤可通过眶下裂、翼腭窝到达眶上裂侵犯至眶尖部或海绵窦。MRI片则表现为在T_1WI上相应部位正常脂肪高信号

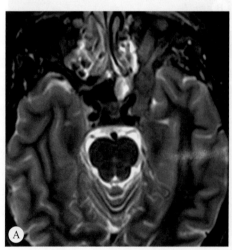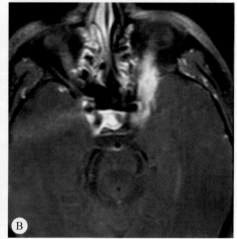

图4-2-6 鼻咽癌累及海绵窦及眼眶

注：A. 横断面T_2WI，示鼻咽癌累及左侧海绵窦及左侧眼眶，表现为左侧海绵窦及左侧眼尖见不规则软组织肿块形成，T_2WI呈高信号影；B. 横断面增强T_1WI，示鼻咽癌向前上累及左侧海绵窦及左侧眼眶，左侧颞叶局部脑膜见不规则增厚，增强后见强化，病灶包绕颈内动脉，向前累及左侧眼尖，累及下直肌，增强后软组织肿块明显强化。

消失，T_2WI高信号影，可见异常软组织形成，增强后见不均匀强化。CT片上表现为受侵部位局部可见软组织肿块，增强后见强化，相应窦壁或眶壁骨质有破坏。下咽侵犯定义为鼻咽癌向下侵犯会厌或超过第3颈椎下缘。这两个解剖结构在CT或MRI片上均易于定位和显示。AJCC/UICC分期系统第8版以肿瘤侵犯超过翼外肌外缘软组织来代替咀嚼肌间隙及颞下窝。以累及翼外肌外缘软组织作为分界是为了避免咀嚼肌间隙及颞下窝概念的混淆。深部颈筋膜的浅层在下颌骨下缘区分开来以包裹咀嚼肌间隙，内层覆盖翼肌并嵌入颅底，外层覆盖咬肌并向上延续覆盖颧弓，然后沿颞肌的颅侧缘附着于颅盖骨上。翼外肌的前表面位于咀嚼肌间隙的深处。一旦肿瘤侵达翼外肌外缘，便可发生下颌神经周围的浸润，通过卵圆孔沿神经周围的扩散是最为常见的颅内侵犯途径。翼外肌外缘受累很少为单独受累，患者通常与神经周围浸润有关。

（五）鼻咽癌神经受累

AJCC/UICC分期系统第8版中把脑神经损伤被列入T_4期，以第Ⅴ、Ⅵ、Ⅲ和Ⅻ对颅神经受累最为常见。由于鼻咽癌好发于鼻咽顶部，其次为侧壁，鼻咽癌可分为上行型，肿块向上累及颅底，破坏侵裂孔，沿着颈内动脉累及海绵窦。海绵窦的外侧壁从上到下有动脉神经、滑车神经、眼神经与上颌神经。脑神经受损率分别为动眼神经4.5%、滑车神经4.0%、眼神经7.0%、上颌神经11%、展神经18%。展神经起至脑桥的展神经核，前行至颞骨的岩尖部，穿入海绵窦，在窦内沿着颈内动脉外下方前行，经眶上裂入眼眶。其行径容易受鼻咽癌病灶浸润。Hanson等认为展神经受损伤的原因不是其长度，而是其行程中的解剖学特点。而上颌神经在海绵窦位置最低，相对容易受累。鼻咽癌中以三叉神经受累最多，三叉神经由脑桥出脑以后在憩室腔内分出眼神经、上颌神经和下颌神经。眼神经自三叉神经节发出后，穿行海绵窦外侧壁，位于伴行的动眼神经、滑车神经的下方，由眶上裂进入眼眶。上颌神经进入海绵窦外侧壁后，沿其下部向前的经圆孔出颅，进入翼腭窝，再经眶下裂入眶。鼻咽癌侵犯翼腭窝后易沿上颌神经逆行圆孔、海绵窦近颅。眶下裂是上颌神经入眶之处，病灶向前累及眶下裂时，也是上颌神经周围浸润的常见部位。下颌神经经卵圆孔出颅进入咀嚼肌间隙，在翼外肌深面分为前后两干。鼻咽癌累及翼内外肌间隙，常沿下颌神经逆行，破坏卵圆孔，侵入颅内。结合横断面及冠状面，可见下颌神经周围见不规则增粗，增强后见强化，同侧卵圆孔见破坏或增大。憩室腔是硬脑膜包裹形成的腔，其内含三叉神经节和三叉池。三叉神经节及憩室腔为肿瘤浸润脑神经的中间环节，MRI片显示上腔内为脑脊液信号，T_2WI高信号影。鼻咽癌神经周围浸润扩散常沿三叉神经分布,可逆行侵犯至三叉神经节,表现为脑脊液的信号消失,憩室腔较健侧小或消失,增强后可见强化。第Ⅻ对脑神经经舌下神经管出颅,当肿瘤侵犯颈动脉鞘区时易损伤该神经;而第Ⅰ对脑神经经筛板出颅至鼻腔上1/3的嗅区,鼻咽癌甚少侵犯至该区域;第Ⅶ、Ⅷ对脑神经在出颅前位于岩骨内,故脑神经损伤发生率低。

1. 脑神经受累的MRI表现

直接征象,为脑神经增粗,增强后呈不规则强化;间接征象,为海绵窦增宽,圆孔、卵圆孔、舌下神经孔增宽或破坏,神经周围见增粗,增强后见强化。翼腭窝脂肪间隙消失,可见软组织肿块形成,咀嚼肌或者舌肌失神经性改变。

2. 鼻咽癌脑神经受累的临床表现

鼻咽癌患者发生脑神经麻痹占6.7%～12.7%,MRI片可发现脑神经侵犯比例高达38.5%～40.1%。Chen等认为这可能是因为肿瘤细胞沿着神经束膜、鞘膜蔓延,未破坏神经纤维或其连续性使脑神经功能尚能代偿,未引起脑神经麻痹;随着肿瘤细胞继续向神经纤维生长,神经纤维被破坏、中断使神经功能不能代偿,才出现脑神经麻痹,也可能是因为部分患者对脑神经症状的敏感度低。Cui等研究发现,在临床体检发现三叉神经麻痹的患者中,98.9%有三叉神经一支或多支受累的MRI证据,93.4%是三叉神经颅内段或眼眶内段受累,6.6%是三叉神经颅底段受累,91.2%有海绵窦受累,海绵窦是三叉神经受累的主要部位。魏懿等报道,头颈部恶性肿瘤中沿三叉神经上颌支的神经周围浸润最多。卵圆孔、破裂孔作为共同途径在多途径侵犯中最常见。

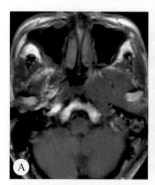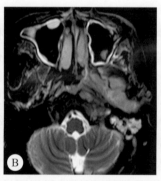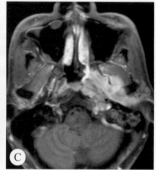

图4-2-7 鼻咽癌累及舌下神经

注: A.横断面T₁WI,示鼻咽癌累及左侧舌下神经,舌下神经外口增宽;B. 横断面T₂WI,示鼻咽癌累及左侧舌下神经,边界不清,呈T₂WI高信号影;C.横断面增强T₁WI,示左侧舌下神经见增粗,舌下神经外口增宽,增强后左舌下神经及周围见明显强化。

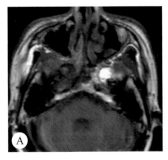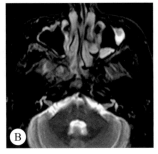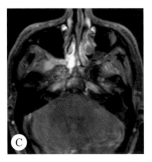

图4-2-8　鼻咽癌累及上颌神经

注：A.横断面T₁WI,示右侧翼腭窝脂肪间隙消失；B.横断面T₂WI,示右侧翼腭窝见条带状T₂WI高信号影；C.横断面增强T₁WI,示右侧翼腭窝软组织肿块增强后见明显强化。

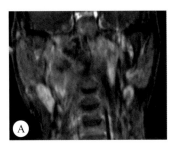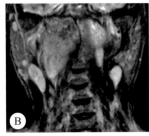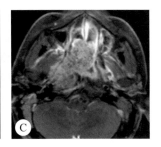

图4-2-9　鼻咽癌累及下颌神经

注：A.冠状面增强T₁WI,示鼻咽癌累及右侧下颌神经右侧卵圆孔见增宽,增强后见下颌神经及周围见强化；B.冠状面T₂WI,示鼻咽癌累及右侧卵圆孔,右下颌神经边界不清,呈T₂WI高信号影；C.横断面增强T₁WI,示右侧下颌神经见增粗,增强后神经及周围组织见明显强化。

（六）鼻咽癌侵犯咀嚼肌间隙的T分期与预后价值

1. 咀嚼肌间隙的定义和解剖

咀嚼肌间隙（masticator space）是头颈部舌骨上颈筋膜间隙之一,尽管该间隙划分的概念形成于19世纪,且这种划分方法一直被解剖学家和外科学家所采用,但因其位置深在、解剖关系复杂而很少应用于影像学领域,是近年来英文文献上出现的一个新名词。在解剖学上,咀嚼肌间隙是由颈深筋膜浅层的不同层次所包绕的包含所有参与咀嚼的肌肉、下颌骨和三叉神经下颌支的一个完整的解剖空间。咀嚼肌间隙通常以颧弓为界,分为颞上窝和颞下窝,其内主要由咀嚼肌（翼内肌、翼外肌、颞肌、咬肌）、下颌骨升支、下颌神经、鼓索神经、耳副交感神经节、上颌动脉、下牙槽动静脉、翼静脉丛和脂肪组织等组成,上方以颞肌为界分为颞浅和颞深间隙,下方则以下颌支为界分为咬肌下和翼浅（或翼下颌）间隙。咀嚼肌间隙的上界为颅底,下界为翼内肌和咬肌在下颌骨的附着点,在翼内肌内面有一层筋膜延伸至颅底卵圆孔内缘。该筋膜即为咀嚼肌间隙的内界，借此与咽旁间隙分开。咀嚼肌间隙并非是封闭的间隙，它与周围众多结构和间隙直接毗邻或经自然孔道互通，前方与上颌窦毗邻，后方为颞颌关节，外侧为颧弓和面部软组织，前内侧为翼突、翼内外板和鼻咽侧壁，后内方与咽旁间隙分隔，后外方为腮腺间隙，前下方直接与颊间隙相通，向内经翼上颌裂通翼腭窝，并通过翼腭窝与眼眶、鼻腔、口腔和中颅窝相通，也可直接经眶下裂与眼眶相通；向上经卵圆孔或其内走行的下颌神经与中颅窝相通。因此，头颈部病变容易直接或间接累及此间隙。下颌神经是三叉神经最大的分支，属于混合神经，走行于翼肌间隙内，在翼外肌深面出卵圆孔，其感觉支支配牙齿、牙龈、颞区皮肤、部分耳郭（包括外耳道和骨膜）、下唇、下面部、舌前2/3黏膜和口腔底部，其运动支则支配各组咀嚼肌。

颞下窝（infratemporal fossa）是一个无筋膜包绕的间隙，包含部分的咀嚼肌间隙、上颌窦后脂肪间隙、茎突前咽旁间隙的内侧部分。对于颞下窝的边界定义，既往文献报道不尽相同，目前仍存在较大争议，但所有的定义都认为它是一个不规则、非筋膜封闭、躺在内侧颌骨和颧弓内表面的解剖空间。多数情况下，认为颞下窝是上颌骨体和颧骨后方的不规则间隙，容纳咀嚼肌和血管神经等，内侧超越翼外肌的前表面或横向延伸超越上颌窦的后外侧壁和翼上颌裂，它向上通颞窝，前壁为上颌骨体和颧骨，内壁为翼突外侧板及翼外肌外表面，外壁为下颌支，下壁与后壁则空缺。此窝向上可借卵圆孔和棘孔与颅中窝相通，向前借眶下裂通眼眶，向内借翼上颌裂通翼腭窝。

2. 咀嚼肌间隙侵犯的影像学诊断

鼻咽癌具有侵袭性的生物学行为。肿瘤易于向两侧突破咽颅底筋膜侵犯咽旁间隙，继而侵犯咀嚼肌间隙、颞下窝等结构。据文献报道，鼻咽癌咀嚼肌间隙侵犯的发生率为19.7%～61%（见表4-2-1）。由于鼻咽部周围结构及咀嚼肌间隙特殊的解剖学特点，位置深在，且结构复杂，临床上难以通过体检精准地评估鼻咽癌侵犯该区域的情况。影像学检查是咀嚼肌间隙病变的必不可少的评价手段。

目前，MRI和CT对于鼻咽癌TNM分期，尤其T分期，具有较高的诊断价值。但随着以调强放射治疗（intensity modulated radiation therapy, IMRT）为代表的鼻咽癌精确放疗技术的发展，对影像学的要求现已达到了前所未有的高度。如今，MRI已取代CT成为鼻咽癌治疗前检查和临床分期的最主要手段。相对于CT，MRI具有更好的软组织分辨率以及多平面、多参数成像的优点，且能够有效避免颅底骨质伪影等干扰，对于复杂解剖结构及其相关病变的判断也更加精准直观，尤其是在判断鼻咽癌侵犯邻近周围结构方面具有显著的优势。因此，AJCC/UICC分期系统第8版和《中国鼻咽癌分期2017版（2008鼻咽癌分期修订专家共识）》（下文简称"中国鼻咽癌2008分期"）均将MRI视为鼻咽癌临床分期的首要影像学检查手段。MRI在判断鼻咽癌咀嚼肌间隙侵犯方面具有诸多的优点，如较高的组织对比度和空间分辨率，能够清晰地显示咀嚼肌间隙的各组成部分及其相互之间的境界、间隙，还可清楚地显示鼻咽癌侵犯下颌神经等周围神经等结构。King等认为，MRI对鼻咽癌周围结构侵犯具有更高的诊断价值，其诊断敏感度达100%，特异度为93%，精准度为95%。一般情况下，常规MRI的轴位和冠状位T_2加权快速自旋回波序列（T_2WI-FSE）结合对比增强T_1加权成像序列（T_1WI+C）可以精准地评估肿瘤是否侵犯咽旁间隙或咀嚼肌间隙（**见表4-2-1**）。

表4-2-1　不同研究报道的咀嚼肌间隙侵犯发生率

作　者	病例数(n)	放　疗	咀嚼肌	翼内肌	翼外肌	颞/咬肌
Tang,等	924	RT/IMRT	182 (19.7%)	173 (18.72%)	92 (9.96%)	9 (0.75%)
Sze,等	1 104	RT/IMRT	673 (61%)	484 (43.84%)	132 (11.96%)	57 (5.16%)
Zhang,等	808	IMRT	163 (20.2%)	162 (20.0%)	68 (8.4%)	13 (1.6%)
Xiao,等	816	RT/IMRT	283 (34.68%)	283 (34.68%)	125 (15.32%)	9 (1.1%)
梁碧玲,等	442	RT/IMRT	101 (22.8%)	87 (19.7%)	48 (10.8%)	3 (0.7%)
Luo,等	742	RT/IMRT	179 (24.1%)	118 (15.9%)	38 (5.1%)	23 (3.1%)
Xiao,等	1 197	IMRT	283 (23.64%)	102 (8.52%)	62 (5.18%)	19 (1.59%)

注：RT表示放疗；IMRT表示调强适形放疗

　　鼻咽癌咀嚼肌间隙侵犯在MRI上表现为多样，但可大致分为信号异常和结构改变。信号异常主要表现为T_1WI等或稍低信号T_2WI稍高信号，增强后明显异常强化（**见图4-2-10**）；而结构改变主要指受侵犯的咀嚼肌肿胀，正常的肌肉纹理模糊或消失，与肿块直接相连。目前，临床上对咀嚼肌间隙侵犯的MRI诊断标准大致如下：① T_1WI低信号T_2WI高信号，伴T_1WI+C明显强化；② 咀嚼肌异常强化与肿块直接相连，信号及境界无法区别；③ 在两侧不同方位断面上都观察到咀嚼肌完整性被肿瘤组织破坏；凡同时符合以上3点或可见肿块直接侵犯相应结构即可确诊。

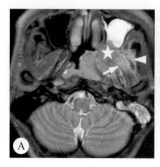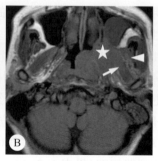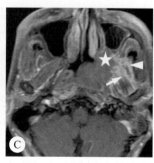

图4-2-10 鼻咽癌侵犯翼内外肌和颞肌

注：A. PDWIfs图；B. T_1WI；C. T_1WI+C图。A～C分别显示左侧鼻咽部肿瘤突破咽颅底筋膜侵犯左侧咽旁间隙及左侧翼内外肌（长箭头）、颞肌（短箭头）和左侧上颌窦后壁（星号），表现为T_1WI等低信号PDWIfs高信号，T_1WI增强扫描为不均匀明显强化。

一般情况下，鼻咽癌原发灶起源于鼻咽黏膜，肿瘤突破咽颅底筋膜并向外逐步侵犯咽旁间隙和咀嚼肌间隙。文献报道，约91.38%鼻咽癌原发灶侵犯咀嚼肌间隙是遵循由内到外的途径和顺序，即经由咽旁间隙、翼内肌、翼肌间隙、翼外肌、颞肌到达咬肌。但也有例外，部分鼻咽癌原发灶向前侵犯和破坏翼突根部和翼内外板，或者向上侵犯破坏翼腭窝及翼颌间隙（翼上颌裂）时，也可单独累及翼外肌和颞肌、咬肌等。因此，翼突根部和翼内外板骨质异常与鼻咽癌咀嚼肌间隙侵犯之间存在着高度相关性。当鼻咽癌肿瘤体积较大时，侵犯咀嚼肌间隙的范围也越大，当翼内外肌同时受侵犯时，翼肌间隙内和翼外肌周围走行的血管、神经即可能为被肿块所包埋侵犯。此外，当转移性淋巴结突破包膜侵犯至鼻咽周围结构时，也可直接侵犯咀嚼肌间隙。

3. 鼻咽癌侵犯咀嚼肌间隙的T分期演变

鼻咽癌T分期标准主要取决于原发灶侵犯鼻咽周围结构的等级和程度，包括肿瘤突破咽颅底筋膜向侧方侵犯咽旁间隙和咀嚼肌间隙、颞下窝等结构。对于鼻咽癌咀嚼肌间隙侵犯的T分期标准，长期以来存在着较大的争议。AJCC/UICC分期系统第8版和中国鼻咽癌2008分期在鼻咽癌咀嚼肌间隙侵犯的T分期归属问题上存在着较大的差异，并且不同版本的AJCC/UICC分期标准之间，甚至AJCC/UICC第7版分期本身的定义也存在明显的不一致性。

根据AJCC/UICC分期系统，解剖学咀嚼肌间隙主要由内侧部分（包括翼内、外肌）和外侧部分（包含颞肌、咬肌）所组成。AJCC/UICC分期系统第5版（1997年）分期标准将鼻咽癌侵犯咀嚼肌间隙定义为肿瘤侵犯咀嚼肌间隙的外侧部分，即肿瘤侵犯翼外肌前表面以外的间隙或肿瘤向外侧侵犯超过上颌窦的后外侧壁及翼上颌裂，也被称为"颞下窝"，并将肿瘤侵犯颞下窝定义为T_4期。

但是,该分期系统并未对肿瘤侵犯翼内肌和(或)翼内外肌的T期标准做出明确的定义和分期。在AJCC/UICC分期系统第6版(2002年)标准中,新增加了咀嚼肌间隙的概念,但仅是将其作为一个与颞下窝等同的概念或同义词,其分期标准的定义与第5版并没有实质性差异,而且对于鼻咽癌单纯累及翼内外肌的意义始终没有明确的T分期定义和归属(见图4-2-11C、D)。

　　中国鼻咽癌2008分期提出采用咀嚼肌间隙代替原分期中的颞下窝,明确指出分期中的咀嚼肌间隙特指其固有部分,并提出将鼻咽癌侵犯翼内肌归为

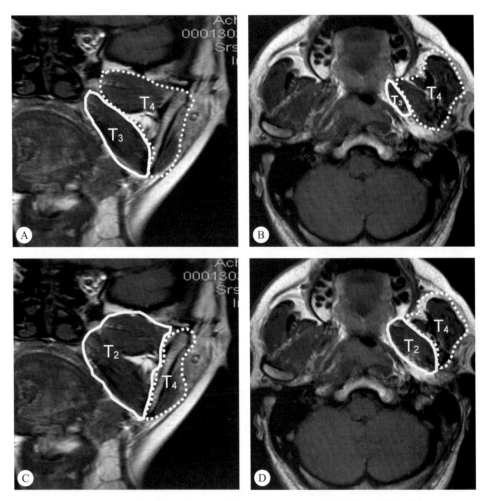

图4-2-11　中国鼻咽癌2008分期和AJCC/UICC分期(第5、6版)对比

注:A和B为中国鼻咽癌2008分期标准,翼内肌侵犯归为T_3期(实线)而翼外肌和颞咬肌侵犯归为T_4期(虚线);C和D为AJCC/UICC分期标准(第5、6版),将单纯翼外肌侵犯归为T_2期(实线)而颞下窝(颞/咬肌)侵犯归为T_4期(虚线)。

T₃期，而肿瘤侵犯翼外肌及以外的结构归为T₄期（**见图4-2-11A、B**）。2010年，AJCC/UICC分期系统第7版根据咀嚼肌间隙的解剖学定义，重新定义咀嚼肌间隙包含了所有的4组咀嚼肌，与放射诊断学的解剖定义相一致，并将鼻咽癌咀嚼肌间隙侵犯定义为T₄期。由此，就将在AJCC/UICC分期系统第5版和第6版中未明确定义的鼻咽癌单纯侵犯翼内外肌的情况统一归类为T₄期（**见图4-2-11C、D**）。然而，第5版和第6版的鼻咽癌分期标准却同时保留了解剖学咀嚼肌间隙和颞下窝的两个概念，并将鼻咽癌侵犯咀嚼肌间隙和（或）颞下窝同时归类为T₄期，这样就存在着解剖学定义和分期概念上的重叠和自相矛盾，同时也给鼻咽癌的临床分期和治疗方案制订、预后评估等方面均造成较大困扰，尤其是在将单纯翼内/外肌侵犯归为T₄期后，临床上对于进展期鼻咽癌患者采用联合放化疗的综合治疗方案很有可能给患者造成过度治疗的影响。因此，在实际临床工作中，多数放射肿瘤学医师仍然沿用AJCC/UICC分期系统第5、6版关于咀嚼肌间隙侵犯的标准，即将肿瘤侵犯颞下窝定义为T₄期，而对于单纯翼内外肌侵犯则没有给予明确的分期归属。因此，在新的鼻咽癌分期中，迫切需要对鼻咽癌咀嚼肌间隙侵犯T分期归类标准达成统一共识。多数专家学者建议对AJCC/UICC分期系统第8版鼻咽癌分期标准进一步修订，明确鼻咽癌侵犯咀嚼肌间隙的定义和分期标准；同时制订和规范鼻咽癌侵犯咀嚼肌间隙的影像诊断参考标准，尤其是MRI的诊断标准。2016年，Pan等建议在AJCC/UICC分期系统第8版的鼻咽癌分期标准中，认为将不伴有其他T₃/T₄期结构受累的单纯翼内外肌侵犯从T₄期降为T₂期更为合理，并提出将单纯椎前肌侵犯同时归类为T₂期（**见图4-2-12**）。

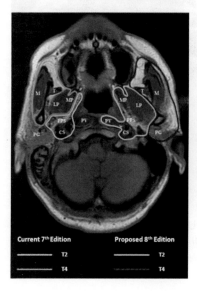

图4-2-12 AJCC/UICC分期系统第7版和第8版鼻咽癌分期建议比较

注：AJCC/UICC分期系统第7版鼻咽癌分期标准将咽旁间隙和颈动脉间隙侵犯归为T₂期（黄线）而咀嚼肌间隙侵犯归为T₄期（蓝线）；第8版鼻咽癌分期建议则将咽旁间隙、颈动脉间隙、翼内外肌和椎前肌侵犯归为T₂期（绿线）而翼外肌以外的咀嚼肌间隙和腮腺区侵犯归为T₄期（红线）。PV：椎前肌；PPS：咽旁间隙；CS：颈动脉间隙；MP：翼内肌；LP：翼外肌；T：颞肌；M：咬肌；PG：为腮腺。引自Pan J J, Ng W T, Zong J F, et al. Proposal for the 8th edition of the AJCC/UICC staging system for nasopharyngeal cancer in the era of intensity-modulated radiotherapy［J］. Cancer, 2016, 122(4): 546-548.

4. 鼻咽癌侵犯咀嚼肌间隙的T分期和预后价值研究进展

近年来，国内外学者对鼻咽癌咀嚼肌间隙侵犯的T分期标准和预后价值做了大量的研究和探讨，但对鼻咽癌咀嚼肌间隙侵犯的预后价值观点不一，对其T分期的归类问题还存在较大的差异。Tang等的回顾性研究显示，咀嚼肌间隙侵犯的发生率为19.7%，其中97.8%患者为T_3/T_4期。相比单纯翼内肌侵犯，翼外肌侵犯往往伴有更高的其他T_3/T_4期结构的侵犯率。咀嚼肌间隙侵犯患者的5年OS、无局部复发生存率（local relapse free survival, LRFS）、无远处转移生存率均显著低于无咀嚼肌间隙侵犯患者（OS 65.1% vs 82.0%; LRFS 80.7% vs 91.0%; 无远处转移生存率：74.7% vs 84.9%; $P < 0.01$）；研究还认为，鼻咽癌侵犯咀嚼肌间隙会显著增加肿瘤复发和远处转移的风险，且解剖学咀嚼肌间隙侵犯是鼻咽癌患者OS和LRFS的独立预后因素之一，但不同程度咀嚼肌间隙侵犯的生存预后并无显著性的差异。此外，T_3期伴有咀嚼肌间隙侵犯患者的生存预后结果接近于T_4期患者，显著差于T_3期无咀嚼肌侵犯患者。因此，认为鼻咽癌咀嚼肌间隙侵犯应归属于T_4期。然而，Luo等研究认为，不同等级咀嚼肌间隙侵犯患者的OS间存在着显著性的差异，伴有翼内肌和（或）翼外肌侵犯患者的OS显著高于伴有颞下窝侵犯患者（73.9% vs 51.3%; $P < 0.000\ 1$）。咀嚼肌间隙侵犯与颅内、椎前间隙、颅底骨质、鼻旁窦和咽旁间隙等结构受累密切相关，是鼻咽癌患者5年OS和无远处转移生存率的独立预后因子。该研究建议将鼻咽癌侵犯咀嚼肌间隙分为翼内/外肌侵犯和颞下窝侵犯两个亚类，认为将翼内/外肌侵犯归类为T_3期而颞下窝侵犯归类为T_4期更为合理。Chen等也证实，对于T_4期的鼻咽癌患者，仅伴有咀嚼肌侵犯亚组的5年OS和无远处转移生存率均显著高于颅内、脑神经和（或）眼眶等结构侵犯亚组（OS 82.5% vs 62.6%; 无远处转移生存率87.0% vs 66.8%; $P < 0.05$），建议将T_4期患者进一步分类为具有不同预后价值的单纯咀嚼肌间隙侵犯和其他T_4期结构（除外咀嚼肌间隙）侵犯的两个亚组。Zhang等基于接受IMRT的808例鼻咽癌患者的回顾性研究显示，不同等级的解剖学咀嚼肌间隙侵犯患者之间具有不同的生存预后结果，伴有翼外肌及以外咀嚼肌侵犯的5年LRFS、无远处转移生存率和OS总体上更接近于T_4期患者，显著低于单纯翼内肌侵犯和T_2/T_3期患者，认为应该将翼外肌及以外咀嚼肌的侵犯归为T_4期，而单纯翼内肌侵犯归为T_2期。Pan等也认为，尽管翼内外肌侵犯的生存预后并不像T_3/T_4期结构侵犯患者的一样差，但临床上确实存在部分咀嚼肌间隙侵犯患者可能被过度分期为T_3/T_4期。中国香港大学Sze等研究表明，单纯咀嚼肌间隙侵犯患者的生存预后更接近于T_1/T_2期患者，其5年OS和无远处转移生存率均显著高于T_3期患者（OS 86.6% vs 76.9%, $P = 0.013$; 无远处转移生存率

91.5% vs 81.3%，$P=0.09$），认为将单纯翼内肌和（或）翼外肌侵犯患者归类为T_2期更为合理。当肿瘤侵犯翼外肌时，翼板往往也受到肿瘤的侵犯，提示翼外肌侵犯应归类为较高级别的T分期（T_3/T_4），但是T_3期伴翼外肌侵犯患者的预后往往要好于T_4期患者，因此认为翼外肌侵犯没有必要上升为T_4期。

　　尽管多因素分析表明咀嚼肌间隙侵犯等级为鼻咽癌患者OS的独立预后因子，并且鼻咽癌咀嚼肌侵犯患者的生存预后显著差于无咀嚼肌侵犯患者，但绝大多数咀嚼肌间隙侵犯患者同时伴有其他更高级别的T分期（T_3/T_4）结构侵犯。Xiao等回顾性研究发现，在咀嚼肌间隙受累的患者中，仅4.24%（占全组病例1%）被诊断为肿瘤单纯咀嚼肌间隙侵犯（无更高级别T结构受累）。在T_2、T_3期患者中，也仅分别有2.22%和12.70%患者伴有翼外肌侵犯，而有半数的T_4期患者同时累及翼外肌。Tang等的回顾性研究结果中，单纯咀嚼肌间隙侵犯的发生率仅为2.2%，这部分患者的生存预后均较为理想，其5年OS、LRFS和无远处转移生存率分别为83.3%、100%和91.7%。相对于单纯翼内肌侵犯而言，同时伴有翼内外肌和（或）颞下窝侵犯患者的预后显然更差，且大多数患者伴有更多其他T_4期结构侵犯。因此，建议将咀嚼肌间隙外侧部分侵犯归为更高级别T分期而单纯翼内外肌侵犯归属于更低级别T分期更为合理。此外，按照AJCC/UICC分期系统，肿瘤侵犯颞下窝（颞肌及咬肌）应归类为T_4期，这部分患者的OS、LRFS及无远处转移生存率仅为44.44%、66.67%和66.67%。然而，既往文献报道的肿瘤累及颞肌和（或）咬肌并不太常见，其发生率仅分别为1.09%和0.33%，且全部伴有其他更高级别T_4期结构（如海绵窦、脑神经、脑膜等）的侵犯。基于这一点，部分学者建议可以酌情考虑将鼻咽癌侵犯颞肌和咬肌从T分期因素中剔除。

　　尽管咀嚼肌间隙侵犯一直被视为鼻咽癌患者的独立预后因素之一，但在多数情况下，不同程度的咀嚼肌间隙侵犯之间的预后价值是不同的。国内外研究均认为，咀嚼肌间隙侵犯患者的生存率显著低于无咀嚼肌侵犯患者，且绝大多数患者同时伴有其他T_3/T_4期结构侵犯［如翼腭窝、上颌神经（V_2）、下颌神经（V_3）、眼眶等］，这些结构的侵犯也被认为是鼻咽癌患者预后不良的独立风险因素。Xiao研究发现，95.76%的咀嚼肌间隙侵犯患者同时伴有其他T_3/T_4期结构侵犯，而仅少数无咀嚼肌间隙侵犯患者同时伴有其他T_3/T_4期结构侵犯（44.42%）。此外，单纯翼内肌受累患者的OS和LRFS与T_2/T_3期患者更为接近，明显高于T_4期患者，而一旦肿瘤累及翼外肌及其以外的咀嚼肌，其预后结果则更为接近于T_4期患者。对于翼内肌侵犯患者，62.75%伴有其他T_3期结构受累，而97.24%翼外肌侵犯患者伴有其他T_3期结构侵犯和66.30%则同时伴有其他T_4期结构受累，说明翼外肌侵犯患者更多伴有其他更高级别T分期结构（如翼腭窝、脑神经和颅内等)的侵犯,可能进一步增加患者的复发和转移风险,降低患者的生存率,更为接近于 T_4 期患者。因此,对于不同 T 分期而言,在评估鼻咽癌咀嚼肌间隙侵犯的预后价值时,应同时予以考虑其伴有其他同级或更高级别 T 分期结构的侵犯率。

有文献报道,当肿瘤累及咽旁间隙、翼腭窝和咀嚼肌间隙时,鼻咽癌患者的远处转移和肿瘤复发风险明显升高。Xiao 等发现,翼内外肌侵犯的患者同时伴有翼腭窝侵犯的发生率显著高于单纯翼内肌侵犯的患者(25.49% *vs* 49.17%, $P < 0.05$)。由于翼腭窝中包含三叉神经的 V_2 分支,肿瘤累及翼腭窝可以显著增加 V_2 浸润的风险,导致患者生存预后结果的恶化,而翼外肌侵犯的患者同时伴有 V_2 受累的发生率确实显著高于单纯翼内肌侵犯患者(33.15% *vs* 11.76%, $P < 0.05$)。此外,在咀嚼肌间隙内部,V_3 位于翼内肌和翼外肌之间的翼肌间隙中。当肿瘤累及翼外肌时,V_3 浸润的风险也会显著增加。研究证实,翼外肌侵犯患者伴有 V_3 浸润的发生率明显高于单纯翼内肌侵犯患者(60.77% *vs* 42.16%, $P < 0.05$),而且翼外肌受累患者伴有脑神经侵犯的发生率也显著高于单纯翼内肌侵犯患者(28.18% *vs* 6.86%, $P < 0.01$),提示肿瘤一旦侵犯翼肌间隙和翼外肌时,很有可能侵犯 V_3 并向上经卵圆孔累及颅内结构,也说明以上这些更高级别 T 分期结构的同时侵犯确实会显著降低翼外肌侵犯患者的生存率。Pan 等基于 AJCC/UICC 分期系统第 7 版回顾性分析了香港大学医院和福建省肿瘤中心收治的 1 609 例接受 IMRT 的首诊无转移鼻咽癌患者的临床资料和 MRI 检查,认为,单纯翼内外肌侵犯患者的 5 年 OS 要显著高于其他 T_4 期结构侵犯患者(93% *vs* 71%, $P = 0.003$);而单纯翼内外肌侵犯与椎前肌侵犯、眼旁间隙侵犯的 5 年 OS 之间并没有统计学差异。此外,当鼻咽癌原发灶侵犯超过翼外肌外表面或侵犯下咽、眼眶和腮腺等结构时,该亚组患者的 5 年 OS 与颅内和脑神经侵犯的亚组并无显著性差异(68% *vs* 73%, $P = 0.816$)。对于 T_3 期患者而言,鼻咽癌单独侵犯翼突结构(翼内外板、翼突根部、翼上颌裂、翼腭窝)与肿瘤侵犯其他颅底骨质结构和(或)颈椎的 OS 间亦无显著性差异(86% *vs* 79%, $P = 0.186$)。因此,建议在 AJCC/UICC 分期系统第 8 版的鼻咽癌分期标准中,将不伴有其他 T_3/T_4 期结构受累的单纯翼内外肌侵犯从 T_4 期降为 T_2 期更为合理,并将单纯椎前肌侵犯同时归类为 T_2 期,即不伴有其他 T_3/T_4 期结构受累的单纯翼内外肌或椎前肌侵犯归类为 T_2 期,而超过翼外肌外侧部分的咀嚼肌间隙和腮腺区域的侵犯归类为 T_4 期。

综上所述,咀嚼肌间隙侵犯是鼻咽癌患者的独立预后因素之一,在初诊时采用 MRI 有效和准确地评估鼻咽癌咀嚼肌间隙侵犯的程度和等级对于患者的 T 分期、治疗方案的制订和生存预后均有重要临床意义。由于不同等级的咀嚼肌间隙侵犯的预后价值存在显著差异，单纯翼内外肌侵犯患者的生存预后较为理想，更接近于T_2期患者；当肿瘤广泛侵犯至翼外肌外侧部分的咀嚼肌间隙和腮腺区域时，患者的生存率显著降低，更接近T_4期患者。因此，将单纯的翼内外肌侵犯归为T_2期而翼外肌以外的咀嚼肌间隙侵犯归为T_4期更加合理。

-------------------------------- **参 考 文 献** --------------------------------

[1] Chen L, Liu L Z, Chen M, et al. Prognostic value of subclassification using MRI in the T4 classification nasopharyngeal carcinoma intensity-modulated radiotherapy treatment[J]. Int J Radiat Oncol Biol Phys, 2012, 84(1): 196−202.

[2] Edge S B, Byrd D R, Compton C C, et al. American Joint Committee on Cancer Staging Manual[M]. 7th ed. New York: Springer-Verlag, 2010, 41−49.

[3] King A D, Lam W W, Leung S F, et al. MRI of local disease in nasopharyngeal carcinoma: tumor extent vs tumor stage[J]. Br J Radiol, 1999, 72(860): 734−741.

[4] King A D, Teo P, Lam W W, et al. Paranasopharyngeal space involvement in nasopharyngeal cancer: detection by CT and MRI[J]. Clin Oncol, 2000, 12(6): 397−402.

[5] Liao X B, Mao Y P, Liu L Z, et al. How does magnetic resource imaging influence staging according to AJCC staging system for nasopharyngeal carcinoma compared with computed tomography[J]. Int J Radiat Oncol Biol Phys, 2008, 72(5): 1368−1377.

[6] Ng S H, Chang T C, Ko S F, et al.Nasopharyngeal carcinoma: MRI and CT assessment[J]. Neuroradiology, 1997, 39(10): 741−746.

[7] Pan J J, Ng W T, Zong J F, et al. Proposal for the 8th edition of the AJCC/UICC staging system for nasopharyngeal cancer in the era of intensity-modulated radiotherapy[J]. Cancer, 2016, 122(4): 546−548.

[8] Sham J S, Choy D. Prognostic value of paranasopharyngeal extension of nasopharyngeal carcinoma on local control and shout-term survival[J]. Head Neck, 1991, 13(4): 298−310.

[9] Sze H, Chan L L, Ng W T, Hung A W, et al. Should all nasopharyngeal carcinoma with masticator space involvement be staged as T4[J]. Oral Oncol, 2014, 50(12): 1188−1195.

[10] Tang L L, Li W F, Chen L, et al. Prognostic value and staging categories of anatomic masticator space involvement in nasopharyngeal carcinoma: a study of 924 cases with MR imaging[J]. Radiology, 2010, 257(1): 151−157.

[11] Teresi L M, Lufkin R B, Vinuela F, et al. MR imaging of the nasopharynx and floor of the middle cranial fossa part I. normal anatomy[J]. Radiology, 1987, 164(3): 811−816.

[12] Teresi L M, Lufkin R B, Vinuela F, et al. MR imaging of the nasopharynx and floor of the middle cranial fossa. Part I. Normal anatomy[J]. Radiology, 1987, 164(3): 811−816.

[13] Xiao Y, Pan J, Chen Y, et al. The prognosis of nasopharyngeal carcinoma involving masticatory muscles: a retrospective analysis for revising T subclassifications[J]. Medicine (Baltimore), 2015, 94(4): e420.

［14］ Zhang G Y, Huang Y, Cai X Y, et al. Prognostic value of grading masticator space involvement in nasopharyngeal carcinoma according to MR imaging findings［J］. Radiology, 2014, 273(1): 136-143.

［15］ 陈韵彬,方燕红,陈英,等.鼻咽癌侵犯周围结构与肿瘤分期关系的MRI研究［J］.中华放射学杂志,2010,44(10):1024-1029.

［16］ 胡远望,周玲,陈晓钟,等.鼻咽癌咀嚼肌间隙侵犯的MRI表现［J］.放射学实践,2010,25(10):1103-1106.

［17］ 刘妍,梁赵玉,于小平,等.鼻咽癌侵犯鼻窦的MRI表现(附86例病例分析)［J］.放射学实践,2010,25(10):1100-1102.

［18］ 孙颖,沈君,马骏,等.鼻咽癌局部侵犯的CT与MRI对比研究:附283例分析［J］.中国医学影像技术,2005,21(11):1693-1696.

［19］ 谢传淼,梁碧玲,林浩皋,等.MRI对鼻咽癌T、N分期的影响［J］.中华肿瘤杂志,2002,24(2):181-184.

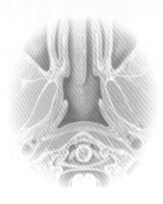

第五章

功能影像学检查在鼻咽癌
诊断中的应用

区晓敏　陈韵彬　林少俊　宗井凤

　　鼻咽癌的治疗目前主要以放疗为主,治疗前病变范围的确定和靶区的准确勾画是治疗成功的关键,准确的分期对制订治疗方案很重要。鼻咽癌位置较深,且容易侵犯周围组织,包括脂肪、肌肉、神经、颅底骨质等。单纯的临床检查难以全面评价肿瘤侵犯的范围。MRI检查具有软组织分辨率高、多参数、多方位成像等优点,能更好地显示鼻咽癌侵犯的范围,并精准地评价颈部淋巴结转移的情况。中国鼻咽癌2008分期标准确立了MRI作为鼻咽癌分期的首要检查手段。PET-CT不但能提供精准的解剖结构图像,同时可提供肿瘤代谢显像(葡萄糖代谢),在鼻咽癌诊断和淋巴结定性等方面也表现出其明显的优越性。

[通信作者]　陈韵彬,Email: yunbinchen@126.com

第一节 ^{18}F-FDG PET-CT显像在 鼻咽癌分期中的应用

正电子发射计算机体层摄影（PET-CT）作为一种新型的先进影像学技术，其高灵敏度和高准确率在临床上越来越受到重视和认可。PET-CT不但能提供精准的解剖结构图像，同时还可提供肿瘤代谢显像（葡萄糖代谢），对多种肿瘤能够精准地诊断、分期及进行疗效监测。尽管中国鼻咽癌2008分期没有把PET-CT列为分期的影像技术，但近年来PET-CT在鼻咽癌诊断和淋巴结定性等方面也表现其明显的优越性。

一、PET-CT评估鼻咽癌T分期

有越来越多的研究显示，PET-CT和MRI两种检查方法对鼻咽癌T分期的符合率高、吻合度强。Ng等研究发现，32.4%的患者PET-CT与MRI所显示的原发灶侵犯范围有区别，尤其是在显示鼻咽癌原发灶颅底及颅内侵犯方面PET/CT不如MRI。国内林少雄等对60例鼻咽癌患者分别以PET-CT和MRI为基础进行T分期划分，对比研究发现，与MRI相比，以PET-CT为基础的T分期使28.3%（17/60）的患者分期上调，使8.3%（5/60）的患者T分期下调，共36.7%（22/60）的患者分期发生改变。黄军荣等按PET-CT和MRI两种检查方法对83例鼻咽癌患者进行T分期对比，发现两者的符合率达88.0%（73/83），两者的Kappa检验系数＝0.825，提示两种方法的吻合度较强。

传统的CT、MRI是以解剖影像学为基础，根据病灶的大小、侵犯的范围和程度来对鼻咽癌进行T分期，主要是根据病灶的大小来反映细胞的增殖状态，进而体现预后的。但单靠解剖影像来界定T分期是有局限性的，炎症、坏死、纤维化等非肿瘤性的病变常影响原发肿瘤范围的界定。随着分子影像学的发展，分子分期的概念越来越多地被人们所提及。PET-CT是基于核素示踪剂的代谢功能显像，可以真实地体现病灶的肿瘤活性区域，并且核素摄取的边缘锐利，视觉对比度良好，故而可以根据核素的摄取情况来确定肿瘤的边界。

鼻咽癌是起源于鼻咽部上皮细胞的恶性肿瘤，绝大多数是鳞状细胞癌，恶性细胞的高代谢率和快速生长需要更多的葡萄糖。因此，鼻咽癌属于^{18}F-FDG

高摄取的肿瘤。标准摄取值(standard uptake value, SUV)是一个半定量的指标,主要反映病灶对^{18}F-FDG的摄取水平,进而反映病灶的增殖、代谢情况及生物学行为的参考指标。国内的一些研究发现,鼻咽癌、乳腺癌及肺癌的原发肿瘤大小均与SUV相关。分析原因可能是肿瘤在分子水平上,病灶越大,需要的能量越多,从而摄取的氟代脱氧葡萄糖越多。

肿瘤临床分期的目的是为了反映预后,进而影响治疗的决策。有研究显示^{18}F-FDG PET-CT显像中的SUV是鼻咽癌远处转移的独立预后因素,甚至超过传统的TN分期,$SUV_{max} > 12$提示预后很差。

也有研究显示$SUV > 8$提示预后不良。Chan等通过对46例行^{18}F-FDG PET-CT显像的初诊鼻咽癌进行回顾性分析,结果显示原发肿瘤$SUV_{max} < 7.5$、颈部淋巴结$SUV_{max} < 6.5$的患者有着更好的2年无病生存率。在多变量分析中,原发肿瘤SUV_{max}和颈部淋巴结SUV_{max}是无病生存率的独立预测因素。所以推测,若将SUV值纳入鼻咽癌的T分期系统,会使T分期更加精准,可以更好地指导临床工作。

二、PET-CT评估鼻咽癌N分期

鼻咽癌患者的颈部淋巴结分期(N分期)对患者治疗方案的制订和预后非常重要,CT、MRI主要以形态学的改变来判断肿瘤侵犯的范围和程度,对于小淋巴结无法判断其性质。PET-CT从分子水平描述正常及病变结构的功能变化,弥补了传统解剖影像的不足。PET-CT在头颈部肿瘤的N分期中是否具有优势存在争议。

在国内外大多数研究中,MRI诊断鼻咽癌阳性淋巴结的标准为咽后淋巴结直径≥5 mm,颈部淋巴结直径≥10 mm;而^{18}F-FDG PET/CT诊断淋巴结转移采用定性和半定量分析法,淋巴结出现^{18}F-FDG吸收明显高于周围组织者为阳性病灶,勾画感兴趣区,计算SUV,若$SUV > 2.5$则为阳性淋巴结。因此,^{18}F-FDG PET-CT显像诊断鼻咽癌淋巴结较MRI具有优势,尤其是对于直径<10 mm的淋巴结。

国内外的研究发现,^{18}F-FDG PET-CT在判断鼻咽癌淋巴结转移方面优于MRI。国内一项前瞻性的研究表明,^{18}F-FDG PET-CT较常规CT或MRI检查对鼻咽癌N分期的精准率高,能较好地显示咽后淋巴结,在定性较小淋巴结方面有一定的优势,^{18}F-FDG PET-CT N分期与实际N分期的一致性(Kappa值=0.955)高于CT和(或)MRI(Kappa值=0.607),通过异常高代谢对最短径为5～12 mm

的淋巴结定性，使17例患者改变了N分期（5例上调，12例下调）；同时发现^{18}F-FDG PET-CT能发现颈部5～7 mm肿大淋巴结异常高代谢，也较CT和（或）MRI有优势。Schwartz等通过63例头颈部鳞癌患者颈部淋巴结清扫术的病理结果与术前^{18}F-FDG PET-CT结果对照发现，^{18}F-FDG PET-CT检测颈部淋巴结的灵敏度和特异度分别为96%和98.5%。

中国鼻咽癌2008分期和AJCC/UICC分期系统第7版均将咽后淋巴结转移归入N_1期，表明咽后淋巴结诊断的重要性。由于咽后淋巴结位置的特殊性，鼻咽癌咽后淋巴结诊断主要依靠影像学检查，CT影像学诊断咽后淋巴结阳性率低，MRI则提高了咽后淋巴结的检出率。^{18}F-FDG PET-CT对于咽后淋巴结转移的价值存在争议。有研究认为MRI咽后淋巴结的检出率高于^{18}F-FDG PET-CT。前面提到的前瞻性研究认为，^{18}F-FDG PET-CT在检出咽后淋巴结方面同样具有很高的灵敏度和精准度，未检出的原因可能是鼻咽原发灶明显侵犯咽旁间隙，导致咽后较小的淋巴结（直径0.5～1.0 cm）难以和原发灶区分。

Gordin等研究表明，依据^{18}F-FDG PET-CT的结果进行分期，改变了57%患者的治疗策略，并建议将^{18}F-FDG PET-CT纳入鼻咽癌分期的常规评价手段。鼻咽癌患者在放疗前行^{18}F-FDG PET-CT检查，将获得更为精确的N分期以辅助制订更合理、科学的治疗方案。

三、PET-CT评价鼻咽癌M分期

未出现远处转移的鼻咽癌放疗效果较好，但鼻咽癌远处转移的发生率较高，一旦出现远处转移，将影响患者的治疗决策和预后。因此，精准描述鼻咽癌治疗前的远处转移状况，对患者临床分期的制订以及治疗方案的设计具有重要的影响。鼻咽癌远处转移检测的传统手段主要包括骨扫描、胸部X线、腹部超声检查等，但这些检查都具有较大的局限性。骨扫描较难检出早期出现的骨髓转移灶，胸片较难检出早期纵隔或肺门的转移灶，而B超检查依靠检查者的技术也不能有效区分病灶的良恶性。有研究表明，^{18}F-FDG PET可以作为非角化鼻咽癌首发有远处转移病例的常规检查，在评估鼻咽癌远处转移时PET-CT可能略优于常规检查。PET-CT中CT具有PET图像衰减校正和病灶解剖定位的功能，不仅可克服PET因肌肉、脂肪、炎性组织等吸收氟代脱氧葡萄糖而可能导致的假阳性判断，而且可发现PET无法检出的小转移灶，这样能降低PET的假阳性和假阴性判断，提高病灶检出的特异度和敏感度。Lin等在一项针对514例鼻咽癌患者的回顾性研究中，根据检查方式的不同，分为PET-CT检查组（216

人）和常规检查组（298人），PET-CT组诊断远处转移的灵敏度、特异度分别为100%（32/32）、100%（184/184），而常规检查组分别为90.3%（29/31）和94.8%（253/267）。张国义等研究表明，PET-CT检出骨转移灶的敏感度最高，而后依次是肺转移、肝转移和纵隔转移；与常规检查相比，PET-CT最能提高纵隔转移的检出率（$\chi^2=4.063$，$P=0.041$），其次是骨转移（$\chi^2=5.939$，$P=0.015$），而肺、肝转移的检出率提高不明显（$\chi^2=0.202$，$P=0.656$；$\chi^2=0.000$，$P=1.000$）。

近年来的研究显示，鼻咽癌经IMRT治疗后，LRFS、无区域复发生存率已经得到明显的改善，但远处转移率仍居高不下。可能的原因是，在被胸部X线片、腹部B型超声、骨ECT等常规检查认为是M_0的患者中，有相当一部分治疗前已存在隐匿性远处转移灶，治疗方案并不恰当。若能在治疗前将这部分患者甄别出来，采取正确的治疗策略，给予积极的系统治疗，则有利于改善其生存预后。PET-CT在判断鼻咽癌远处转移中具有优势，用PET-CT代替常规检查作为初治鼻咽癌远处转移状况的评价手段值得推广。

四、PET-CT诊断鼻咽癌复发的价值

鼻咽癌放疗后鼻咽部黏膜出现的一系列改变如局部组织纤维化，与肿瘤复发的鉴别诊断一直是临床亟待解决的问题，因为两者的处理方法完全不同。及早发现肿瘤复发，及时进行治疗可以提高患者的生存率；而放疗后的改变只需随访观察。虽然鼻咽镜活检是鉴别两者最精准确有效的方法，但是，由于放疗后鼻咽部黏膜出现水肿、充血，或者出现广泛的纤维痂皮，同时部分复发的病灶位于咽后或紧贴颈部大血管，进行鼻咽镜检查或活检均比较困难。另外，部分位于黏膜下或咽后的复发病灶，在鼻咽镜检查时也经常会被忽视、遗漏。

CT、MRI等以反映解剖结构和组织密度等形态改变为主的影像学技术对鼻咽癌放疗后早期复发的诊断也有一定的局限性。这是因为放疗后局部纤维化或瘢痕组织与肿瘤早期复发的异常影像学改变常有较大的重叠性。放疗后局部的纤维组织增生和瘢痕形成，可以导致咽旁组织增厚及间隙闭塞等，且可以长期存在，导致CT或MRI的误诊。

近年来，功能和代谢影像诊断技术已经成为研究肿瘤放疗后局部残留或复发早期诊断的热点。由于^{18}F-FDG PET-CT能够无创、动态、定量地从细胞分子水平观察到肿瘤组织特用的生化代谢特征，在肿瘤病变的定性诊断上具有较高的特异度和精准率。国内李立伟等对12例放疗后的鼻咽癌患者研究发现，所有的肿瘤复发病灶均表现为葡萄糖代谢率明显增高，肿瘤与正常组织的^{18}F-FDG

摄取比值（T/N）达到（3.13+0.16）；而放疗后局部纤维化或瘢痕组织的氟代脱氧葡萄糖摄取均未见异常增高，纤维化或瘢痕组织与正常组织的^{18}F-FDG摄取比值（L/N）为（0.76+0.19）；肿瘤复发和局部纤维化或瘢痕组织对^{18}F-FDG的摄取程度相差显著（$t=4.591$，$P=0.001$）。Yen的研究表明，PET在判断鼻咽癌原发灶复发与残留上要优于MRI，^{18}F-FDG PET发现鼻咽癌原发灶复发的敏感度为100%，特异度是93.4%，而MRI的敏感度、特异度分别仅为61.9%和43.5%。但是也有不同的研究报道，Maurizio比较了MRI和^{18}F-FDG PET-CT对治疗后鼻咽癌残留和（或）复发的检出，MRI的精准率为92.1%（58/63），^{18}F-FDG PET-CT的准确率为85.7%（54/63），MRI的精准率要高于^{18}F-FDG PET-CT，且差异有统计学意义（$P<0.16$）。Chan等在一项146例治疗后鼻咽癌患者的研究中发现，共有26例局部复发或残留，^{18}F-FDG PET和MRI在发现局部复发率或残留率方面差异无统计学意义（$P>0.05$）。因此，在诊断鼻咽癌放疗后复发中，^{18}F-FDG PET-CT和MRI检查均具有较高的价值。两种诊断方法各有优缺点，不能简单地互相代替，必须取长补短，将两者结合起来，以提高鼻咽癌放疗后残留和（或）复发的精准率。

为了精准地将鼻咽癌的复发或残留与放疗后的变化区别开来，^{18}F-FDG PET-CT必须选择合适的扫描时间。鼻咽癌放疗后早期^{18}F-FDG摄取值提高考虑为鼻咽放疗后水肿反应所致，而后3个月内炎症反应明显减轻，^{18}F-FDG摄取值显著下降。因此，建议^{18}F-FDG PET-CT扫描选择放疗后3～4个月进行。也有研究认为，^{18}F-FDG PET评估鼻咽癌是否残留或复发的最佳时间应是选择在放疗后6个月。该研究中对46例鼻咽癌患者行^{18}F-FDG PET检查，放疗后5个月内发现肿瘤残留或复发的敏感度和特异度分别为33%和64%，而放疗后6个月敏感度和特异度分别提高至92%和100%。

第二节 多模态磁共振全身成像技术在鼻咽癌诊断中的应用

临床上，2%～23.8%的头颈部鳞状细胞癌（head and neck squamous cell carcinoma, HNSCC）患者被检出有远处转移，而尸检发现的远处转移率可达57%，约88%的患者于被诊断为远处转移后的1年内死亡。在初诊时或疾病局部/区域复发时对全身远处转移的筛查可影响HNSCC患者的生存预后和整个治疗计划方案的选择,可以有效避免某些徒劳的过度治疗给患者带来不必要的负担,进而影响患者的生存质量和医疗资源的合理使用。然而,到底哪部分人群需要进行筛查呢? 目前,多数研究认为,对于HNSCC患者,如果出现3个或3个以上的区域淋巴结转移、双侧颈部淋巴结转移、转移性淋巴结直径≥6 cm、下颈部或锁骨以下淋巴结转移、局部和(或)区域复发患者以及第二原发肿瘤的出现等被认为具有较高的转移风险。文献报道,29%～33%的HNSCC患者在初诊时或初诊后1年随访时间内被诊断为远处转移,其中以T_4或N_2/N_3期患者发生远处转移的风险最高,其筛查的远处转移率分别为64%～86%和71%～73%。因此,对以上这些患者进行全身远处转移灶的筛查和诊断尤其有用。

鼻咽癌是东南亚一些国家和我国南方地区高发HNSCC,最常见的病理类型为非角化性未分化癌。这种组织学特性使其成为远处转移率最高的HNSCC,多数患者在早期就诊时已伴有颈部淋巴结转移,晚期则常见骨、肺、肝等远处转移。据文献报道:鼻咽癌初诊时远处转移率为10%～25%,最常见的转移部位依次为骨、肺、肝,也可发生胸腹部淋巴结、脑、肾上腺等远处转移。随着放化疗等综合治疗手段的不断更新和发展,影响鼻咽癌患者远期生存率的最主要因素为远处转移和局部复发,而远处转移现已超过局部复发成为鼻咽癌的第一死因,约占死亡人数的60.5%。研究显示,鼻咽癌远处转移患者的5年生存率约为19.8%,远低于无远处转移患者(Ⅰ～Ⅲ期:85.18%～34.37%)。因此,如何有效地筛查和诊断鼻咽癌患者的全身远处转移灶,对鼻咽癌临床分期、治疗方案的选择及生存预后均具有重要的临床意义。

一、磁共振全身成像技术

目前,以IMRT为代表的鼻咽癌精确放疗技术对影像学的要求达到了前所未有的高度,MRI已成为鼻咽癌治疗前检查和临床分期的最主要手段。相比于CT,MRI扫描具有更好的组织对比度及多平面、多参数成像的特点,且避免了颅底骨质伪影等干扰,对于复杂解剖结构病变信息的判断也更加精准直观,尤其是在判断鼻咽癌侵犯邻近周围结构方面具有显著的优势。因此,AJCC/UICC分期系统和中国鼻咽癌2008分期均将MRI视为鼻咽癌原发灶(T)及局部淋巴结(N)分期首选的影像学检查手段。然而,对于鼻咽癌远处转移(M)分期,目前常用的影像学检查方法主要包括全身骨扫描、肺部CT、颅脑MRI和腹部彩超、CT/MRI等,检查项目繁多且费用高。而FDG-PET(fluorodeoxyglucose-position-emission tomography)与特定部位(至少胸部)CT是目前检测恶性肿瘤全身远处转移的最重要的影像学检查手段，但FDG-PET不仅检查价格昂贵，而且存在电离辐射，难以在恶性肿瘤患者中普及推广。

近年来，基于MRI快速成像技术和磁共振软硬件的飞速发展，使得磁共振全身成像（whole body magnetic resonance imaging, WB-MRI）逐渐成为医学影像临床应用的研究热点。Ng等和Schmidt等研究发现，WB-MRI和^{18}F-FDG PET-CT在诊断复发或残留鼻咽癌具有类似的敏感度（90.9% *vs* 87.3%）和特异度（91.1% *vs* 90.3%），两种影像学方法对HNSCC患者T、N、M分期的一致率分别为74%、80%和100%，而将两者融合能显著提高诊断和临床分期的精准率，其诊断敏感度可提高至94.5%，特异度可达99%；表明WB-MRI能够有效地节省恶性肿瘤患者术前分期的烦琐检查项目，有可能取代PET-CT成为恶性肿瘤全身转移灶的新型筛查手段。

与^{18}F-FDG PET-CT对比，WB-MRI的主要优势在于无电离辐射，具有较高的软组织对比度和空间分辨率，尤其是对氟代脱氧葡萄糖没有摄取的肿瘤类型或者氟代脱氧葡萄糖生理学摄取部位更具优势，且价格相对低廉，便于推广应用。WB-MRI还具有多参数、多方位成像的优点，可选择的扫描序列较多，并可进行多模态全身融合成像。既往文献已有报道采用不同的WB-MRI技术，如WB-T_1WI、WB-T_2WI或WB-STIR等全身MRI技术来检测和诊断恶性肿瘤全身多部位、多器官的转移性病变。其中，Brauck等采用非增强T_2WI序列与增强后移床动态T_1WI序列融合作为WB-MRI技术，对比^{18}F-FDG PET-CT检测和诊断恶性肿瘤的全身远处转移，两种影像学方法的诊断符合率达97.3%，提示WB-MRI在检测恶性肿瘤全身远处转移灶的具有较高的可行性。另外，研究认为采用全身非增强T_1WI-SE序列与STIR脂肪抑制序列的融合成像在检测全身恶性骨病变方面具有最高的准确率和优越的阴性、阳性预测值；尤其是STIR成像序列，能够精准地评估肿瘤的骨髓浸润以及肿瘤对骨旁软组织结构的侵犯范围，如椎管受累等情况，具有较高的临床应用价值。Schmidt等报道，WB-MRI检测全身远处转移灶的敏感度显著高于FDG PET-CT（96% *vs* 82%），两者的特异度无统计学差异，PET-CT在N分期方面优于WB-MRI（敏感度为98% *vs* 80%；特异度为83% *vs* 75%），对患者TNM分期的整体精准率也略高于WB-MRI（96% *vs* 91%）。WB-MRI在检测脑、肝及腹膜内转移灶明显优于PET-CT，而PET-CT在诊断N分期、肺部、皮肤和皮下转移灶的精准率更高。Squillaci等也认为，PET-CT能够较WB-MRI检测更多的淋巴结转移灶和肺部转移灶，而WB-MRI可检测更多的肝脏和全身骨转移灶，两者总体的诊断敏感度、特异度和精准率分别为86% *vs* 72%、96% *vs* 93%和91% *vs* 83%。以上研究也说明，WB-MRI较FDG-

PET在检测恶性肿瘤方面具有更高的敏感度；尤其是对于有怀疑骨转移的患者，在进行特定和局部部位的影像学检查之前，建议首先采用WB-MRI进行筛查和整体评估以减少重复和烦琐的影像学检查和减少患者的辐射暴露。

　　尽管传统骨扫描仍然是目前临床上恶性肿瘤全身骨转移筛查和诊断的基本影像学检查手段，且检测骨转移的敏感度高，但骨扫描仍缺乏特异性，尤其是对于老年HNSCC患者，只有当存在足够成骨性反应时，骨转移才能在骨扫描上得以显示，而部分骨转移灶因其特异的低成骨性反应在骨显像上无法显示。另外，不管是什么原因和什么组织类型的骨骼病变均有可能在骨扫描上出现浓聚。如骨折、关节炎、脊柱退行性病变及骨质疏松症等均可导致骨显像的假阳性结果。WB-MRI由于没有辐射损害和优越的软组织分辨率，能够很好地替代骨扫描应用于恶性肿瘤全身骨转移的筛查（见图5-2-1）。Wu等的荟萃分析显示，WB-MRI诊断全身骨转移的敏感度和特异度分别为89.9%（84.5%～93.9%）和91.8%（88.2%～94.6%），提示WB-MRI是一项具有较高精准率且低廉的诊断全身骨转移的检查手段；WB-MRI在检测脊柱骨转移方面的敏感度显著优于多层螺旋CT（98.5% vs 66%），但两者的特异度相当。Schmidt等研究发现，WB-MRI和PET-CT检测骨转移癌的敏感度、特异度和精准率分别为94% vs 78%、76% vs 80%和91% vs 78%；两者对发现和诊断骨转移癌的阈值分别为2 mm和5 mm；

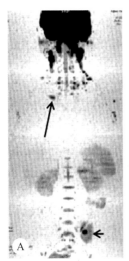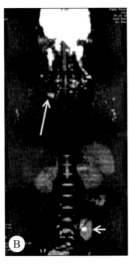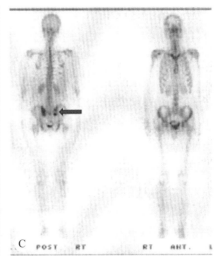

图5-2-1　WB-MRI能够很好地替代骨扫描应用于恶性肿瘤全身骨转移筛查

注：女性，22岁，病理学检查证实为鼻咽非角化性未分化型癌。A、B.分别为磁共振全身弥散加权成像（WB-DWI）的3D-MIP重建图及其黑白反转图，均清楚显示右侧锁骨胸骨骨端（长箭头）及左侧髂骨处转移灶及其形态（短箭头）。C.核素骨扫描图像，仅显示左侧髂骨异常浓聚（箭头示）。

相对于 ^{18}F-FDG PET-CT，WB-MRI在检测恶性肿瘤的全身骨转移灶具有较高的敏感度和精准率。

二、磁共振全身弥散加权成像技术

磁共振（MR）弥散加权成像（diffusion weighted imaging, DWI）是目前唯一能够在活体内探测水分子扩散运动的影像学检查技术。它通过探测活体组织内水分子扩散运动的受限情况来间接地判断组织的病理特征，在神经系统缺血性、感染性和肿瘤性等病变的早期诊断和鉴别诊断方面得到较广泛的运用，具有较高的敏感度和特异度。

MR-DWI的物理基础是水分子在组织内部无规则的随机热运动（布朗运动）。如果水分子在物体内自由扩散，则此处会失相位，信号下降；反之水分子的扩散受限，则很少失相位，信号升高。其中，b 值对DWI的影响较大，b 值越高对水分子扩散越敏感，组织信号衰减越明显，所得到的DWI图像信噪比越低；反之较小 b 值所得到的图像信噪比较高，但对水分子扩散运动的检测不敏感，且组织信号的衰减受到运动（血流灌注、呼吸、心跳等）的影响较大。通过对施加扩散敏感梯度场前后的信号强度检测，在已知 b 值的情况下，即可计算出组织的扩散系数。然而，活体组织的DWI信号强度变化受水分子的扩散效应及毛细血管微循环灌注的双重作用。因此，利用DWI上组织信号强度变化检测到的并不是真正的扩散系数，故采用表观弥散系数（apparent diffusion coefficient, ADC）值来表示。ADC 值的计算公式为 $ADC = \ln(S_2/S_1)/(b_1-b_2)$，其中 S_2 与 S_1 是不同 b 值条件下的DWI信号强度，$\ln$ 为自然对数，b 是外加梯度场的参数。由于肿瘤组织的细胞核较大，核质比例高，单位体积内细胞排列紧密，细胞间隙小，使得细胞内及细胞间隙水分子扩散运动明显受限，因而在DWI上呈高信号，在ADC图则呈低信号，其 ADC 值往往明显低于正常组织或良性病变，可借此来鉴别肿瘤与非肿瘤性病变和肿瘤的良恶性，具有较高的敏感度和特异度。

一般情况下，DWI序列主要在自旋回波（spin echo, SE）序列上进行，常用方法为叠加回波平面成像（echo-planar imaging, EPI）序列的单次激励EPI扩散成像，由于EPI技术成像快速，由运动而引起的伪影可以被最大限度地去除，不同 b 值的图像也容易获得。EPI成像是目前临床最常用、最实用的快速成像技术，其缺点是空间分辨率相对较低、图像易变形且对身体交界面运动较为敏感，多次激励的EPI扩散成像序列则具有高图像分辨率和低变形的特点，而快速SE扩散成像对不均匀磁场的高敏感度不如平面回波弥散加权成像（EPI-DWI）序列。因此，可以减少磁敏感伪影，但需要较长的TE时间。成像速度慢是其明显的缺点。随着回波平面成像及并行采集技术如敏感度编码等MRI成像技术的快速发展，STIR序列比频率选择抑脂（chemical shift selective saturation pulse, CHESS）技术的脂肪抑制效果更好，使用CHESS技术与SE-EPI结合时，颈部、盆腔等部位由于受到射频脉冲所产生磁场强度不均匀的影响而不能有效地抑制脂肪，一般在二维显像中对图像的诊断没有太大的影响；但在三维成像中，外周残留的脂肪信号将重叠在躯体的中心部位，这就可能使体部重要病灶的显示受到干扰。采用反转恢复回波平面成像（STIR-EPI）序列及自由呼吸下进行扫描，解决了脂肪抑制不均匀的问题，在有效抑制肌肉、脂肪等背景信号的基础上，明显提高病灶对比噪声比，突破了屏气扫描时采集时间不足所致的图像信噪比低下的限制。

2004年，Takahara等采用周围血管线圈首次提出将DWI应用于全身扫描，采用短T_1 STIR-EPI序列，初步认为对检测全身转移癌和全身转移性淋巴结有用。磁共振自由呼吸下的背景抑制全身弥散成像WB-DWIBS是在单一部位的磁共振弥散加权成像的基础上，采用STIR-EPI序列进行全身多部位、多站式的扫描成像。由于WB-DWI采用EPI采集序列，180°脉冲前后两侧对称加入梯度场的时间间隔非常短（50 ms），呼吸运动对扩散信号强度的影响不大，因此呼吸运动被认为是一致的运动。在EPI序列中，如果某层图像的实际质子震动频率与激发的RF频率间有差别，图像会在相位编码梯度上产生平移。由于全身扩散加权成像采用大范围的全身扫描，不同部位产生的射频脉冲和场强均不同，导致磁共振扫描仪的自动匀场产生不同的中心激发频率（center frequency, CF）。因此，当段与段之间的结合部分被不同的射频频率激发，就会产生错位，而将磁共振自动预扫描得到的第一段与第三段之间的平均CF来代替其他段的中心CF，产生错位的概率就比较小了。

WB-DWI最显著的特点在于能够大范围、敏感地检测全身性的病变，一次扫描覆盖全身，且无辐射损害、经济、便捷，适合于肿瘤、炎症等全身性病变的筛查和早期诊断，能够从分子水平来反映肿瘤微环境特点。此外，WB-DWI通过图像后处理将不同部位的扩散图像无间隔地融合为全身三维图像，同时采用多平面重建（multiple planar reconstruction, MPR）和最大密度投影（maximum intensity projection, MIP）技术进行任意平面重建和显示。陈韵彬等采用体线圈和STIR-EPI序列分7站完成从颅顶至足底的全身轴位DWI扫描，并将其应用于健康人群恶性肿瘤的筛查和早期诊断，初步建立了健康人群全身多部位包括颅底骨质结构、正常鼻咽黏膜、颈部淋巴结等的ADC值正常参考值范围。薛华丹等认为，WB-DWI能够较PET敏感地发现更多的全身淋巴结病变，两者对影像学方法对恶性肿瘤 M 分期的敏感度相似，而采用 STIR-EPI 序列的 WB-DWI 成像能够有效抑制全身正常组织和脂肪的背景信号，显著提高恶性肿瘤全身远处转移灶的检出率。尽管 DWI WB-MRI 难以准确鉴别肿瘤的良恶性，该技术检测恶性肿瘤的敏感度仍高于 ^{18}F-FDG PET-CT。Fischer 等研究显示，WB-MRI 融合 DWI 对恶性病变的检出率显著高于单独使用 WB-MRI 和 PET-CT（84% *vs* 64% *vs* 75%）。Manenti 等则认为，DWI WB-MRI 和 ^{18}F-FDG PET-CT 两者检测恶性肿瘤全身病变的能力相当，认为 DWI WB-MRI 用于恶性肿瘤分期时，可以很好地替代其他全身影像检查技术。Stecco 等以 ^{18}F-FDG PET-CT 为"金标准"，发现 DWI WB-MRI 诊断恶性肿瘤的敏感度为 87%～89%，特异度为 98%～99%，精准率为 98%～99%，进一步证实了 DWI WB-MRI 在恶性肿瘤筛查和诊断、临床分期、疗效评估及随访中的临床应用价值。

在不同的影像学检查方法中，DWI WB-MR 在检测骨转移方面具有最高的敏感度和特异度。由于 WB-DWI 采用了 STIR-EPI 成像技术，具有良好的背景抑制效果和病变背景对比度，尤其是全身骨髓背景信号明显抑制，能显著提高恶性肿瘤全身骨转移的检出率。研究表明，采用 WB-DWI 的亚组检测骨转移的敏感度显著高于无 WB-DWI 的亚组，WB-DWI 较 FDG-PET 在检测全身骨转移方面具有较高的敏感度，并且具有较低的假阳性率。然而，相对于 ^{18}F-FDG PET-CT，DWI WB-MR 在诊断淋巴结和骨转移的特异度方面仍不足。Takenaka 等认为，DWI WB-MRI 诊断非小细胞肺癌患者骨转移的准确率显著高于骨扫描和 ^{18}F-FDG PET-CT，但 DWI WB-MRI 的局限性主要在于检测转移性淋巴结和肺部转移癌的敏感度较低。DWI WB-MRI 和 PET-CT 在诊断淋巴结转移的敏感度、特异度和精准率分别为 91% *vs* 98%、90% *vs* 97% 和 90% *vs* 97%；而对于全身其他部位转移癌的诊断敏感度、特异度和精准率分别为 90% *vs* 98%、95% *vs* 100% 和 92% *vs* 98%。

对于淋巴瘤患者，WB-MRI 也能够精准地评估其全身淋巴结内外的病变，可替代 ^{18}F-FDG PET-CT 作为一种无辐射的影像学检查方法，和增强 ^{18}F-FDG PET-CT 检查在结内外的淋巴瘤分期方面具有良好的一致性，而 DWI WB-MRI 和 ^{18}F-FDG PET-CT 两者在淋巴瘤初诊患者临床分期方面亦具有中等度的一致性，使用 DWI WB-MRI 评估初诊淋巴瘤并不会降低分期的精准率。研究认为，在 WB-MRI 基础上增加 DWI 能够显著提高对淋巴瘤诊断的精准率。因此，在淋巴瘤的诊断和临床分期中可以将 WB-MRI 作为 ^{18}F-FDG PET-CT 的有力补充。另一方面，WB-MRI 结合 DWI 对早期评估淋巴瘤化疗反应性的价值与 ^{18}F-FDG PET-CT 相当，而 DWI WB- MRI 检查结合 *ADC* 值的动态变化，在评估非霍奇金淋巴瘤患者治疗反应性的价值与^{18}F-FDG PET-CT类似,可作为^{18}F-FDG PET-CT的重要补充。Chen等的研究采用WB-DWI检测淋巴瘤的结内外病变的平均ADC值无显著性差异;结内外病变的平均ADC值均在化疗早期即已发生显著性变化,在整个化疗过程中ADC值呈持续上升趋势(见图5-2-2)。此外,DWI WB-MRI对淋巴瘤患者化疗后全身淋巴结区域的残留病变检测和诊断率也显著高于PET-CT,治疗后ADC值的显著升高有利于评估淋巴瘤患者的治疗敏感度。

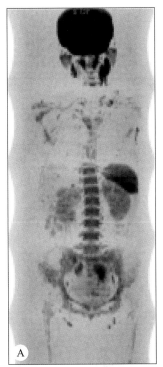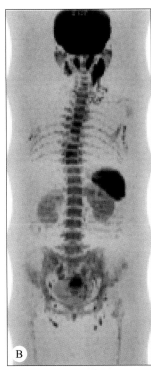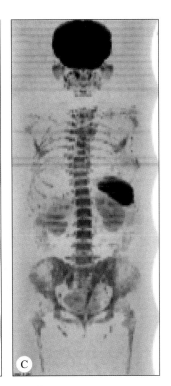

图5-2-2　WB-DWI检测淋巴瘤的结内外病变

注:女性,47岁,病理学检查证实为左扁桃体弥漫大B细胞淋巴瘤。WB-DWI图像显示双扁桃体弥漫性肿大并双颈(左颈为著)多发淋巴结肿大。A~C.依次为化疗前、化疗早期及化疗后的DWIBS全身图,经黑白翻转后,可清晰地显示淋巴瘤患者全身结内外的多发病灶及其治疗过程中的消退情况。

三、磁共振全身增强扫描技术

磁共振全身三维快速扰相位梯度回波增强扫描(whole-body three-dimensional fast spoiled gradient echo enhanced Scan)是一种采用大扫描野的均匀脂肪抑制

技术进行快速薄层多期T₁加权三维容积增强扫描技术，能进行超快速高分辨率成像并获得全身三维增强图像的最新序列。这个序列在不同的公司有着不同的名称，如GE公司称为3D-FSPGR（three-dimensional-fast spoiled gradient recalled echo）或3D-LAVA（three-dimensional liver acceleration volume acquisition）；西门子公司称为MPRAGE（magnetization prepared rapid gradient echo imaging）或VIBE（volumetric interpolated breath-hold examination）；而飞利浦公司称为T₁-FFE（T₁-fast field echo）或THRIVE（T₁ high resolution isotropic volume examination）。由于该技术采用全新的脂肪抑制技术和K空间填充技术，可进行超快速增强扫描，扫描时间短（一次成像仅12～15 s），在一次注射钆造影剂后80～100 s即可完成全身三维增强扫描，可最大限度地减少腹部成像的运动伪影，扫描层厚较薄（4～5 mm），具有较高的空间分辨率及图像对比度，尤其在显示软组织和血管结构时，且没有层间距，有利于小病灶的显示。由于加用了阵列空间敏感编码技术（array spatial sensitivity encoding technique, ASSET）或敏感编码技术，能够同时敏感地显示小血管结构；它的另一个优势是可以进行多种方法的三维重建，如MPR、MIP等，可以精准和任意角度地显示肿瘤的位置和病灶毗邻血管受累情况。因此，该技术能更清晰地显示恶性肿瘤患者全身转移灶的边缘与强化细节以及病灶与周围组织的毗邻关系（见图5-2-3），对检测恶性肿瘤全身病变具有较高特异性。

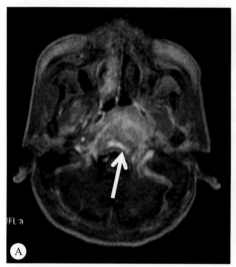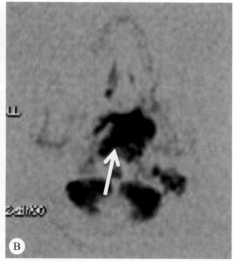

图5-2-3　鼻咽镜病理确诊鼻咽非角化性未分化型癌（患者为54岁男性）

注：增强轴位LAVA图像（A）及其黑白反转图（B）上可见鼻咽癌原发灶侵犯颅底骨质结构（箭头示）。

　　研究认为,肝脏容积加速采集成像(liver acquisition with volume acceleration, LAVA)扫描能较清晰地显示肝脏病变各期的动态变化及血供情况,结合其强大的后处理软件,能清晰地显示门静脉系统及其侧支的走行及与血管周围关系,有安全性高、无电离辐射、造影剂用量小等优点,能显著地提高小肝癌的检出率和诊断准确率。与常规T_1WI增强序列相比,LAVA-Flex能够显著地提高腹部影像质量和锐利度,显著减少运动伪影,而两者的相位编码伪影并无显著差异。尽管两者在检测全身骨转移方面无显著性差异,但是LAVA-Flex在检测全身淋巴结转移方面具有其显著性的优势。此外,LAVA-Flex序列较传统的LAVA序列具有更优越的图像质量和更均匀的脂肪抑制效果,且能明显缩短扫描成像时间。据文献报道,腹部LAVA序列具有优质且更加均匀的脂肪抑制效果,并且磁敏感伪影也更少,具有更高的组织对比度和病灶与背景信号比。Shen等认为,LAVA能够提供良好的肝脏动态增强图像,与常规MRI相结合,能有效、安全地显示肝脏局灶性病变,对肝脏结节的诊断准确率达97.2%,能较好地评估肿瘤周围浸润范围以及肿瘤与正常肝组织,尤其是与肝脏血管(肝动脉、门静脉)的关系,与病理结果的符合率达87.5%。Sun等提出,MRI融合LAVA序列能显著增加MRI对低位胆管癌的诊断精准率,并术前评估其可切除性,且3D-LAVA序列较传统的DSA检测能够发现更多的肝静脉侧支循环。Chandarna等研究发现,在自由呼吸状态下的VIBE动态增强序列的整体图像质量、呼吸运动伪影以及肝脏边缘的锐利度均与屏气的VIBE序列相当,其搏动伪影显著减少,但扫描时间相对较长;而Radial GRE序列具有显著更好的整体图像质量,肝脏边缘锐利度、肝脏血管显示率和更少的呼吸运动伪影,且对于病灶背景对比度和病灶边缘的锐利度亦有显著的优势。

四、磁共振全身多模态成像技术

　　MRI最主要的一个优点就是具有多种成像模态(或对比度),而多模态MRI的应用已经成为多个研究领域特别是神经系统疾病和肿瘤领域的一个重要研究手段。虽然MRI技术已经得到广泛的临床应用,但是作为一种新的研究手段,如何有效地运用多模态MRI作为研究肿瘤性疾病的影像学标记尚缺乏系统性的研究。

　　WB-DWI技术由于采用STIR-EPI序列,能够快速地完成全身扩散成像并有效抑制全身正常组织和脂肪等背景信号,显著提高全身肿瘤性病变的检出率和敏感度。WB-LAVA/WB-Thrive/WB-VIBE技术则采用全新的脂肪抑制技术和K空间填充技术,可进行超快速全身三维容积增强扫描,清晰地显示病灶的边缘与细节、强化特点,显著提高全身肿瘤性病变的诊断特异度。将WB-DWI与WB-LAVA/

WB-Thrive/WB-VIBE同层融合对比观察,可显著提高对全身肿瘤病变的诊断敏感度及特异度,进而提高全身肿瘤病变的诊断精准率。一方面,WB-DWI能全面直观地观察全身肿瘤的分布、数目、具体部位;并可同时检测全身各部位的良性病变,评估患者的全身一般状态,通过进一步测量病灶的 ADC 值,显著提高病变的诊断特异度,初步判断肿瘤的良恶性。另一方面,融合增强WB-LAVA/WB-Thrive/WB-VIBE扫描可进一步观察全身各部位肿瘤的分布、数目及其强化细节、边缘边界等特征,协助和提高病灶的定性诊断。因此,WB-DWI融合WB-LAVA/WB-Thrive/WB-VIBE的全身多模态磁共振成像(WB-MRI)对鼻咽癌初诊患者颅底骨质侵犯、全身远处转移及各种良性病变的检测均具有较高的应用价值,且无电离辐射,可替代 ^{18}F-FDG PET-CT成为鼻咽癌初诊患者临床分期的一线影像学检查手段。

将WB-DWI与增强WB-LAVA/WB-Thrive/WB-VIBE图像融合并同层对比观察,可显著提高对鼻咽癌全身转移灶的诊断精准率,其敏感度及特异度均接近于全身PET-CT检查。WB-DWI与WB-LAVA/WB-Thrive/WB-VIBE均为断层图像,可有效地避免解剖重叠,解剖定位准确,从而提高诊断的精准率。此外,还可通过图像后处理形成3D最大强度投影(3D-MIP)及MPR/MIP图像,进行多方位成像及薄层显示,也可将图像黑白反转形成类PET效果图,更加直观地显示全身肿瘤性病变的形态、范围及解剖细节,尤其是在检测和诊断鼻咽癌颅底骨质侵犯和脊柱、骨盆及骨髓内部的转移方面具有明显的优势。张维等认为,LAVA多期动态增强扫描结合DWI序列对胰腺癌的检出率和精准率显著优于单一序列;LAVA动态增强序列能够比较完美地实现腹部多期动态增强扫描,结合DWI序列对胰腺癌的显示、定性诊断与术前可切除性的评价具有较高的临床应用价值。肖友平等将WB-LAVA与WB-DWI融合成WB-MRI应用于筛查鼻咽癌初诊患者远处转移的研究发现,鼻咽癌初诊患者最常见的远处转移为骨转移,其发生率约8.24%。WB-MRI检测全身骨转移灶的病例数和病灶数均显著高于核素骨扫描,尤其是对于脊柱和骨盆转移癌的显示更具优势。WB-MRI还可同时判断鼻咽癌原发灶侵犯周围结构侵犯情况,包括斜坡、枕骨基底部、蝶骨体、蝶骨大翼、蝶骨小翼、翼突及岩尖等颅底骨质的侵犯情况,可以作为鼻咽癌T分期的重要补充(见图5-2-3)。WB-MRI还能敏感地发现肝、肺、肾上腺等脏器的远处转移灶和全身转移性淋巴结(见图5-2-4)。由于MRI多平面、多序列、多参数的成像特点,容易发现肝脏较小的转移癌,具有较高的诊断特异性,是目前诊断和鉴别肝转移癌的最佳影像学检查方法,结合肝脏病灶的 ADC 值测定及其动态强化特征分析,可进一步提高肝转移癌的诊断精准率。对于鼻咽癌全身远处淋巴结转移,包括锁骨区、纵隔、腋窝、腹腔、腹膜后及腹股沟等淋巴结转移,WB-MRI同样具有较高的敏感度和特异度,可进一步提高鼻咽癌N分期的精准率,对判断患者的预后同样具有较高的参考价值。此外,WB-MRI还能敏感地发现和诊断全身各部位的多种良性病变,如肝囊肿、肝血管瘤(见图5-2-5)、肾囊肿、卵巢囊肿、子

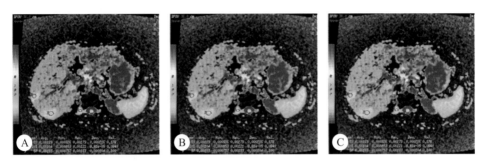

图5-2-4　WB-MRI检查发现胸椎、肝脏及腹膜后淋巴结多发转移

注:一名39岁男性患者,病理学检查证实为鼻咽非角化性未分化型癌。A. DWI图(b值为800 s/mm²),显示肝右叶(2枚)、肝门区淋巴结及T$_{12}$右附件等多发转移灶均呈明显高信号;B、C. 分别为ADC图和eADC图与增强LAVA的融合图显示以上转移灶均出现明显强化,呈相对高信号,经后处理测量得到肝右叶转移灶的平均ADC值约1.03 × 10^{-3} mm²/s,正常肝实质的平均ADC值约1.49 × 10^{-3} mm²/s;而T$_{12}$右附件转移灶的平均ADC值约1.19 × 10^{-3} mm²/s,正常椎体骨质的平均ADC值为(0.137～0.657)× 10^{-3} mm²/s。

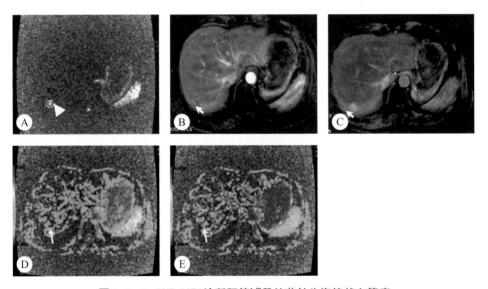

图5-2-5　WB-MRI诊断肝第Ⅶ段结节灶为海绵状血管瘤

注:一名52岁女性患者,病理证实为鼻咽非角化性未分化型癌。A. DWI图(b值为800 s/mm²)显示肝右叶第Ⅶ段高信号结节灶(白箭头);B. 增强后门脉期LAVA图,显示肝右叶第Ⅶ段病灶边缘结节样强化(短白箭头所示);C. 增强后延迟扫描的LAVA图,显示肝右叶第Ⅶ段结节持续性填充强化,呈相对高信号(短白箭头所示);D、E. 分别为ADC图和eADC图与增强LAVA图的融合图像,可以显著提高病灶定位和ADC值、$eADC$值测量的准确性(长白箭头)。

宫肌瘤及乳腺病变等，有利于全面评估鼻咽癌初诊患者治疗前的一般状况，为制订更加合理的综合治疗方案提供有价值的参考。

由于增强 WB-LAVA/WB-Thrive/WB-VIBE 序列均具有超快速高分辨率成像的特点，受呼吸及心跳运动伪影的影响较小，能清楚地显示纵隔心脏结构、各大血管、肺部血管分支等结构以及胸廓、肺部病变的强化特点和解剖细节，结合肺转移癌在 WB-DWI 序列呈高信号的特点，能显著地提高肺转移癌的检出率和诊断精准率。然而，肺部扫描长期以来一直是 MRI 检查的不足之处，始终难以避免呼吸及心跳运动伪影的干扰。目前，肺部低剂量 CT 扫描在保留图像分辨率的基础上，明显降低患者接受的辐射剂量，现已被广泛作为恶性肿瘤患者肺转移常规筛查手段。研究发现，低剂量 CT 对肺部结节的诊断敏感度显著高于 X 线片，而 X 线片通常只能发现 28%～60% 低剂量 CT 诊断的肺转移癌。因此，运用肺部低剂量 CT 扫描来筛查肺部转移癌可有效弥补磁共振肺部扫描的不足之处，提高肺部病变或转移灶的检出率，进一步提高患者 M 分期的准确性。

综上所述，全身多模态成像技术是针对恶性肿瘤的临床 TNM 分期而开展的全身多模态成像新技术。对于鼻咽癌患者，该技术可以由头颈部常规 MRI、WB-MRI（WB-DWI 融合增强 WB-LAVA/WB-Thrive/WB-VIBE）和肺部低剂量 CT 平扫等组成。首先，采用头颈部常规 MRI 扫描精准地评估头颈部恶性肿瘤的 T、N 分期或进行放化疗效果的监测；其次，采用 WB-DWI 融合增强 WB-LAVA/WB-Thrive/WB-VIBE 检测和诊断患者全身远处转移状况（M 分期），并初步评估患者全身一般情况；最后，采用肺部低剂量 CT 平扫进一步筛查患者肺转移癌及其评估合并的相关肺疾病，提高患者 M 分期的精准率。总之，全身多模态成像技术能够显著提高头颈部恶性肿瘤患者治疗前临床 TNM 分期的精准率，并提高患者疗效评估的精准率。一方面，该技术可提高恶性肿瘤的检出率和早期诊断率；另一方面，该技术操作简便，费用相对低廉，能有效避免恶性肿瘤患者在临床分期、疗效评估及治疗后随诊过程中烦琐的重复检查，降低医疗资源的浪费和过度使用，减轻患者的医疗费用负担。因此，全身多模态成像技术对恶性肿瘤高危人群的筛查、恶性肿瘤的早期诊断、临床分期、疗效评估及随诊等方面均具有较高的临床应用价值。

---------------------------------- **参 考 文 献** ----------------------------------

[1] Brauck K, Zenge M O, Vogt F M, et al. Feasibility of whole-body MR with T$_2$- and T$_1$-weighted real-time steady-state free precession sequences during continuous table movement

to depict metastases[J]. Radiol, 2008, 246(3): 910−916.

[2] Cafagna D, Rubini G, Iuele F, et al. Whole-body MR-DWIBS vs.[(18)F]-FDG-PET/CT in the study of malignant tumors: a retrospective study[J]. Radiol Med, 2012, 117(2): 293−311.

[3] Chandarana H, Block K T, Winfeld M J, et al. Free-breathing contrast-enhanced T_1-weighted gradient-echo imaging with radial k-space sampling for paediatric abdominopelvic MRI[J]. Eur Radiol, 2014, 24(2): 320−326.

[4] Chandarana H, Block T K, Rosenkrantz A B, et al. Freebreathing radial 3D fat-suppressed T_1-weighted gradient echo sequence: a viable alternative for contrast-enhanced liver imaging in patients unable to suspend respiration[J]. Invest Radiol, 2011, 46(10): 648−653.

[5] Chen Y B, Hu C M, Zhong J, et al. Image quality stability of whole-body diffusion weighted imaging[J]. Chin Med Sci J, 2009, 24(2): 122−126.

[6] Chen Y, Zhong J, Wu H, et al. The clinical application of whole-body diffusion-weighted imaging in the early assessment of chemotherapeutic effects in lymphoma: the initial experience[J]. Magn Reson Imaging, 2012, 30(2): 165−170.

[7] Ciliberto M, Maggi F, Treglia G, et al. Comparison between whole-body MRI and Fluorine-18-Fluorodeoxyglucose PET or PET/CT in oncology: a systematic review[J]. Radiol Oncol, 2013, 47(3): 206−218.

[8] Daldrup-Link H E, Franzius C, Link T M, et al. Whole-body MR imaging for detection of bone metastases in children and young adults: comparison with skeletal scintigraphy and FDG PET[J]. A J R Am J Roentgenol, 2001, 177(1): 229−236.

[9] Fischer M A, Nanz D, Hany T, et al. Diagnostic accuracy of whole-body MRI/DWI image fusion for detection of malignant tumours: a comparison with PET/CT[J]. Eur Radiol, 2011, 21(2): 246−255.

[10] Gu J, Chan T, Zhang J, et al. Whole-body diffusion-weighted imaging: the added value to whole-body MRI at initial diagnosis of lymphoma[J]. AJR Am J Roentgenol, 2011, 197(3): w384−w391.

[11] Kirchhoff S B, Becker C, Duerr H R, et al. Detection of osseous metastases of the spine: comparison of high resolution multi-detector-CT with MRI[J]. Eur J Radiol, 2009, 69(3): 567−573.

[12] Komori T, Narabayashi I, Matsumura K, et al. 2-[Fluorine-18]-fluoro-2-deoxy-D-glucose positron emission tomography/computed tomography versus whole-body diffusion-weighted MRI for detection of malignant lesions: initial experience[J]. Ann Nucl Med, 2007, 21(4): 209−215.

[13] Lauenstein T C, Freudenberg L S, Goehde S C, et al. Whole-body MRI using a rolling table platform for the detection of bone metastases[J]. Eur Radiol, 2002, 12(8): 2091−2099.

[14] Lauenstein T C, Goehde S C, Herborn C V, et al. Whole-body MR imaging: evaluation of patients for metastases[J]. Radiology, 2004, 233(1): 139−148.

[15] Lin C, Itti E, Luciani A, et al. Whole-body diffusion-weighted imaging with apparent diffusion coefficient mapping for treatment response assessment in patients with diffuse

large B-cell lymphoma: pilot study[J]. Invest Radiol, 2011, 46(5): 341-349.

[16] Liu F Y, Joseph T.Chang, Wang H M, et al. [18F] fluorodeoxyglucose positron emission tomography is more sensitive than skeletal scintigraphy for detecting bone metastasis in endemic nasopharyngeal carcinoma at initial staging[J]. J Clin Oncol, 2006, 24(4): 599-604.

[17] Li X H, Zhu J, Zhang X M, et al. Abdominal MRI at 3.0T: LAVA-Flex compared with conventional fat suppression T_1-weighted images[J]. J Magn Reson Imaging, 2014, 40(1): 58-66.

[18] Lu L, Xu K, Han C P, et al. Comparison of 3.0T MRI with 3D LAVA sequence and digital subtraction angiography for the assessment of accessory hepatic veins in Budd-Chiari syndrome[J]. J. Magn Reson Imaging, 2017, 45: 401-409.

[19] Ma L, Xu X, Zhang J S, et al. Feasibility of whole body diffusion weighted imaging in detecting bone metastases on 3.0T MR scanner[J]. Chin J Med Sci, 2008, 23(3): 151-157.

[20] Manenti G, Cicciò C, Squillaci E, et al. Role of combined DWIBS/3D-CE-T_1W whole-body MRI in tumor staging: Comparison with PET-CT[J]. Eur J Radiol, 2012, 81(8): 1917-1925.

[21] Ng S H, Chan S C, Yen T C, et al. Comprehensive imaging of residual/recurrent nasopharyngeal carcinoma using whole-body MRI at 3T compared with FDG-PET-CT[J]. Eur Radiol, 2010, 20(9): 2229-2240.

[22] Remco de Bree, Missak Haigentz Jr., Carl E. Silver, et al. Distant metastases from head and neck squamous cell carcinoma. Part II. Diagnosis[J]. Oral Oncol, 2012, 48(9): 780-786.

[23] Ryoo I, Lee J M, Chung Y E, et al. Gadobutrol-enhanced, three-dimensional, dynamic MR imaging with MR cholangiography for the preoperative evaluation of bile duct cancer[J]. Invest Radiol, 2010, 45: 217e24.

[24] Samji K, Alrashed A, Shabana W M, et al. Comparison of high-resolution T_1W 3D GRE (LAVA) with 2-point Dixon fat/water separation (FLEX) to T_1W fast spin echo (FSE) in prostate cancer (PCa)[J]. Clin Imaging, 2016, 40(3): 407-413.

[25] Schmidt G P, Baur-Melnyk A, Herzog P, et al. High-resolution whole-body magnetic resonance image tumor staging with the use of parallel imaging versus dual-modality positron emission tomography-computed tomography: experience on a 32-channel system [J]. Invest Radiol, 2005, 40(12): 743-753.

[26] Schmidt G P, Paprottka P, Jakobs T F, et al. FDG-PET-CT and whole-body MRI for triage in patients planned for radioembolisation therapy[J]. Eur J Radiol, 2012, 81(3): 269-276.

[27] Schmidt G P, Schoenberg S O, Schmid R, et al. Screening for bone metastases: whole-body MRI using a 32-channel system versus dual-modality PET-CT[J]. Eur Radiol, 2007, 17(4): 939-949.

[28] Shen X Y, Chai C H, Xiao W B, et al. Diagnostic value of the fluoroscopic triggering 3D LAVA technique for primary liver cancer[J]. Hepatobiliary Pancreat Dis Int, 2010, 9(2): 159-163.

[29] Shu J, Zhao J N, Zhang X M, et al. The evaluation of LAVA CEMRA ngiography in normal

peri-pancreatic arteries［J］. J Clin Radiol, 2006, 25(8): 742-745.

［30］ Stecco A, Romano G, Negru M, et al. Whole-body diffusion-weighted magnetic resonance imaging in the staging of oncologic patients: comparison with positron emission tomography computed tomography (PET-CT) in a pilot study［J］. Radiol Med, 2009, 114(1): 1-17.

［31］ Takahara T, Imai Y, Yamashita T, et al. Diffusion weighted whole body imaging with background body signal suppression (DWIBS): Technical improvement using free breathing, STIR and high resolusion 3D display［J］. Rad Med, 2004, 22(4): 275-282.

［32］ Takenaka D, Ohno Y, Matsumoto K, et al. Detection of bone metastases in non-small cell lung cancer patients: comparison of whole-body diffusion-weighted imaging (DWI), whole-body MR imaging without and with DWI, whole-body FDG-PET/CT, and bone scintigraphy［J］. J Magn Reson Imag, 2009, 30(2): 298-308.

［33］ van Ufford H M, Kwee T C, Beek F J, et al. Newly diagnosed lymphoma: initial results with whole-body T$_1$-weighted, STIR, and diffusion-weighted MRI compared with ^{18}F-FDG PET/CT［J］. AJR Am J Roentgenol, 2011, 196(3): 662-669.

［34］ Vokes E E, Liebowitz D N, Weichselbaum R R, et al. Nasopharyngeal carcinoma［J］. Lancet, 1997, 350(9084): 1087-1091.

［35］ Wu L M, Gu H Y, Zheng J, et al. Diagnostic value of whole-body magnetic resonance imaging for bone metastases: a systematic review and meta-analysis［J］. J Magn Reson Imaging, 2011, 34(1): 128-135.

［36］ Xue H D, Li S, Sun F, et al. Clinical application of body diffusion weighted MR imaging in the diagnosis and preoperative N staging of cervical cancer［J］. Chin J Med Sci, 2008, 23(3): 133-137.

［37］ 曹喜生, 陈韵彬, 许淑桂. 正常成人颅底骨质表观弥散系数定量可行性研究［J］. 中国CT和MRI杂志, 2010, 8(1): 15-16.

［38］ 陈韵彬, 梁碧玲. 鼻咽癌2008中国分期的解读［J］. 中华放射学杂志, 2009, 43(10): 1119-1120.

［39］ 卢秋霞, 卫光宇, 唐溢聪, 等. 148例鼻咽癌肝转移的治疗与预后分析［J］. 实用肿瘤学杂志, 2009, 23(4): 314-318.

［40］ 卢志平. 鼻咽癌肺转移38例临床分析［J］. 广西医学, 2000, 22(3): 666-667.

［41］ 彭军, 张萍. 鼻咽癌骨转移64例临床分析［J］. 中国综合临床, 2007, 23(4): 375.

［42］ 邱素芳, 潘建基, 唐明灯, 等. 鼻咽癌343例放射性核素骨显像的临床分析［J］. 肿瘤研究与临床, 2008, 20(5): 331-333.

［43］ 肖友平, 陈韵彬, 潘建基. 磁共振全身成像在初诊鼻咽癌远处转移中的应用价值［J］. 中国肿瘤临床, 2012, 39(12): 849-852.

［44］ 张维, 赵建农. 联合运用肝脏三维容积超快速多期动态增强技术及扩散加权成像［J］. 第三军医大学学报, 2008, 30(20): 1918-1921.

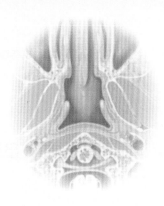

第六章

鼻咽癌转移、复发和损伤的影像学诊断

陈韵彬　林少俊　宗井凤

　　评估鼻咽癌患者咽后和颈部淋巴结转移的情况,包括淋巴结转移的显示和定性,是影响鼻咽癌临床分期、治疗计划及预后的重要因素。评价鼻咽癌淋巴结转移的影像技术主要有CT、MRI、超声和PET-CT。其中MRI具有软组织分辨率高、能进行多参数、多平面解剖成像和功能学成像,重复性高,已被作为鼻咽癌淋巴结转移分组、诊断及分期研究的依据。

[通信作者]　陈韵彬,Email: yunbinchen@126.com

第一节　鼻咽癌淋巴结转移的影像学诊断

一、颈部淋巴结分组办法

双颈淋巴结引流途径常作为调强放射治疗（IMRT）的临床靶区（clinical target volume, CTV），颈部淋巴结的分组为放疗的靶区勾画提供了通用的标准。2013年，最新版的《颈部淋巴结分组指南》在原有的7组淋巴结分组上（见图6-1-1）新增了3组，将颈部淋巴结分为10组（Ⅰ～Ⅹ）。

（一）Ⅰ组：颏下及下颌下区的淋巴结群

Ⅰa：颏下区淋巴结，位于二腹肌的前腹之间的区域。

Ⅰb：下颌下区淋巴结，外侧界至下颌骨内侧缘，内侧界为二腹肌，前界为下颌骨联合，后界至下颌下腺。

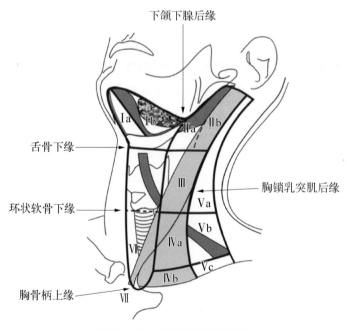

图6-1-1　淋巴结分组示意图

（二）Ⅱ组：颈静脉链淋巴结上组

外侧界至胸锁乳突肌深面，内侧界为颈内动脉内侧缘和斜角肌，前界至下颌下腺后缘，后界至胸锁乳突肌后缘，上界至第1颈椎侧块水平，下界为舌骨下缘。以颈内静脉后缘为界分为Ⅱa和Ⅱb。

（三）Ⅲ组：颈静脉链淋巴结中组

从舌骨体下缘水平至环状软骨下缘水平，前界为胸锁乳突肌前缘或甲状舌骨肌的后1/3，后界为胸锁乳突肌的后缘，外侧界至胸锁乳突肌深面，内侧界为颈总动脉内缘和斜角肌。

（四）Ⅳ组

1. Ⅳa组：颈静脉链淋巴结下组

从Ⅲ组下界至胸锁关节上方2 cm水平的区域，前界为胸锁乳突肌前缘，后界为胸锁乳突肌后缘，外侧界为胸锁乳突肌深面，内侧界为颈内动脉内缘、甲状腺内缘和斜角肌。

2. Ⅳb组：内侧锁骨上区淋巴结

从Ⅳa组下界至胸骨柄上缘，前界为胸锁乳突肌深面，后界为斜角肌的前缘、肺尖、头臂动静脉（右侧）和颈总动脉、锁骨下动脉（左侧），外界为斜角肌的外侧缘，内界为Ⅵ组和颈总动脉内缘。

（五）Ⅴ组

1. Ⅴa组和Ⅴb组：胸锁乳突肌后方的颈后三角区淋巴结

在解剖学上，Ⅴ组的上部其实也包含了枕后区的淋巴结（见Ⅹb组）。外侧界为颈阔肌和皮肤，内侧界为肩胛提肌（上部）和后斜角肌（下部）；前界为胸锁乳突肌后缘，后界为斜方肌前缘。

外科学上，Ⅴ组以环状软骨下缘作为界限再分为Ⅴa和Ⅴb组。

2. Ⅴc组：外侧锁骨上区淋巴结

为颈后三角区（Ⅴa和Ⅴb）的向下延续，从颈横动脉水平向下至胸骨柄上方2 cm水平（下界与Ⅳa相似）。为解剖学上的锁骨上窝，前界为皮肤，后界为斜方肌的前缘（上部）或前锯肌的前表面（下部）。

（六）Ⅵ组

Ⅵ组包含了颈前区（Ⅵa）及喉前、气管前、气管周淋巴结（Ⅵb）。

1. Ⅶa组：胸锁乳突肌前缘之间的区域

上界为Ⅰb区下缘（舌骨下缘或下颌下腺下缘），下界为胸骨柄上缘，前界至颈阔肌，后界至舌骨下肌前表面。

2. Ⅶb组：颈总动脉之间的区域

上界包含了2～3个不等的舌骨下淋巴结；下界至胸骨柄上缘，前界至舌骨下肌的后部。

（七）Ⅶ组

1. Ⅶa组：咽后淋巴结

从第1颈椎椎体上缘至舌骨体下缘水平；前界为咽缩肌，后界为头长肌颈长肌，外侧界为颈内动脉内缘。原咽后区淋巴结分为内侧组和外侧组，现仅考虑外侧组。

2. Ⅶb组：茎突后区淋巴结

为Ⅱ组淋巴结向上的延续，位于颈动静脉周围脂肪间隙，向上至颅底（颈静脉孔）水平；内侧界为颈内动脉，外侧界为茎突和腮腺深叶，后界为第1颈椎椎体和颅底骨质，前界为茎突前咽旁间隙。

（八）Ⅷ组：腮腺区淋巴结

包括耳前皮下淋巴结、浅叶和深叶的腮腺内淋巴结、腮腺下淋巴结，从颧弓和外耳道向下至下颌骨水平。外界为皮下组织，内侧界为茎突，前界为咬肌和翼内外肌后缘，后界为胸锁乳突肌前缘及二腹肌后腹侧。

（九）Ⅸ组：颌面颊区淋巴结

包括位于颊肌表面的面部血管周围的浅表淋巴结，从眼眶下缘至下颌骨下缘水平，与Ⅰb组相接；主要位于颊肌表明的皮下组织内，从咬肌前缘和颊脂体或颊脂垫至前脸部皮下组织。

（十）Ⅹ组

1. Ⅹa组：耳后（乳突）区、耳郭下区淋巴结
从外耳道和腮腺后缘至枕后区前缘。

2. Ⅹb组：枕后区淋巴结
从胸锁乳突肌后缘至斜方肌前缘。

以上各区淋巴结的位置在MR横断位图上的代表性位置**如图6-1-2**所示。

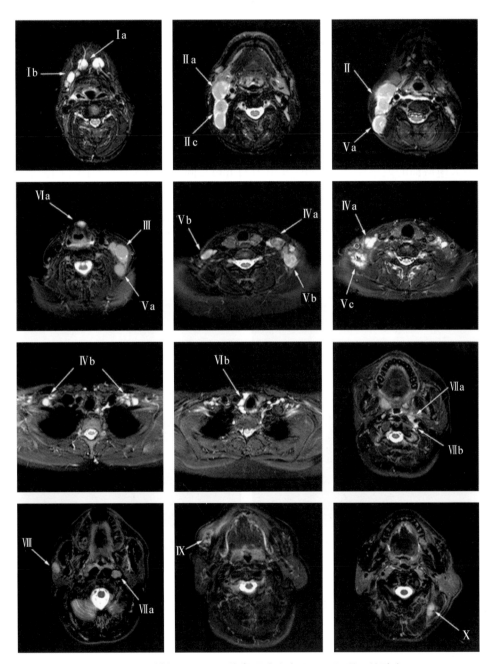

图6-1-2　横断面T$_2$WI图像鼻咽癌患者Ⅰ～Ⅹ组淋巴结肿大

二、颈部淋巴结转移的影像学诊断

最新数据表明,鼻咽癌的局部淋巴结转移率高达84.9%,通过影像学技术评价鼻咽癌患者咽后和颈部淋巴结转移的情况,包括淋巴结转移的显示和定性,是影响鼻咽癌临床分期、治疗计划及预后的重要因素。

1. CT和MRI检查

作为目前最常用的检查手段,CT和MRI诊断颈部淋巴结转移的常用标准主要依据淋巴结的大小、强化方式、有无中心坏死和结外侵犯。① 颈部淋巴结最大横截面的最小径≥10 mm(Ⅱ组为11 mm),同一区域3个或3个以上融合的淋巴结。② 咽后淋巴结:最大横断面的最小径≥5 mm;同一区域2个或2个以上淋巴结;可见的外侧组淋巴结。③ 淋巴结中央坏死,或环形强化。④ 淋巴结包膜外侵犯,包括淋巴结边缘粗细不一的毛刺、不规则强化、淋巴结相互融合、周围脂肪间隙部分或全部消失**(见图6-1-3、图6-1-4)**。

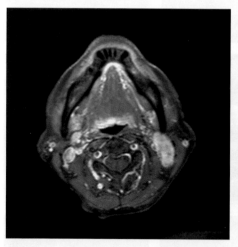
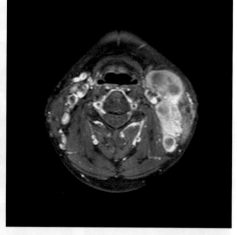

图6-1-3 增强T₁WI上,淋巴结边缘可见毛刺,提示包膜外侵犯

图6-1-4 增强T₁WI上,淋巴结融合成团,可见坏死

其他用于淋巴结转移的诊断标准主要有:转移性Ⅱ组淋巴结最小径≥15 mm,淋巴结的长短径之比(L/T)<2提示为转移性,恶性淋巴结则趋向于圆形或球形。

磁共振弥散加权成像(diffusion weighted imagin, DWI)对活组织水分子的微观热运动十分敏感,可通过表观弥散系数(ADC)的半定量分析来观察组织微环境的改变。转移性淋巴结的水分子扩散受到明显限制而使得其ADC值明显下降，在DWI序列上显示高信号。

超顺磁性氧化铁对比剂（ultrasmall superparamagnetic iron oxide, USPIO）经静脉注射到人体后为淋巴结内网状内皮系统的细胞所吞噬。转移性淋巴结不能或只能少量摄取USPIO，其信号强度变化并不显著。因此，可有效鉴别转移性淋巴结和反应增生性淋巴结。

磁共振动态增强成像技术（dynamic contrast enhanced magnetic resonance imaging, DCE-MRI）是采用动态多期增强扫描的量化分析，半定量的分析通过绘制时间-信号强度曲线来反映组织的微循环血供特点。定量分析是目前最常用双室模型，包含以下3个参数：转运常数（K_{trans}）、速率常数（K_{ep}）以及血管外细胞外间隙容积百分比（Ve），分别代表对比剂从血管内扩散到血管外细胞外间隙、对比剂扩散回血管内的转运常数以及血管外细胞外间隙占整个体素的百分比。定量分析可判断病变的血管血供情况，检测乏氧的淋巴结，目前有研究将其用于评价转移淋巴结的早期放化疗疗效和预测远期生存率。

2. 超声检查

超声检查用于诊断转移性淋巴结的标准主要有回声减低、皮质异常增厚、囊变或坏死、淋巴结门结构的消失及异常分布的丰富血流信号等。

超声细针穿刺活组织细胞检查，能够显著提高对转移淋巴结诊断的精准率，尤其是对转移性小淋巴结，穿刺组织细胞学检查有较高的诊断价值，是区别良性和恶性病变有价值的初选方法。最小径＞4 mm的Ⅱ组淋巴结和最小径＞3 mm的其他组淋巴结进行超声细针穿刺活检有较高的诊断敏感度。

淋巴结的超声照影利用声阻抗物理学特点，经静脉注射声阻抗值与血液不同的微泡造影剂，可提高超声检查对转移淋巴结的显示；通过观测淋巴结内血流灌注变化，也可以有效鉴别淋巴结的良恶性。超声弹性成像是对组织进行激励，提取与组织弹性有关的参数，如病灶与周围组织弹性比值，也对转移性淋巴结的诊断有一定价值。

超声检查的局限性在于其特异性不足，难以鉴别较小淋巴结的良恶性，也难以检查咽后淋巴结，且对于微小转移性淋巴结检出率低；超声细针穿刺活检又受限于病理组织的取材以及操作者的技术熟练度。

3. PET

^{18}F-FDG PET/PET-CT对转移性淋巴结有较高的特异度（77%～94%）和敏感度（87%～100%），近年来被广泛运用于肿瘤的N分期。在MRI检查中诊断为阴性的小淋巴结中，有部分转移性淋巴结能被PET检查出来；而部分MRI检查

中诊断为阳性的淋巴结也会表现为FDG的低摄取。因此，有研究表明结合MRI和PET检查能提高检出转移淋巴结的特异度和敏感度。而随着PET-MRI的发展和应用，不但能获得更高的组织分辨率图像，还能结合MRI的功能学成像来解释PET的代谢表现。

鼻咽癌的转移性淋巴结在放化疗后可出现不同程度的水肿、坏死、炎症反应和纤维化改变。这些治疗后的代谢表现能反映治疗的疗效。PET的疗效评价通常用于在结束时评价肿瘤的残留和复发情况。有研究对头颈部鳞状细胞癌患者放化疗后的PET扫描显示，转移性淋巴结残留或复发的灵敏度、特异度、阳性预测值和阴性预测值分别为86%、97%、71%和99%。相对较低的阳性预测值也说明了PET的局限性，即因治疗后炎性改变导致的假阳性率。为了降低其假阳性率，通常建议在治疗后3～6个月进行PET检查。

三、转移性小淋巴结的影像学诊断

目前，影像诊断鼻咽癌颈部转移性淋巴结最常用的标准为淋巴结最小径≥10 mm，而对于最小径＜10 mm的转移性淋巴结的诊断始终是个影像学难题，然而随着MRI技术的发展以及与PET结合应用，提高了影像学对转移性小淋巴结检出率。

DWI作为重要的分子影像学技术，通过ADC值进行定量分析活体组织内水分子扩散运动，能够区分正常的细胞组织与坏死组织。Vandecaveye的研究表明，DWI序列较快速自旋回波序列（FSE）对正常大小淋巴结（4～9 mm）转移的检出率更高，其灵敏度为76%，而FSE仅为7%。de Bondt对16例头颈部鳞状细胞癌患者的219个淋巴结进行影像学分析，发现以ADC值1.0×10^{-3} mm^2/s作为诊断阈值具有和最小径≥10 mm的诊断标准相似的灵敏度（92.3%），但同时ADC值具有更高的特异度（83.9%和60.0%）。

目前，许多研究表明，PET对于转移性小淋巴结的诊断价值仍存在敏感度较低的情况。相关文献提示淋巴结最小径＞10 mm的头颈部鳞状细胞癌转移性淋巴结较容易被PET精准诊断，而对直径＜5 mm的转移性淋巴结则难以检出。Brouwer的研究表明将PET应用于常规的组织病理学检查，对于微小转移性淋巴结有较高的敏感度。PET-MRI结合DWI对微小转移性淋巴结的诊断也有待进一步研究。

超声和CT检查对微小转移性淋巴结的诊断主要依据淋巴结的长短径之比（＜2）以及配合细针抽吸细胞学检查。王悦等发现鼻咽癌转移性淋巴结的血流分布主要为周边型（47.9%）和无血流型（33.3%），这是由于转移性淋巴结坏死或角化的原因。此外，转移性淋巴结的阻力指数（RI）比较高（平均值为0.72），结合是否存在颈静脉瘤栓可作为转移性淋巴结定性诊断的参考。

第二节 远处转移的影像学诊断评估

随着IMRT技术的发展与不断推广应用，鼻咽癌的局部控制率已经达到98%，鼻咽癌远处转移成为鼻咽癌治疗失败的首要原因。临床上，转移性鼻咽癌（M_1）占初诊鼻咽癌的6%～15%。早期诊断、早期治疗远处转移对于提高鼻咽癌整体生存率具有重要意义。现阶段，全身化疗结合局部姑息放疗是转移性鼻咽癌患者的主要治疗方式。

福建省肿瘤医院统计的鼻咽癌远处转移中位生存期为12个月，1、2、3年生存率分别为50.6%、30.7%和20.9%，初诊时N分期、转移部位、是否进行化疗、放疗结束与远处转移的发生之间的时间间隔是影响鼻咽癌预后的独立因素。

鼻咽癌最常见的转移好发部位依次为骨、肝、肺，其他较为常见的转移部位包括纵隔、腹主动脉旁淋巴结和腋窝淋巴结等，其他少见的转移部位为脑、脾、肾上腺、胸壁和胸膜等。转移性鼻咽癌中约80%远处转移为唯一治疗失败部位，也即单纯远处转移。12%的远处转移继发于局部、区域复发，8%同时合并局部或区域复发。而在单纯远处转移中，约一半为单器官转移。

鼻咽癌可能通过下列途径发生远处转移：① 淋巴转移通路，即通过锁骨上区小淋巴管与胸导管之间的交通吻合支。当锁骨上淋巴结转移时，部分癌细胞逆向进入胸导管，引起纵隔淋巴结转移，继而向腹主动脉旁和髂窝转移。② 原发肿瘤向血管通路，即肿瘤直接侵犯血管（随血行转移），尤其是当肿瘤向后侵入椎静脉时，癌细胞可沿椎静脉、肋间静脉、腰静脉及盆底静脉转移至脊髓、盆骨及肋骨等部位。③ 血行转移通路，即当颈内静脉淋巴结下群受累后，癌细胞由左、右颈静脉干经左、右胸导管，再由左、右静脉角导管开口进入静脉，随后向全身各器官转移。由于肺循环压力低、血流缓慢，又是血液循环最后的滤过器，而肝脏接受肝动脉和门静脉双重血供，故骨、肺、肝是临床上最常见的转移部位。

精准检测出鼻咽癌远处转移，有助于临床预测预后，并制订更精准的治疗方案，提高患者的生存率。手术或活检病理是确诊转移的"金标准"，而CT和MRI检查是诊断鼻咽癌远处转移最重要的非侵入性检查方法，在诊断与疗效检测过程中发挥着重要作用。

一、骨转移的影像学诊断

鼻咽癌骨转移多为血行转移，易发生在富含红骨髓的中轴骨，如脊柱、肋骨、盆骨、四肢长骨及颅骨等。脊柱转移又以胸、腰椎最为常见。需要注意的是，鼻咽癌容易侵犯颅底等邻近骨质结构，但不属于远处转移，仍属于 T_3 期。鼻咽癌骨转移癌常多发，主要症状为定位性疼痛，从隐痛、不适发展为恒定的剧痛，夜间加重。其中胸、腰椎受累最早出现腰背疼，少数向下肢放散引起麻木和关节痛。主要体征为不同程度的压痛、叩痛、病理性骨折和压迫神经引起的相应体征。

1. 分类

鼻咽癌骨转移可分为溶骨型、成骨型和混合型。

（1）溶骨型骨转移癌：骨质破坏是因为肿瘤细胞产生各种刺激因子，如生长因子、前列腺素及核质溶解素等，刺激破骨细胞使其数量增多或活性增强而引起溶骨，或由肿瘤细胞直接引起骨质溶解。CT表现为骨松质和（或）骨皮质的低密度缺损区，呈不规则的单发或多发虫蚀样骨质破坏，边缘较清楚，无硬化，病变进展可融合成大片状，一般无骨膜新生骨，常并发病理性骨折。发生于脊椎者，则见椎体广泛性破坏，常因承重而压扁，但椎间隙多保持完整，椎弓根受侵蚀、破坏常见。

（2）成骨型骨转移癌：肿瘤在骨内生长，刺激周围的骨内膜，产生反应性骨增生硬化。CT片表现为骨松质内斑点状、片状、结节状、面团状的密度增高影，密度均匀，边界清楚，邻近骨皮质多完整，骨轮廓多无改变，一般无软组织肿块，少有骨膜新生骨。发生于椎体时，椎体常不被压缩、变扁。

（3）混合型骨转移癌：溶骨型与成骨型表现同时存在。

MRI检查对于骨转移癌的检测更加敏感。在 T_1WI 上表现为骨皮质的低信号缺失，正常骨髓的高信号被低信号的肿瘤所取代，T_2WI 上可呈等信号或高信号影，脂肪抑制加权像上见褐色骨髓背景上的高信号影，增强扫描显示肿瘤不同程度的强化，DWI序列见病灶弥散明显受限，结合 *ADC* 值，可有助于鉴别良恶性病变。

2. 鉴别诊断

（1）多发性骨髓瘤：多呈穿凿性骨质破坏，常伴有骨质疏松，很少有骨质增生硬化，椎弓根受累较少。实验室检查血清球蛋白增高，尿中可出现本周蛋白（Bence-Jones protein）。

（2）骨岛：表现为管状骨或扁骨骨松质内孤立的致密影，多位于骨盆、股骨上端、脊椎。大多骨岛直径＜1 cm，边缘可见毛刷状增粗的骨小梁，也有边缘光滑锐利。

二、肺转移的影像学诊断

95%以上的肺转移癌无明显的临床症状，检出和监测肺转移癌几乎全部依赖影像学检查（胸部X线片和CT等）。胸片难以检测出胸膜、胸膜下和直径＜5 mm的病灶。CT比X线胸片有更高的敏感度，可以发现直径＞0.3 cm的肿块，在显示癌性脉管炎、纵隔转移、胸膜转移以及转移灶靠近心脏等位置时有较大的优势。因此，在临床高度怀疑肺转移癌X线胸片检查阴性时应加做CT检查，以免漏诊。另外，CT检查还有助于对单个肺部肿块判断手术的可能性以及制订放疗计划等。与CT相比，MRI检查在诊断鼻咽癌肺转移上并无明显优势，加之检查费用贵，不作为常规使用。所以，条件允许的话，建议将CT检查作为鼻咽癌治疗前和随访复诊的常规检查，并将骨窗作为胸部常规观察窗位。本文重点讲述鼻咽癌肺转移的CT片表现。

1. 分类

（1）结节型：可分为多发结节型和单发结节型，CT片表现为两肺单个或多个大小不一的圆形或椭圆形结节，大部分边缘较清楚，也可有分叶和毛刺。多发型可融合，分布以两肺中下肺野外带为多（见图6-2-1）。由于鼻咽癌大部分为鳞状细胞癌，容易发生坏死，当转移至肺部发生坏死时，表现为大小不一的空洞，空洞壁厚薄不一，大部分呈环状改变。国内有罕见报道鼻咽癌囊性肺转移2例，表现为双肺广泛多发空洞，散在分布，壁薄而均匀，无明确"壁结节"，部分较大空洞者合并感染。

（2）粟粒型：表现为两肺弥漫的粟粒状影，分布相对欠均匀。

（3）肺门纵隔型：增强扫描可见纵隔和（或）肺门多个大小不一的结节状影，部分融合，部分结节内有坏死。同时可伴腋窝淋巴结肿大。

（4）胸膜型：胸膜单个或多个丘状、大小不等小结节状影，增强扫描可见明显强化。

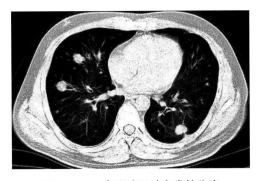

图6-2-1　鼻咽癌双肺多发转移癌

注：患者，男性，32岁。确诊鼻咽非角化型癌后肺部CT检查，双肺实质内可见多发大小不等类圆形结节影，边界清楚，其中左肺下叶后基底段结节邻近胸膜可见"胸膜凹陷征"。

（5）癌性淋巴管炎：指肿瘤细胞在肺的淋巴管内生长。其发生机制可能为：① 经血道转移的肿瘤细胞进一步侵入肺内支气管血管束周围的间质及淋巴管，并沿阻力小的淋巴管壁生长，邻近的间质常有水肿及成纤维反应，小动脉内常有瘤栓，肿瘤也可穿破淋巴管进入肺实质。② 肺门、纵隔淋巴结转移阻塞淋巴回流，造成肺间质淋巴管扩张、淋巴液淤积，同时伴有肿瘤细胞沿淋巴道逆向播散所致。约50%以上的癌性淋巴管炎并不伴有肺门、纵隔淋巴结肿大。因此，前一种机制可能更为合理，也可能两种机制同时存在。由于癌性淋巴管炎常引起肺间质或纤维反应，患者可出现胸闷、憋气、呼吸不畅等症状。30%～50%的患者可合并不等量的胸腔积液。高分辨CT扫描显示局限或弥漫单侧或双侧肺小叶间隔不规则结节状增厚、边缘模糊；可见沿血管支气管束走行的小结节影，呈多发索状影交织呈网状改变，又不伴肺小叶结构破坏或扭曲。约半数患者伴有纵隔肺门淋巴结肿大。

（6）混合型：以上5种表现类型中任意2种或2种以上同时存在。

2. 鉴别诊断

（1）血行播散型肺结核：又称急性粟粒型肺结核，粟粒状病灶大小、分布、密度均匀。亚急性慢性血行播散型肺结核，病灶大小不等，分布不均，密度不同，以两中上肺多见，老的硬结钙化病灶位于肺的上部，新的渗出性增殖灶大多位于下方。弥漫性肺转移癌的结节大小及分布可不均匀，并以两下肺多见，病灶发展较快，且病灶数目增多。而肺结核在抗结核治疗过程中有明显的吸收趋势，病灶变淡，甚至消失，或出现纤维化钙化，与弥漫性肺转移癌明显不同。

（2）肺硅沉着症：可表现为不同程度弥漫性间质纤维化，肺内小结节，小叶间隔串珠状增厚，肺门淋巴结肿大。但肺硅沉着症有明确的职业病史，肺内常形成肺硅沉着结节，肺小叶结构扭曲变形，肺门纵隔淋巴结常有钙化。病程进展缓慢，影像学改变明显，而临床症状相对较轻，也是肺硅沉着症特征之一。

（3）结节病：为原因不明的多系统肉芽肿性疾病。主要表现为两侧肺门淋巴结对称性肿大，常伴纵隔淋巴结肿大，以肺门淋巴结肿大更显著，肺小叶结构扭曲，肺内网状结节状病变常分布于中上肺，病程进展缓慢，临床症状与影像表现常不对称，克韦姆试验（Kveim test）阳性。

（4）间质性肺水肿：表现为两肺门增浓，支气管血管束增粗、模糊，小叶间隔增厚，边缘光滑；患者常有心力衰竭或二尖瓣改变。而淋巴性肺转移表现为两肺多发结节，小叶间隔增厚呈串珠状改变，不难鉴别。

（5）肺真菌病：播散性真菌病表现为粟粒结节影、弥漫网状影，也可表现为多发圆形结节。

三、肝转移的影像学诊断

肝转移癌是肝脏最常见的恶性肿瘤之一，在我国，发病率仅次于肝细胞肝癌。肝脏转移癌的病理学特点：① 散在分布的多个肿瘤结节，多发病灶占90%～98%。累及左、右两叶者占77%。转移灶多位于肝脏边缘或肝包膜下。② 肝包膜下的转移癌其中央因坏死可形成"脐凹"。③ 转移癌多保留原发肿瘤的病理组织学特征。④ 转移癌不侵犯门静脉或形成癌栓。⑤ 位于转移癌附近的肝组织可有淤胆及肝细胞再生。⑥ 有转移癌的肝脏多无肝硬化，正常肝含转移癌约为肝硬化的8倍。

鼻咽癌肝转移时，CT平扫可见肝实质内多发、大小不等、圆形或类圆形低密度影，少数也可以单发。病灶密度均匀，肿瘤发生液化、坏死、囊变则中央呈水样低密度。对比增强扫描在肝动脉期出现不规则边缘强化，门脉期可出现整个瘤灶均匀或不均匀强化，平衡期强化程度减低。当转移癌出现中央坏死时，中央见无强化的低密度影，边缘强化呈高密度，外周可见稍低于肝实质的环状低密度影，构成所谓"牛眼征"。有时肿瘤很小，也可发生囊变，表现为边缘增强，囊壁厚薄不均。值得提出的是，检出脂肪肝背景的转移癌比较困难。在重度脂肪肝的背景下，转移癌的密度可高于肝实质，小的转移癌不易与血管影鉴别。中度脂肪肝的转移癌往往呈等密度，有时候周围有极薄的低密度环，稍一疏忽极易漏诊。残余正常的肝岛密度高于脂肪肝背景，也易与转移癌混淆。应注意残余肝岛好发于肝的周边部位，包括肝裂、胆囊窝边缘等处，而转移癌常发生在肝的边缘。一般而言，转移癌与肝的交界多为锐角，而肝岛的交界面常为钝角。

当转移癌较小，或CT转移癌征象不是很明显时，MRI检查是进一步释疑的手段。MRI检查较其他影像学检查突出的优势是无辐射、多参数、多方位成像，且组织分辨率高。MRI增强与CT增强扫描相比，前者对小病灶的敏感度更高。Rojas等对51个肝转移癌患者的175个经手术切除证实为肝转移癌的病灶进行研究，比较MRI、CT、超声造影（CEUS）和PET-CT检测肝转移癌的敏感度和特异度，结果显示，以上4种检查方法敏感度分别为91%、82%、81%和60%，MRI检查敏感度明显高于后3种检查方法发现，差异具有统计学意义（$P < 0.05$）。

肝转移癌MRI片上大多表现为单个或多发实性病灶。由于肿瘤生长迅速，肿瘤中心供血相对不足，早期就容易出现坏死液化。肝转移癌一般表现为T_1WI低信号、T_2WI高信号，部分在T_2WI图像上表现为"牛眼征"，即中央表现为类圆形高信号，周围环以低信号环。组织学研究证实显著的T_2WI高信号是由于肿瘤内部发生囊变、坏死，而肿瘤内的纤维化或凝固性坏死的区域在T_2WI上表现为相对低信号。DWI高b值图像上肿瘤实性部分一般为明显高信号。增强扫描后的动脉期多表现为环形强化，少部分也可以表现为均匀强化；门静脉期及平衡期表现为周围强化部分缓慢廓清，中央强化逐渐明显；这种环形强化现象有研究解释为肿瘤与肝交界处的血管增生界面。因此，环状廓清代表的是肿瘤血管的短暂灌注。Kanematsu等运用肝细胞特异性对比剂，钆的螯合物（属于此类对比剂的有先灵公司的Gd-BOB-DTPA和博莱克公司的Gd-BOPTA等）增强扫描时在肝胆期也可出现"靶征"，即中央部分延迟强化而周围部分表现为低信号。Kim的研究报告结果显示，这种肝胆期"靶征"约出现在85%的肝转移癌上（见图6-2-2～图6-2-4）。

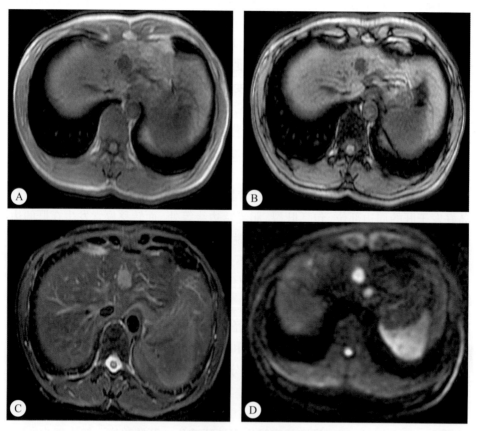

图6-2-2　鼻咽癌放化疗后肝转移MRI平扫

注：患者为49岁男性，鼻咽非角化性癌T₃N₂M₀Ⅲ期化放疗后复查发现肝内多发转移灶。A. 同相位(in-phase)T₁WI上肝第Ⅱ段见两枚类圆形低信号灶，边界清楚；B. 反相位(out-of-phase)T₁WI上未见明显压脂；C. T₂WI压脂图像上为均匀高信号；D. DWI(b=800 mm²/s)上病灶与正常肝组织的对比度更加明显，呈明显高信号。

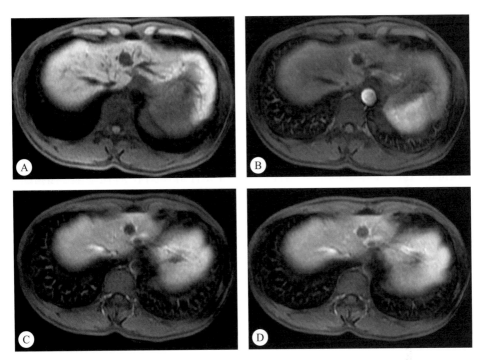

图6-2-3 肝转移MRI增强扫描图像

注：该患者与图6-2-2为同一患者。A. T₁WI压脂增强扫描前，肝第Ⅱ段见两枚类圆形低信号灶；B. T₁WI压脂增强动脉期病灶环形强化部分呈相对高信号；C. 门静脉期原病灶环形强化部分缓慢廓清呈相对低信号，强化逐渐向中央推进；D. 平衡期病灶强化更加明显，但仍为相对低信号。

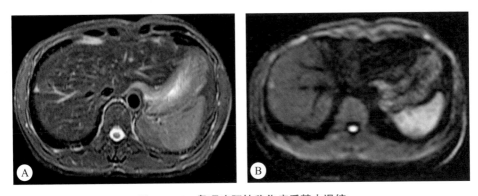

图6-2-4 鼻咽癌肝转移化疗后基本退缩

注：该患者与图6-2-2为同一患者。A. T₂WI压脂图像上原肝Ⅱ段病灶未见明显显示；B. DWI（b=800 mm²/s）图像上肝Ⅱ段未见明显高信号灶。

福建省肿瘤医院主要采用的是Gd-BOPTA（商品名莫迪斯）来鉴别肝转移癌与其他病变。莫迪斯是一种顺磁性螯合物类MRI对比剂，其顺磁性的钆离子与BOPTA（螯合剂）化合，成为一种阳性MR "T_1弛豫" 对比剂。它是一种细胞外对比剂，与传统的非特异性细胞外液造影剂的主要区别是一小部分Gd-BOPTA可以被有功能的肝细胞摄取并通过胆汁排泄（3%～5%），因而是一种选择性肝细胞造影剂。这种特性使注射对比剂长达2 h仍可以进行肝脏MR增强成像检查。雷军强通过计算机检索中国知网、CBM、VIP、万方、PubMed、The Cochrane Library和Embase数据库，搜集特异性肝胆对比剂钆塞酸二钠（Gd-EOB-DTPA）用于肝转移癌诊断的相关诊断性试验，检索时限均为2011年1月—2014年12月，系统评价Gd-EOB-DTPA对肝转移癌的诊断价值，结果显示Gd-EOB-DTPA对肝转移癌具有明确的诊断效能，尤其是对于直径＞10 mm 的结节或者使用3.0T MRI 的病例具有更高的诊断敏感度。但受纳入研究数量和质量所限，上述结论尚需开展更多的高质量研究予以验证。Sumin Ha 等对乳腺癌肝转移的13个病灶进行研究，重点观察Gd-EOB-DTPA延迟20 min后的强化特点，靶征阳性率为62%。显微镜下观察，这种靶征的中央部分主要为促结缔组织增生反应（密集的纤维成分和空隙），周围低信号环主要为浸润的癌细胞；纤维结缔组织增生反应主要见于上皮来源的恶性肿瘤。而富含纤维成分的肿瘤在利用钆的螯合物在MRI增强时强化的持续时间可达4 h。这也很好地解释了鼻咽癌肝转移在肝胆期 "靶征" 的出现。

对于具有脂肪肝病史的患者，MRI的T_1加权反相位序列信号明显减低，有助于鉴别正常肝岛、转移癌和局灶性脂肪肝。肝岛与转移癌在反相位序列呈较高信号，但在T_2WI上转移癌呈高信号；而肝岛显示不清，T_2WI压脂序列能更清楚地显示转移癌。

鉴别诊断

（1）胆管细胞癌：多数胆管细胞癌因其内含丰富的纤维组织，MRI动态增强扫描上动脉期表现为周围不规则强化，门脉期及延迟期呈渐进性向心性充填，但其周围强化常不规则，有别于转移癌较规则的环状强化，且肿瘤内液化坏死成分较肝转移癌少，MRI T_2WI、T_1WI及动态增强扫描可推测肿瘤内液化坏死成分的多少，从而做出综合分析和判断。

（2）肝良性囊性病变：鼻咽癌囊性转移癌与肝囊肿在MR平扫上也较难鉴别，均表现为长T_1、长T_2信号；但肝脏囊性转移癌囊壁边缘常不规则，可见结节状或乳头状增厚，也可见增粗的房间隔恶性囊性病变的征象，动态增强扫描上，特别是门脉期，囊性转移癌边缘往往呈花环状强化，且部分伴有强化的壁结节。

（3）肝脓肿：临床常伴有感染症状和体征。影像学表现为蜂窝样征象，其内分隔规则，动脉期及门脉期均有强化，类似转移癌边缘的环状强化，但延迟期，肝脓肿脓腔内的液化坏死一般不强化，有别于肝转移癌的边缘强化减退，中央区造影剂充填表现，且T_2WI上肝脓肿周围可见"双环征"或"三环征"。脓肿壁主要由肉芽组织增生形成，DWI高b值时脓肿壁为低信号，而中央的脓液为高信号，与转移癌相反，可资鉴别。

（4）原发性肝细胞癌：常有肝硬化病史，结节或巨块性病灶可有包膜，下腔静脉、门静脉可有癌栓等，增强强化方式以快进快出为主要强化特点。章俞的研究认为，DCE-MRI功能成像对于肝细胞癌和肝转移癌具有一定的鉴别诊断价值，肝转移癌容量转移常数（K_{trans}）、血浆空间容积率（V_p）、肝动脉灌注指数（HPI）均明显低于肝细胞癌，差异均有统计学意义（$P < 0.05$）。

（5）肝血管瘤：MRI平扫多呈均匀的长T_1、长T_2信号影，增强扫描动脉期边缘结节状强化，其信号与同层面主动脉信号相似，随时间进展，强化逐渐向中心扩展，延迟期扫描逐渐填充，呈"快进慢出"特征。高场强的MRI对血管瘤的检出的敏感度及特异度很高，其中以T_2WI多回波技术最为重要，重复激发时间（TR）≥ 2 000 ms，回波时间（TE）为60 ms的血管瘤检出敏感度较高，随着TE的延长，血管瘤的信号逐渐增高，称之为"亮灯征"，为血管瘤的典型表现。一般血管瘤的ADC值明显高于肝转移癌。

第三节　鼻咽癌复发的影像学诊断

一、鼻咽癌原发灶复发

鼻咽癌治疗后原发部位复发在20世纪的常规放疗时代是比较常见的。进入21世纪后，随着IMRT、联合放化疗、生物免疫治疗等治疗策略的相继应用，鼻咽肿瘤区域的受照射剂量得以明显提高，原发灶局部复发率已明显降低。据文献报道，在IMRT模式下，鼻咽癌的复发率仅为1%～3%。鼻咽癌原发灶的复发与鼻咽癌T分期具有一定相关性，T_4期患者的复发率高于T_2、T_3期的患者。临床上，鼻咽癌治疗后复发多发生在2年后，复发灶在病理学上表现为复发部位新生肿瘤形成。一部分患者只有当肿瘤生长到一定大小形成占位效应，累及鼻咽壁黏膜表面发生出血、溃疡，或累及周围结构或脑神经出现相关临床症状后才就诊。大多数复发鼻咽癌就诊时为Ⅲ/Ⅳ期，主要临床表现有回吸性血痰、头痛等。目前，放疗后定期进行影像学、鼻咽镜复查随访是早期发现鼻咽癌原发灶复发的关键手段。

鼻咽癌复发按其复发部位和影像学表现形式，主要包括鼻咽腔复发、鼻咽周围结构和间隙复发、颅底复发和颅内复发等几个方面。有文献报道，鼻咽癌复发以鼻咽原发灶，或者鼻咽原发灶复发合并咽旁间隙、颅底骨质复发最为多见。其他少见复发部位还包括颅内、乳突、眼眶及外耳道等。

二、单纯鼻咽部原发部位复发的MRI和CT表现

单纯鼻咽部原发灶肿瘤在影像学上可表现为两种类型：增厚型和肿块型。增厚型复发灶为鼻咽癌复发的早期表现，临床上以肿块型更为多见（见图6-3-1）。在肿瘤复发早期，由于CT检查软组织分辨率低，平扫和增强扫描均较难以发现病灶。而MRI检查能够清楚地确定鼻咽部病灶的部位、范围，鼻咽隐窝的继发性变浅消失，对指导鼻咽镜活检有帮助。在MRI上，T_1WI呈低信号、T_2WI呈中等高信号，DWI呈高信号，*ADC*值减低。CT影像则表现为等密度软组织肿块，增强后病灶明显强化，肿瘤均可导致鼻咽腔变形、变小，患侧咽隐窝消失，周围结构及颅底骨质无肿瘤侵犯。

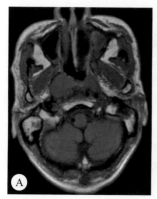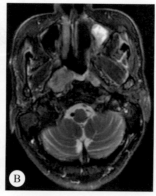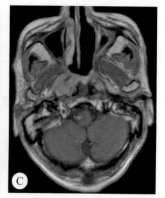

图6-3-1 患者为61岁男性，鼻咽癌放疗后2年

注：鼻咽右后侧壁见肿块，T_1WI呈稍低信号（A），T_2WI呈高信号（B），增强扫描明显强化（C），肿块累及右腭帆提肌，累及右侧椎前肌、右侧椎旁间隙。

三、单纯咽旁间隙、颅底、颅内复发的MRI和CT表现

当鼻咽腔复发肿瘤继续生长，就会侵犯咽旁间隙、颅底骨质、鼻窦和颅内。然而，如果鼻咽癌治疗后是单纯发生咽旁间隙、颅底或颅内复发，而鼻咽腔没有复发，那么临床上鼻咽内镜检查无法发现病变。由于鼻咽周围组织间隙和结构部位深在，单纯咽旁间隙、颅底、颅内复发的诊断主要依据医学影像学检查手段，这是影像学随访的重点。

复发灶影像表现与鼻咽癌初诊的周围结构侵犯表现相一致，复发灶可从多种侵犯路径侵犯扩散，表现为受侵部位正常结构消失，为肿瘤组织所代替。CT平扫呈软组织密度，增强后明显强化，受累的咽旁间隙变小、消失，颅底骨质破坏、颅底孔道破坏、扩大是脑神经受侵犯的标记，海绵窦增宽、软组织强化是海绵窦受侵犯的特征（见图6-3-2）；MRI表现为T_2WI呈高信号、T_1WI呈稍低信号，DWI呈高信号，ADC值减低，增强后明显强化。影像学评估时尤其要注意是否存在肿瘤侵犯脑神经、海绵窦、颅内结构（见图6-3-3），由于脑神经、海绵窦和

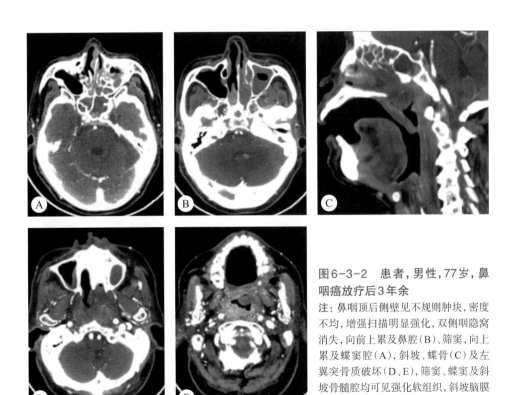

图6-3-2 患者，男性，77岁，鼻咽癌放疗后3年余

注：鼻咽顶后侧壁见不规则肿块，密度不均，增强扫描明显强化，双侧咽隐窝消失，向前上累及鼻腔（B）、筛窦，向上累及蝶窦腔（A），斜坡、蝶骨（C）及左翼突骨质破坏（D、E），筛窦、蝶窦及斜坡骨髓腔均可见强化软组织，斜坡脑膜增厚强化（C）。

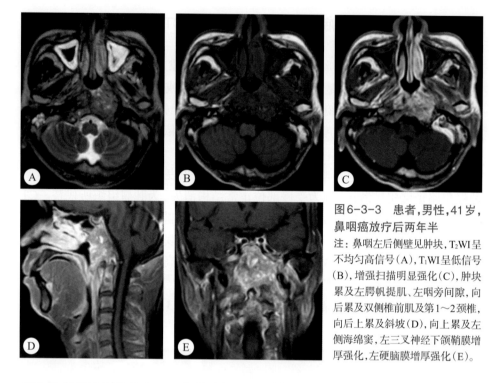

图6-3-3 患者，男性，41岁，鼻咽癌放疗后两年半

注：鼻咽左后侧壁见肿块，T_2WI呈不均匀高信号（A），T_1WI呈低信号（B），增强扫描明显强化（C），肿块累及左腭帆提肌、左咽旁间隙，向后累及双侧椎前肌及第1～2颈椎，向后上累及斜坡（D），向上累及左侧海绵窦，左三叉神经下颌鞘膜增厚强化，左硬脑膜增厚强化（E）。

颅内侵袭病灶往往较小，CT扫描有漏诊的风险，往往需要MRI增强扫描或PET-CT检查协助诊断。

四、鼻咽癌淋巴结复发

随着IMRT的应用，鼻咽癌5年区域无复发生存率超过95%，颈部淋巴结复发已成为鼻咽癌较少见的失败模式。Nancy Lee等一项165例回顾性研究发现，淋巴结复发模式中超过半数为照射野内复发，50%复发于Ⅱ区淋巴结、1例复发于Ⅲ区、2例复发于Ⅳ区；40%复发为野外复发，均发生于Ⅷ区（腮腺区）淋巴结。随着放疗医师对鼻咽癌患者生存质量的重视，腮腺保护甚至颌下腺保护的IMRT已广泛应用于临床实践中，然而随着过度保护，腮腺区及颌下淋巴结区域复发已成为近年来研究热点。参照《2013版颈部淋巴结分区指南》，腮腺区及颌下淋巴结区分别定义为Ⅷ区及Ⅰ区。由于鼻咽癌遵循逐站转移规律，跳跃性转移发生率仅为0.5%～7.9%。首诊鼻咽癌患者Ⅰ区及Ⅷ区淋巴结转移率仅分别为3%及1%，罕见区淋巴结复发特征及影像表现引起了许多学者的兴趣。2008年，Nancy Lee等研究率先报道2例Ⅷ区淋巴结复发案例，发现2例患者复发区域的首诊MRI中均存在未达诊断标准的短径介于5～8 mm的非特异性淋巴结，PET-CT检查均提示阴性，复发时PET-CT摄取率逐渐增高。随后中国台湾地区的一项回顾性研究发现腮腺淋巴结复发率为1.04%，然而该中心腮腺区复发患者治疗前MRI检查中该区域均未见淋巴结；复发时MRI表现均呈明显强化，大小介于3.3～7 mm，腮腺浅叶和深叶均可受累。随后中国科学院肿瘤医院徐国镇教授试图探讨Ⅷ区淋巴结复发的临床特征，研究发现Ⅷ区复发患者中90%伴有同侧咽后淋巴结肿大，70%发生在肿瘤中心同侧，同时边缘区复发患者中85%发生于肿瘤中心同侧腮腺中。Wang等研究也证实腮腺区淋巴结复发均可发生于腮腺浅叶与深叶。2016年，福建省肿瘤医院在一项1 852例鼻咽癌的回顾性研究中报道了9例Ⅷ区淋巴结复发，研究发现2/3的患者复发在治疗前未达阳性淋巴结诊断标准的区域，所有患者有同侧咽后及Ⅱ区淋巴结肿大，合并包膜外侵犯超过2/3，提示同侧咽后及Ⅱ区淋巴结转移并包膜外侵犯可能与Ⅷ区淋巴结复发相关，合并上述特征患者在治疗结束随访工作中应加强Ⅷ区淋巴结的随诊。

尽管颈部淋巴结复发低于5%，然而一旦复发5年生存率仅为26%～40.6%。因此，精准诊断复发与残留淋巴结显得至关重要，然而最优化诊断工具仍尚处争议中。新加坡国立大学开展一项关于细针抽吸（fine-needle aspiration, FNA）活检与CT影像对复发淋巴结诊断价值研究，这项长达7年随访时间的回顾性研究显示，FNA对诊断复发淋巴结的灵敏度、特异度、阳性预测值及阴性预测值分别为75.0%、75.0%、93.8%及37.5%，而CT扫描的阳性预测值与阴性预测值仅为78.6%和20%，提示CT影像学在诊断复发淋巴结的局限性，寻求更优的无创影像诊断工具是近年来的研究热点。常规MRI已成为当前鼻咽癌诊断、分期及治疗后随访的标准影像工具。然而有研究指出，基于形态学的诊断标准包括淋巴结大小、强化方式及坏死等不能完全反映转移性淋巴结的特性。近年来，随着功能影像的广泛应用，为精准诊断阳性淋巴结提供新的方向。一项纳入20个研究的荟萃分析结果提示：PET或PET-CT检查对淋巴结诊断灵敏度及特异度高达89%及96%，诊断精准率高达97.34%。然而值得注意的是，PET-CT在咽后淋巴结检出率上不及常规CT或MRI检查，同时对炎性增生、大面积坏死淋巴结或直径小于PET空间分辨率的转移淋巴结应警惕其假阳性及假阴性结果。近年来，基于水分子布朗运动的磁共振DWI在良恶性淋巴结鉴别中体现出一定价值。Jin等研究发现采用平均ADC值在短径介于5～10 mm良恶性淋巴结鉴别诊断的灵敏度、特异度、阳性预测与阴性预测值均高于80%，精准率达到85.1%。同样，Li等研究也证实DWI参数在转移性咽后淋巴结诊断精准率上优于基于径线标准诊断的常规MRI，灵敏度、特异度及精准率均高达95%以上。遗憾的是，目前尚未有研究应用功能MRI（如DWI）对复发或可疑复发淋巴结的鉴别及残留淋巴结的诊断，值得开展后续研究。

第四节　放射性损伤的影像学诊断

一、放射性骨坏死的病理生理学机制

放射性骨坏死（osteoradionecrosis）又称放射性骨髓炎，最早于1926年由Ewing首先描述和定义。它是指恶性肿瘤在接受大剂量放疗后，由于照射野内骨组织接受了相当的照射剂量，骨组织缺血、缺氧，骨营养缺失，骨内微环境和正常成骨与破骨活动调节功能失调，成骨细胞凋亡、绝对数量减少，局部可继发水肿、感染而导致骨髓炎。骨组织缺血、缺氧与炎症两者同时或反复交替存在，骨组织损伤形成放射性相关的骨坏死、放射性骨髓炎，放射性骨坏死病灶可静止或缓慢进展。

放射性骨坏死是放射线照射后骨组织损伤与感染综合作用的结果。它的影响因素包括肿瘤的放疗总剂量、分割放疗次数、受照射骨的部位及范围、患者基本状况（如是否有糖尿病、动脉粥样硬化、急性或慢性创伤、长期吸烟/喝酒等）、营养状态等。放射线在治疗肿瘤的同时，其邻近治疗野内骨的滋养血管壁受伤，导致无菌性动脉内膜炎。在体研究表明，当骨的受照射剂量超过50 Gy时，毛细血管内膜肿胀、管壁增厚、管腔变窄，在放疗结束数月甚至数年后可发生慢性血管栓塞。由于骨组织营养缺失而导致溶骨性骨质吸收、骨矿物质丢失，骨膜常无新骨再生。此时，一旦发生继发性感染或损伤，细菌侵入可发生放射性骨髓炎和骨坏死。

放射性骨坏死是一种慢性疾病，往往发生在放疗后半年至数年后。临床上较少见，一般病程较长，进展缓慢。该病临床症状多种多样，与骨坏死的部位、范围、是否合并感染或骨折等有关。有临床症状的放射性骨坏死对患者身心、生活均有不同程度的影响。

鼻咽癌放疗后，包括上/下颌骨及牙齿、蝶骨、颞骨、斜坡、颈椎等部位在内的颅面骨均可发生放射性骨坏死。放射性骨坏死与骨髓炎可同时存在。放射性骨坏死的诊断需结合患者恶性肿瘤放疗史、临床表现特点、影像学检查和随访、黏膜或深部组织病理学活检,应注意与鼻咽癌复发、转移相鉴别。在鼻咽癌放疗后放射性骨坏死诊断中,影像学检查有助于确定病变的部位、范围、大小及并发症,协助临床制订治疗策略。

二、影像学诊断

1. 下颌骨放射性骨坏死

下颌骨放射性骨坏死是指发生于下颌骨的骨髓坏死及硬化,甚至下颌骨通过皮肤或口腔黏膜暴露并持续超过3个月,不能够自愈。在放疗后所导致的下颌骨放射性骨坏死中,以鼻咽癌最多见,约占头颈恶性肿瘤的30%,其次是舌癌和口底癌,这与鼻咽癌治疗主要采用放疗有关。主要临床表现有骨暴露、病理性骨折、皮肤瘘管形成及分泌物排出、局部疼痛和肿胀、张口受限甚至牙关紧闭等,同时容易发生龋齿、坏死、脱落,局部感染、口臭。由于长期处于慢性炎症过程,也可继发颌周蜂窝织炎,颌骨内可形成大块死骨。放射性骨坏死分早发型和迟发型两种。早发型是指发生于放疗结束后2年内,主要是与局部受到较大剂量(>70 Gy)的照射有关;迟发型则主要是由于局部慢性缺血、缺氧微环境导致骨创伤的结果。

下颌骨放射性骨坏死可局限或广泛,根据影像学上的部位和范围,可分为3型:下颌骨体型、下颌骨升支型和混合型。常用的影像学诊断方法包括下颌骨全景摄影、CT和MRI检查。早期下颌骨放射性骨坏死,除可见牙根有感染外,骨质改变不明显。CT片可见骨皮质增厚、密度增加,可无其他影像学发现。随着时间推移,下颌骨髓腔内病变范围扩大,中央可有溶骨性破坏区和死骨形成,骨皮质不规则吸收变薄;有时发生病理性骨折,或合并颌周围软组织炎症。MRI检查在评估下颌骨放射性骨坏死的敏感度和特异度要高于CT、全景平片检查,表现为下颌骨骨髓腔内异常信号,T_1WI呈低信号、T_2WI和$T_2WI(fs)$呈高信号,病灶形态不规则,增强后急性期病灶可明显强化,慢性期病灶呈轻度强化或无强化。MRI检查还有助于评估颌周蜂窝织炎,呈长T_1、长T_2信号,境界模糊。炎症明显形成脓腔时,增强扫描可见中央无强化的液化、坏死区(见图6-4-1~图6-4-3)。有时需与化脓性骨髓炎、肿瘤复发和继发感染相鉴别。国内学者何悦等根据既往下颌骨放射性骨坏死的分类、分期方法,在回顾性分析2000—2013年诊治的99例下颌骨放射性骨坏死的临床及影像特征的基础上,提出了一个新的临床分类方法(见表6-4-1)及治疗策略(见表6-4-2)。

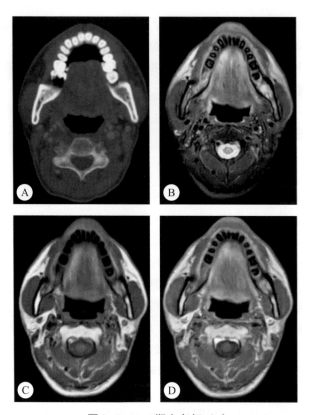

图6-4-1　0期患者（B_0S_0）

注：患者，男性，41岁，鼻咽癌放疗后8年。A. CT骨窗示双侧下颌骨骨髓腔骨梁模糊、吸收；B～D. 为同一患者MRI检查的T_2WI、T_1WI、T_1WI+C图像，病灶T_2WI（FS）明显高信号（B）、T_1WI呈稍低信号（C），增强扫描呈轻度强化（D）。

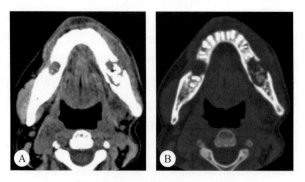

图6-4-2　Ⅰ期患者（$B_{1～2}S_1$）

注：患者，女性，62岁，鼻咽癌放化疗后5年，左后磨牙区出血1周。A. CT软组织窗示双下颌骨可见椭圆形的骨质破坏区，骨皮质变薄甚至缺损，双侧病灶内可见点状或片状的不规则高密度死骨形成，邻近的左下颌部软组织肿胀；右侧病灶最大径约13 mm，左侧病灶最大径约28 mm；B. 同层CT骨窗。

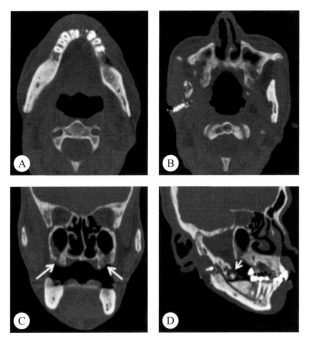

图6-4-3　Ⅱ期患者（B_2S_1）

注：患者，男性，50岁，鼻咽癌放化疗后4年，右面颊部肿胀半年余。A. CT骨窗示双下颌骨磨玻璃样骨质密度增高。B、C. CT骨窗示双下颌骨牙弥漫磨玻璃样骨质密度增高改变，皮质增厚。同时，上颌骨中后部底壁见骨质吸收、缺损（长箭头示）。B、D. 显示右侧下颌骨升支局部骨质缺损，可见游离死骨（短箭头示）和瘘管形成，直达皮肤，周围软组织肿胀，瘘管内可见高密度填塞物。

表6-4-1　下颌骨放射性骨坏死新的临床分类

骨/软组织		分　类
骨坏死 （bone necrosis, B）	B_0	无明确改变或平片仅表现为溶骨性破坏，但患者有典型的下颌骨放射性骨坏死相关临床症状，如骨暴露或疼痛
	B_1	平片的病灶最大径＜2 cm
	B_2	平片的病灶最大径≥2 cm
	B_3	病理性骨折
软组织缺损 （soft tissue defect, S）	S_0	黏膜和皮肤完整
	S_1	口腔内黏膜缺损或皮肤表面瘘管形成
	S_2	同时存在口腔内黏膜缺损和皮肤表面缺损，形成穿透性缺损

表6-4-2　下颌骨放射性骨坏死新的临床分期及治疗策略

分　期（B/S）	治　疗　策　略
0期（B_0S_0）	保守治疗
Ⅰ期（B_1S_0、B_1S_1、B_1S_2）	死骨切除＋缝合术
Ⅱ期（B_2S_0、B_2S_1、B_2S_2）	边缘切除，不需骨重建；部分骨切除并骨肌皮瓣修补；若患者有骨皮肤瘘管，则需额外的软组织肌瓣修补
Ⅲ期（B_3S_0、B_3S_1、B_3S_2）	部分骨切除并骨肌皮瓣修补；若患者有骨皮肤瘘管，则需额外的软组织肌瓣修补

2. 颅底骨放射性骨坏死

颅底骨位于鼻咽腔顶部，既是鼻咽癌容易侵犯、破坏的部分，又是鼻咽癌放疗过程中照射剂量较大的骨组织。因此，颅底骨放射性骨坏死是鼻咽癌患者放疗后最常发生的部位，包括蝶骨、颞骨、岩骨、斜坡及枕骨基底部等。此外，颅底骨也是鼻咽癌复发的好发部位之一。由于颅底骨部位深在，难以获得病理学检查证实。因此，如何在影像学上对鼻咽癌复发与放射性颅底骨坏死进行精准鉴别显得尤其重要，是制订临床决策的重要依据。临床上常见的症状包括头痛、脑神经麻痹、脑脊液漏及出血等症状。

目前，CT和MRI检查是诊断颅底骨放射性骨坏死的主要影像学方法。影像学表现与下颌骨放射性骨坏死表现相似，CT主要表现包括颅底骨骨皮质吸收、变薄、厚薄不一，骨松质内骨小梁溶解吸收形成不规则低密度坏死腔，腔内可有大小不一的致密死骨。增强扫描常仅表现为鼻咽壁软组织的线状强化，未发现明显强化的软组织肿物；若发生坏死骨脱落后出现颅底骨质缺损，如蝶窦底壁缺损、蝶骨大翼、斜坡前壁缺损，从而导致鼻咽腔与蝶窦甚至颅内相通。严重者可发生蝶骨、斜坡的骨折，颅底结构塌陷，甚至窦道形成。局部合并细菌和（或）真菌感染时，患者可有感染相关症状。咽后间隙、蝶窦、海绵窦、硬膜脑膜等受累部位可见软组织密度灶，增厚、强化，偶见广泛性脑膜炎、气颅形成。严重颅内感染时可导致患者死亡。MRI主要表现颅底骨信号异常，T_1WI呈不均匀低信号，T_2WI可呈高信号或低信号，也可呈高低混杂信号。增强扫描颅底骨病灶轻度强化，增厚的鼻咽壁软组织强化较明显，无明显肿块形成（见图6-4-4～图6-4-6）。MRI检查对于海绵窦、脑膜病变的评估准确性高于CT检查。

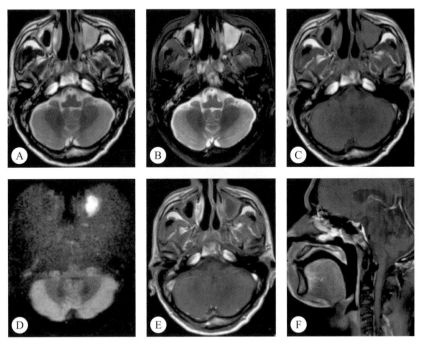

图6-4-4 患者,男性,43岁,鼻咽癌放疗后10年,左侧鼻腔流浓涕

注:A. MRI T₂WI;B. T₂WI(fs);C. T₁WI;D. DWI;E、F. T₁WI+C。该病例鼻咽部黏膜略增厚,呈线状强化。斜坡内可见T₂WI高信号、T₁WI不规则低信号灶,DWI呈低信号,增强扫描轻度强化,符合放射性骨髓炎的表现。半年后复查MRI无变化。

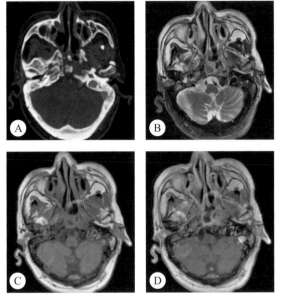

图6-4-5 患者,男性,60岁,鼻咽癌放疗后15年,1个月前复查发现鼻咽部肿物待查

注:A. CT骨窗示颅底斜坡和蝶骨骨质吸收呈低密度,中央可见斑块状致密死骨;B~D. MRI T₂WI(fs)、T₁WI、T₁WI+C,颅底骨质病灶呈周边环形的长T₁、长T₂信号,中央呈长T₁、短T₂信号,增强扫描呈环形强化。活检组织证实:组织内炎症细胞浸润和成纤维细胞增生,灶性坏死。

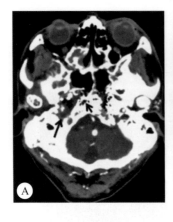 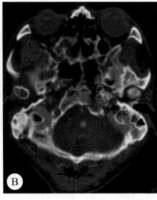

图6-4-6　患者,男性,60岁,鼻咽癌放疗后12年,头痛4个月

注: A. CT软组织窗示: 双侧咽隐窝和颅底斜坡骨髓腔内可见多发小气泡(短箭头示),增强扫描可见线样状强化的黏膜(长箭头示); B. CT骨窗示: 斜坡前缘骨质吸收、中断,髓腔内未见明显死骨形成。

3. 颈椎放射性骨坏死

颈椎放射性骨坏死可发生于鼻咽癌等头颈部肿瘤治疗结束后数年至数十年内。鼻咽癌相关的放射性骨坏死好发于上段颈椎,以第1颈椎或第2颈椎最为常见,偶尔也可发生于下段颈椎。颈椎放射性骨坏死的基本病变包括骨坏死、骨髓炎和周围软组织炎三部分。常见的临床症状主要包括颈部疼痛不适、发热,少数可引起头痛、颈髓压迫症状等。影像学检查有助于协助颈椎放射性骨坏死的诊断与鉴别诊断。

颈椎正侧位平片表现为颈椎骨皮质密度吸收、变薄,颈椎骨折和压缩改变,椎前软组织增厚,咽腔变窄,但对于较小的病灶常难以发现。CT和MRI检查是鼻咽癌放疗后复查的首选方法,也是诊断颈椎放射性骨坏死的主要影像学检查方法。

CT检查可发现坏死的颈椎骨皮质吸收、不规则变薄,甚至中断,骨松质稀疏、坏死腔形成,腔内可有致密死骨,甚至可见脱出的游离骨块,椎前软组织常见增厚,范围常较广,局部可有缺损,病变可向后累及椎管内,严重者可压迫颈髓。增强扫描颈椎周围软组织可明显强化,边缘模糊(见图6-4-7)。

MRI上主要表现为病变骨T_1WI呈低或高信号、T_2WI不均匀高低信号,增强扫描轻度强化,周围软组织病灶常明显强化,范围较广,境界模糊。MRI检查难以发现小的坏死灶。有时,颈椎放射性骨坏死可见合并骨折、椎体压缩,咽后壁软组织溃疡缺损相对常见。文献报道表明,椎旁软组织肿物并非都是由于感染所致,影像学检查难以与非感染性肉芽肿和肿瘤复发相鉴别,需通过病理学活检或随访来证实。

4. 颞骨放射性骨坏死

颞骨放射性骨坏死较下颌骨、颅底骨放射性骨坏死少见。然而,与其他部

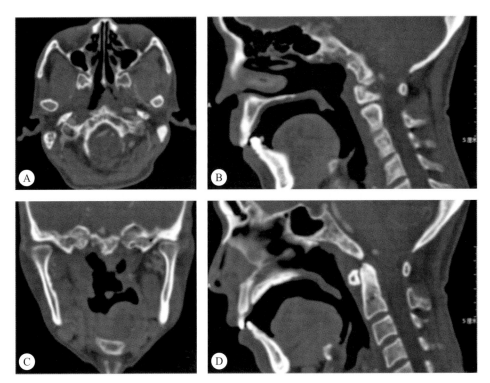

图6-4-7　患者，男性，53岁，鼻咽癌放疗后10年，4年前肿瘤复发再程放化疗，头痛半个月
注：A.CT骨窗示：左侧咽隐窝黏膜增厚，枕骨基底部骨髓腔密度减低；B、C.骨窗示：斜坡右前缘骨质吸收、缺损，左侧咽隐窝黏膜增厚，咽隐窝变浅；D.骨窗示：枢椎齿状突骨髓腔密度增高。鼻咽病理学活检未见肿瘤复发。

位相比，更容易合并葡萄球菌等细菌感染，常发生在鼻咽、鼻窦、眼眶及脑部的恶性肿瘤放疗后。常见的临床症状有听力丧失，其他症状包括耳鸣、耳溢液、耳痛，甚至有胆脂瘤形成。影像学检查可以评估颞骨放射性骨坏死的部分、大小及其他并发症。颞骨放射性骨坏死可分局限型和弥漫型两种。后者主要是颞骨直接接受大剂量放射线照射导致的，一旦发生，易于导致局部颞耳部、脑内及脑神经炎症等并发症。鼻咽癌放疗后相关的颞骨骨坏死非常少见，主要是颞骨骨板局限性的骨质破坏、坏死及缺损改变，有时可出现软组织增厚、强化。组织内小气泡说明合并感染。

三、失神经性或营养性肌萎缩

　　神经干或神经元损伤后其支配区的肌肉失去了神经的调节作用发生营

养障碍而引起的肌肉萎缩称为失神经性肌萎缩（denervation muscular atrophy, DNMA）或营养性肌萎缩。DNMA可因支配相应骨骼肌的运动神经受肿瘤侵犯、创伤或手术损伤引起，下面主要介绍鼻咽癌放疗后放射性脑神经损伤引起的DNMA。既往大多数人均认为周围神经对放射线较抗拒，对放射性神经损伤的认识不足。随着放疗患者生存期的延长及人们对生存质量要求的提高，周围神经放射损伤逐渐受到重视。据文献报道，鼻咽癌放疗后脑神经损伤发生率为5%～20%，这主要与照射剂量、照射技术及患者生存时间有关。

放射性脑神经损伤可以发生于放疗后任何时间，但以3～7年多见。各支脑神经损害潜伏期有所差异。视神经损伤潜伏期最短，中位潜伏期为1～2年；第Ⅸ～Ⅻ对脑神经损伤潜伏期较长，为5～6年。随访时间的长短会影响其发生率的计算。据孔琳等报道放射性脑神经损伤的5年累积发生率为10.3%，10年累积发生率为25.4%，累积发生率曲线呈上升的趋势，说明随着生存时间的延长，放射性脑神经损伤的发生率会逐年增加，如果随访时间不够长会低估放射性脑神经损伤的发生率。

1. 诊断

鼻咽癌初诊时有13%～25%的患者伴有脑神经侵犯，以三叉神经和展神经最为多见，第Ⅸ～Ⅻ对脑神经侵犯相对少见，而放射性神经损伤则以第Ⅸ～Ⅻ对脑神经损伤最为多见。从目前资料来看，任何一支脑神经均可发生放射性损伤，舌下神经损伤发生率最高，迷走神经损伤次之。第Ⅻ与Ⅹ对脑神经放射性损伤最多见，可能与颈部直接受照射有关；而出现三叉神经放射性损伤症状占第3位，可能是由于三叉神经的中枢神经核团分布范围最长，放射野选择时不易避开其神经中枢核团。

在诊断DNMA时的MRI要求：① MRI序列，需有T_1WI，加脂肪抑制的T_2WI（FS-T_2WI），最好用短时反转恢复序列（STIR）+脂肪抑制的增强后的T_1WI（Gd-FS-T_1WI）；② 体位端正，因为常需有健侧肌肉的MRI（信号、体积、大小等）作为对比，才能得出精准的诊断。

CT与MRI表现为受累肌群与相应脑神经运动支支配区相一致，三叉神经下颌支支配咀嚼肌（咬肌、颞肌、翼内肌、翼外肌）、二腹肌前腹、茎突舌骨肌、鼓膜张肌、腭帆张肌；迷走神经运动支分布于咽喉部肌肉及部分软腭；副神经支配胸锁乳突肌和斜方肌；舌下神经支配舌内、外肌。在颅底，三叉神经下颌支经卵圆孔出颅，舌下神经经舌下神经管出颅，而第Ⅸ～Ⅺ对脑神经均经颈静脉孔出（入）颅；在上颈部，第Ⅸ～Ⅻ对脑神经与颈内动静脉伴行，相互关系密切。

MRI上有以下4种特征性表现。

（1）T_2WI高信号：即T_2弛豫时间延长，是DNMA-MRI的最重要、最常见的特征。有时需采用STIR，否则不能发现DNMA的高信号。

T_2WI高信号的病理生理学基础是DNMA的肌微纤维（或称原纤维、肌浆）萎缩，纤维间隙增大，细胞外水分增多。Polak等在动物实验中发现，结扎动物的坐骨神经后，失神经支配的肌肉的含水总量虽无改变，但肌微纤维却萎缩了，细胞内含水比例降低，而细胞外含水比例升高。由于细胞外水的T_2弛豫时间比细胞内水的T_2弛豫时间长得多，因此上述细胞内、外水所占比例的小变化，就会在T_2WI上引起信号强度的大变化。也就是说，在T_2WI上所见的DNMA的高信号，是细胞外水比例增大的反映。此种T_2延长被视为"水肿样（edema-like）"现象，而非真正水肿（组织的水分增加）。

（2）异常强化：即静注对比剂后在T_1WI上DNMA明显增强，而正常的肌肉仅轻微增强。以在Gd-FS-T_1WI上观察为佳，加了脂肪抑制，一方面可排除脂肪高信号的干扰；另一方面脂肪的高信号被除去后，图像上的灰阶缩窄了，通过调节窗宽、窗位，可以使次高信号的对比度增高，因而易于分辨。异常强化也是DNMA-MRI常见的征象。DNMA异常强化的病理生理学基础：① 毛细血管密度增大，血流灌注增加；② 细胞外间隙增大，如眼外肌的增强明显大于一般肌肉，就是其特有的血管丰富和血管外、细胞外空隙的宽大所致。

（3）肌肉萎缩：即肌肉体积缩小，肌肉萎缩的病理生理学基础为肌微纤维萎缩，肌肉体积因而缩小。

（4）脂肪性变：即DNMA在T_1WI上呈高信号。脂肪性变的病理生理学基础是肌肉不同程度地为脂肪所取代，故又称为脂肪取代或脂肪浸润。出现脂肪性变，提示肌肉的失神经支配病理已发展至末期，不能再恢复。

DNMA-MRI的以上4种表现如改用CT检测，则只能检出后两种。所以CT诊断DNMA的敏感度和精准率很低，因而CT诊断阴性者不可排除DNMA。但CT检查对于显示早期肌萎缩改变如正常肌腹的外突轮廓消失、邻近脂肪间隙增宽优于MRI。

DNMA的MR表现随时间而变化。急性期的特征性表现为肌肉体积增大、T_2WI高信号及异常强化，无脂肪性变。亚急性期及慢性早期可见T_2WI高信号及异常强化，同时伴有肌肉的轻度萎缩、轻微脂肪性变。慢性期的MR特征为广泛脂肪性变及肌肉萎缩，而没有T_2WI高信号及异常强化。

Russo等根据MR表现的变化报道了DNMA各时期的持续时间，建议急性期相当于首发神经症状的1个月以内，亚急性期为1～20个月，慢性期为20个月以上。

2. 鉴别诊断

（1）放疗后鼻咽癌复发：有学者指出除非经 MRI 等仔细检查，排除了累及同侧相应支配神经的鼻咽癌复发才可考虑放射损伤的可能。放射性脑神经损伤以第Ⅸ～Ⅻ对脑神经损伤为多见，常不伴有头痛，病情进展缓慢，鼻咽及颈部未见肿物，颈部纤维化明显，常与其他放射损伤并存。对前组脑神经损害同时伴有剧烈头痛、病情进展较快者，首先考虑为肿瘤。

（2）放疗后残留的病灶：根据放疗前是否存在 DNMA 可予以鉴别。

（3）同时存在放疗后神经损伤引起的 DNMA 与肌肉被鼻咽癌浸润。如果同一块肌肉在 MRI 上出现信号不同的两个部分，一部分肌肉与鼻咽癌连成一体，信号也与鼻咽癌相同；另一部分肌肉不与鼻咽癌连接，其信号也不同于鼻咽癌，而呈 DNMA 特有的信号。提示前者已被鼻咽癌扩展浸润成为鼻咽癌的一部分，此时应作为大体肿瘤靶区（gross tumor volume, GTV）；而后者则为DNMA，不应作为 GTV。所以对于这两部分必须严格区分，决不可混淆。勾画靶区时，可利用 T_2WI 和 Gd-T_1WI 上鼻咽癌和 DNMA 各自不同的信号特征：在 T_2WI 上 DNMA 的信号大多高于鼻咽癌，但也有相反的；在 Gd-T_1WI 上鼻咽癌的信号一般高于 DNMA。如对比不明显，则可参照其他序列和体位的 MRI。还有一种现象必须指出：当鼻咽癌病灶巨大时，会将 DNMA 侵占，推挤到一个角落上，甚至只留下一点点 DNMA，这时 DNMA 已完全失去原有的外貌，极易被误诊。但如能牢记鼻咽癌和 DNMA 的信号差别与解剖位置，则仍可精准地解读复杂的图像。

参 考 文 献

[1] Ahn S J, An C S, Koom W S, et al. Correlations of 3T DCE-MRI quantitative parameters with microvessel density in a human-colorectal-cancer xenograft mouse model[J]. Korean J Radiol, 2011, 12(6): 722-730.

[2] Brouwer J, de Bree R, Comans E F I, et al. Positron emission tomography using [^{18}F] fluorodeoxyglucose (FDG-PET) in the clinically negative neck: is it likely to be superior [J]. Eur Arch Otorhinolaryngol, 2004, 261(9): 479-483.

[3] Chawla S, Kim S, Loevner L A, et al. Prediction of disease-free survival in patients with squamous cell carcinomas of the head and neck using dynamic contrast-enhanced MR imaging[J]. AJNR Am J Neuroradiol, 2011, 32(4): 778-784.

[4] Cheung J P, Wei W I, Luk K D. Cervical spine complications after treatment of nasopharyngeal carcinoma[J]. Eur Spine J, 2013, 22(3): 584-592.

[5] Curtin H D, Ishwaran H, Mancuso A A, et al. Comparison of CT and MR imaging in staging

of neck metastases[J]. Radiol, 1998, 207(1): 123−130.

[6]　De Bondt R B J, Hoeberigs M C, Nelemans P J, et al. Diagnostic accuracy and additional value of diffusion-weighted imaging for discrimination of malignant cervical lymph nodes in head and neck squamous cell carcinoma[J]. Neuroradiology, 2009, 51(3): 183−192.

[7]　De Felice F, Musio D, Tombolini V. Osteoradionecrosis and intensity modulated radiation therapy: An overview[J]. Crit Rev Oncol Hematol, 2016, 107: 39−43.

[8]　Deshpande S S, Thakur M H, Dholam K, et al. Osteoradionecrosis of the mandible: through a radiologist's eyes[J]. Clin Radiol, 2015, 70(2): 197−205.

[9]　Grégoire V, Ang K, Budach W, et al. Delineation of the neck node levels for head and neck tumors: a 2013 update. DAHANCA, EORTC, HKNPCSG, NCIC CTG, NCRI, RTOG, TROG consensus guidelines[J]. Radiother Oncol, 2014, 110(1): 172−181.

[10]　Ha S, Lee C H, Kim B H, et al. Paradoxical uptake of Gd-EOB-DTPA on the hepatobiliary phase in the evaluation of hepatic metastasis from breast cancer: is the "target sign" a common finding?[J]. Magn Reson Imaging, 2012, 30(8): 1083−1090.

[11]　Heusch P, Sproll C, Buchbender C, et al. Diagnostic accuracy of ultrasound, ^{18}F-FDG-PET/CT, and fused ^{18}F-FDG-PET-MR images with DWI for the detection of cervical lymph node metastases of HNSCC[J]. Clin Oral Investig, 2014, 18(3): 969−978.

[12]　He Y, Liu Z, Tian Z, et al. Retrospective analysis of osteoradionecrosis of the mandible: proposing a novel clinical classification and staging system[J]. Int J Oral Maxillofac Surg, 2015, 44(12): 1547−1557.

[13]　Ho F C H, Tham I W K, Earnest A, et al. Patterns of regional lymph node metastasis of nasopharyngeal carcinoma: a meta-analysis of clinical evidence[J]. BMC Cancer, 2012, 12(1): 98.

[14]　Kanematsu M, Kondo H, Goshima S, et al. Imaging liver metastases: review and update [J]. Eur J Radiol, 2006, 58(2): 217−228.

[15]　Kau R J, Alexiou C, Laubenbacher C, et al. Lymph node detection of head and neck squamous cell carcinomas by positron emission tomography with fluorodeoxyglucose F 18 in a routine clinical setting[J]. Arch Otolaryngol Head Neck Surg, 1999, 125(12): 1322−1328.

[16]　Kim S, Loevner L A, Quon H, et al. Prediction of response to chemoradiation therapy in squamous cell carcinomas of the head and neck using dynamic contrast-enhanced MR imaging[J]. AJNR Am J Neuroradiol, 2010, 31(2): 262−268.

[17]　Kim Y K, Lee J M, Kim C S. Gadobenate dimeglumine-enhanced liver MR imaging: value of dynamic and delayed imaging for the characterization and detection of focal liver lesions [J]. Eur Radiol, 2004, 14(1): 5−13.

[18]　King A D, Griffith J F, Abrigo J M, et al. Osteoradionecrosis of the upper cervical spine: MR imaging following radiotherapy for nasopharyngeal carcinoma[J]. Eur J Radiol, 2010, 73(3): 629−635.

[19]　Krabbe C A, Pruim J, Dijkstra P U, et al. ^{18}F-FDG PET as a routine posttreatment surveillance tool in oral and oropharyngeal squamous cell carcinoma: a prospective study[J]. J Nucl Med, 2009, 50(12): 1940−1947.

[20] Kuo T J, Leung C M, Chang H S, et al. Jaw osteoradionecrosis and dental extraction after head and neck radiotherapy: A nationwide population-based retrospective study in Taiwan [J]. Oral Oncol, 2016, 56: 71-77.

[21] Kyzas P A, Evangelou E, Denaxa-Kyza D, et al. ^{18}F-fluorodeoxyglucose positron emission tomography to evaluate cervical node metastases in patients with head and neck squamous cell carcinoma: a meta-analysis[J]. J Nati Cancer Inst, 2008, 100(10): 712-720.

[22] Lambert E M, Gunn G B, Gidley P W. Effects of radiation on the temporal bone in patients with head and neck cancer[J]. Head Neck, 2016, 38(9): 1428-1435.

[23] Lam W W M, Chan Y L, Leung S F, et al. Retropharyngeal lymphadenopathy in nasopharyngeal carcinoma[J]. Head Neck, 1997, 19(3): 176-181.

[24] Lin S, Pan J, Han L, et al. Nasopharyngeal carcinoma treated with reduced-volume intensity-modulated radiation therapy: report on the 3-year outcome of a prospective series [J]. Int J Radiat Oncol Biol Phys, 2009, 75(4): 1071-1078.

[25] Lyshchik A, Higashi T, Asato R, et al. Cervical lymph node metastases: diagnosis at sonoelastography — initial experience[J]. Radiology, 2007, 243(1): 258-267.

[26] Mack M G, Balzer J O, Straub R, et al. Superparamagnetic iron oxide-enhenced MR image of head and neck lymph nodes[J]. Radiol, 2002, 222(1): 239-242.

[27] Monteil J, Maubon A, Leobon S, et al. Lymph node assessment with ^{18}F-FDG-PET and MRI in uterine cervical cancer[J]. Anticancer Res, 2011, 31(11): 3865-3871.

[28] Nakamoto Y, Tamai K, Saga T, et al. Clinical value of image fusion from MR and PET in patients with head and neck cancer[J]. Mol Imaging Biol, 2009, 11(1): 46-53.

[29] Padhani A R, Liu G, Mu-Koh D, et al. Diffusion-weighted magnetic resonance imaging as a cancer biomarker: consensus and recommendations[J]. Neoplasia, 2009, 11(2): 102-125.

[30] Phillips J M, Thibodeaux J D, Nathan C. Skull base osteomyelitis and bisphosphonate use in multiple myeloma: report of two cases and literature review[J]. Laryngoscope, 2010, 120(4): S175.

[31] Rojas Llimpe F L, Di Fabio F, Ercolani G, et al. Imaging in resectable colorectal liver metastasis patients with or without preoperative chemotherapy: results of the PROMETEO-01 study[J]. Br J Cancer, 2014, 111(4): 667-673.

[32] Som P M. Detection of metastasis in cervical lymph nodes: CT and MR criteria and differential diagnosis[J]. AJR Am J Roentgenol, 1992, 158(5): 961-969.

[33] Song B I, Lee S W, Jeong S Y, et al. ^{18}F-FDG uptake by metastatic axillary lymph nodes on pretreatment PET/CT as a prognostic factor for recurrence in patients with invasive ductal breast cancer[J]. J Nucl Med, 2012, 53(9): 1337-1344.

[34] Stoeckli S J, Haerle S K, Strobel K, et al. Initial staging of the neck in head and neck squamous cell carcinoma: A comparison of CT, PET/CT, and ultrasound-guided fine-needle aspiration cytology[J]. Head neck, 2012, 34(4): 469-476.

[35] Stoeckli S J, Haerle S K, Strobel K, et al. Initial staging of the neck in head and neck squamous cell carcinoma: A comparison of CT, PET/CT, and ultrasound-guided fine-needle aspiration cytology[J]. Head neck, 2012, 34(4): 469-476.

[36] Stuckensen T, Kovács A F, Adams S, et al. Staging of the neck in patients with oral cavity

squamous cell carcinomas: a prospective comparison of PET, ultrasound, CT and MRI［J］. J Craniomaxillofac surg, 2000, 28(6): 319−324.

［37］ Vandecaveye V, De Keyzer F, Vander Poorten V, et al. Head and neck squamous cell carcinoma: value of diffusion-weighted MR imaging for nodal staging［J］. Radiol, 2009, 251(1): 134−146.

［38］ Vandecaveye V, De Keyzer F, Vander Poorten V, et al. Head and neck squamous cell carcinoma: value of diffusion-weighted MR imaging for nodal staging［J］. Radiology, 2009, 251(1): 134−146.

［39］ van den Brekel M W, Castelijns J A, Snow G B. The size of lymph nodes in the neck on sonograms as a radiologic criterion for metastasis: how reliable is it［J］. AJNR Am J Neuroradiol, 1998, 19(4): 695−700.

［40］ van den Brekel M W M. Lymph node metastases: CT and MRI［J］. Eur J Radiol, 2000, 33(3): 230−238.

［41］ van den Brekel M W M, Stel H V, Castelijns J A, et al. Cervical lymph node metastasis: assessment of radiologic criteria［J］. Radiol, 1990, 177(2): 379−384.

［42］ Yamazaki Y, Saitoh M, Notani K, et al. Assessment of cervical lymph node metastases using FDG-PET in patients with head and neck cancer［J］. Ann Nucl Med, 2008, 22(3): 177−184.

［43］ Yao M, Smith R B, Hoffman H T, et al. Clinical significance of postradiotherapy［^{18}F］-fluorodeoxyglucose positron emission tomography imaging in management of head-and-neck cancer — a long-term outcome report［J］. Int J Radiat Oncol Biol Phys, 2009, 74(1): 9−14.

［44］ Yoon D Y, Hwang H S, Chang S K, et al. CT, MR, US, ^{18}F-FDG PET/CT, and their combined use for the assessment of cervical lymph node metastases in squamous cell carcinoma of the head and neck［J］. Eur Radiol, 2009, 19(3): 634−642.

［45］ 陈炬辉,宗井凤,吴君心,等.根治性放疗后远处转移鼻咽癌患者的预后分析［J］.中华肿瘤杂志,2015,37(3):216−221.

［46］ 何悦,刘忠龙,代天国,等.放射性下颌骨坏死的BS临床分类及治疗策略［J］.中国肿瘤临床,2015,42(16):817−826.

［47］ 黄鼎祥.磁共振弥散加权成像联合增强扫描在肝脏良恶性病变鉴别诊断中的价值探讨［J］.实用肝脏病杂志,2015,18(1):84−86.

［48］ 雷军强,马文婷,王寅中,等.特异性肝胆对比剂钆塞酸二钠对肝转移瘤的诊断价值的Meta分析［J］.中国循证医学杂志,2015,15(12):1378−1386.

［49］ 卢泰祥,韩非,李嘉欣.复发鼻咽癌临床研究进展［J］.中国癌症杂志,2008,18(8):661−666.

［50］ 骆斌.MRI扩散加权成像对肝脏常见肿瘤的诊断与鉴别价值［J］.中国卫生标准管理,2015,6(20):167−169.

［51］ 潘建基,陆嘉德,陈韵彬,等.鼻咽癌［M］.上海:上海科技教育出版社,2010:227−228.

［52］ 石木兰.肿瘤影像学［M］.北京:科学出版社,2003:546.

［53］ 王悦.超声对鼻咽癌颈部转移淋巴结的诊断价值［J］.肿瘤防治研究,2000,27(5):389−390.

［54］ 谢国丰, 曹卡加, 胡丹, 等. 111例鼻咽癌复发部位的分析［J］. 中国肿瘤, 2010, 19(1)：67–69.

［55］ 张发林, 雍昉. 鼻咽癌囊性肺转移2例［J］. 中国医学影像技术, 2008, 24(11)：1688.

［56］ 章俞, 胡红杰, 赵振华. 动态对比增强MRI功能成像参数对肝细胞肝癌和肝转移瘤的鉴别诊断价值［J］. 临床放射学杂志, 2016, 35(9)：1376–1380.

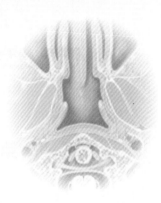

第七章

鼻咽癌的病理学诊断

欧 丹

肿瘤确诊的"金标准"是病理组织学诊断。尽管鼻咽癌在我国高发，但是为了便于国际交流，目前统一采用世界卫生组织（WHO）的病理学分型标准，即非角化性癌、角化性鳞状细胞癌、基底细胞样鳞状细胞癌。不同类型的鼻咽癌病理表现特征不一致，生物学行为不一致，预后也不同。

[通信作者] 欧丹，Email: dan.ou@qq.com

第一节　鼻咽癌的分型

鼻咽癌是指起源于鼻咽黏膜上皮,在光镜、电镜下显示有鳞状分化特征的鼻咽恶性肿瘤,不包括发生于该部位的其他恶性肿瘤,如腺癌、涎腺来源的癌。

一、鼻咽癌的大体分型

鼻咽癌最常见于鼻咽侧壁,尤其是咽隐窝,其次为鼻咽顶壁。有报道将鼻咽癌大体分为结节型、菜花型、溃疡型和浸润型4个类型。肿瘤早期一般表现为局部黏膜苍白粗糙或轻度隆起,表面可有或无溃疡形成。黏膜下浸润型鼻咽癌黏膜可无明显的异常改变,表现为平坦浸润性外观,肿瘤在黏膜下浸润性生长。

二、鼻咽癌的组织病理学分型

根据1978年WHO的分型标准,鼻咽癌的病理组织学分为3型:1型为鳞状细胞癌,2型为非角化性癌,3型为未分化癌。

1991年WHO鼻咽癌病理组织学分型,保留了角化性鳞状细胞癌,而将2型和3型合并为非角化性癌。角化性鳞状细胞癌又分为分化好与中等、分化差2个亚型,非角化性癌又分为分化型和未分化型2个亚型。在所有鼻咽癌中,角化性鳞状细胞癌在低发区的发生率要高于高发区。

2003年WHO鼻咽癌的病理组织类型分为以下3型:非角化性癌(non-keratinizing carcinoma)、角化性鳞状细胞癌(keratinizing squamous cell carcinoma)和基底细胞样鳞状细胞癌(basaloid squamous cell carcinoma, BSCC)。

第二节　鼻咽癌的病理类型及其特点

一、非角化性癌

非角化型癌分为2种亚型:分化型和未分化型。在肿瘤活检样本中观察到

2种亚型时,可以根据优势亚型分型,或者诊断为具有2种亚型特征的非角化性癌。东南亚一些国家以及我国南方和东南沿海地区该类型鼻咽癌占95%以上。

未分化型癌较分化型癌更常见,其特点为合胞体样大肿瘤细胞,排列呈巢状,细胞边界不清,圆形或卵圆形细胞核,可呈空泡状或染色质密集,核仁大而居中;细胞质少,嗜酸性或双亲性;可有原始鳞状分化的小灶细胞,嗜酸性胞质更多,细胞边界更清晰。

分化型癌细胞呈复层排列,似膀胱移行细胞癌。分化型癌细胞边界清晰,有时有模糊的细胞间桥,偶可见角化细胞;与未分化型癌相比,细胞通常略小,核质比更低,核染色质更丰富,核仁相对不明显。

非角化性癌间质可存在凝血性坏死,有时坏死范围广泛;淋巴细胞和浆细胞的密度变异性较大,部分癌巢内无或罕见淋巴细胞,而在另一部分癌组织中,丰富的淋巴细胞和浆细胞可浸润癌巢,将其分解成小簇细胞甚至单个细胞,使癌细胞的上皮性特征不明显。

免疫组织化学染色特点:几乎所有肿瘤细胞广谱角蛋白(pan-cytokeratin)如AE1/AE3、MNF-116强阳性表达,高分子量角蛋白如cytokeratin5/6、34βE12呈强阳性表达,而低分子量角蛋白如CAM5.2通常呈弱阳性表达,有时呈斑块状。细胞角蛋白7和细胞角蛋白20均为阴性。在未分化型癌中,细胞角蛋白免疫染色特征为细小的胞质围绕大细胞核形成短狭的突起向外延伸;淋巴细胞浸润分离肿瘤巢,形成独特的网状图案。在分化型癌中,由于细胞质更丰富,肿瘤细胞角蛋白染色呈多边形。上皮细胞膜抗原(epithelial membrane antigen, EMA)呈局灶状阳性,大部分病例P63强阳性。间质中特别是在肿瘤巢内部和周围,混合T淋巴细胞和B淋巴细胞,以T淋巴细胞为主。浆细胞为多克隆性,另有数量不等散在的S-100阳性树突状细胞。有研究报道,以下特征可能提示良好的预后:高密度的树突状细胞、间质大量淋巴细胞浸润以及低密度的颗粒酶B阳性细胞毒性细胞。

不论患者的种族背景如何,几乎所有的非角化性鼻咽癌病例中与EBV相关。检测EBV最简单且相对可靠的方法是原位杂交检测EB病毒编码的小RNA(EB virus encoded small RNA, EBER),其在EBV潜伏感染的细胞中大量存在。对于原发不明的转移性非角化性癌,EBER阳性结果也强烈提示鼻咽来源可能性大。

二、角化性鳞状细胞癌

角化性鳞状细胞癌与头颈部其他部位原发鳞状细胞癌形态类似,在光镜下可见明显的鳞状分化特征，广泛细胞间桥和（或）角化形成。按分化程度可进一步分为高（最常见）、中、低分化。肿瘤通常以不规则巢状生长，丰富的间质有数量不一的淋巴细胞、浆细胞、嗜中性粒细胞和嗜酸性粒细胞浸润。肿瘤细胞呈多角形或复层，细胞边界清晰，由细胞间桥分隔。癌巢中央或表面细胞多见嗜酸性玻璃状胞质，有时可见张力纤维，偶有角化珠形成。细胞核经常显示色素沉着，核多形性程度不一。表面上皮有时可见原位癌改变，欧美国家该类型鼻咽癌约占25%。

免疫组织化学染色特点：与非角化性癌相同。

由放射引起的角化性鳞状细胞癌与EBV感染无关。而原发的角化性鳞状细胞癌与EBV感染的关系，尚未有统一结论。总的来说，与非角化癌相比，角化性鳞状细胞癌患者抗EBV IgA滴度更低或呈阴性。原位杂交检测显示，EBER常集中在分化较差的细胞中（围绕癌巢的基底细胞），但在明显鳞状分化的细胞中检测不到。

三、基底细胞样鳞状细胞癌

基底细胞样鳞状细胞癌发病率极低，形态与其他部位头颈部基底细胞样鳞状细胞癌相同。基底细胞样鳞状细胞癌有两种成分，即基底细胞和鳞状细胞。基底细胞较小，细胞核染色质丰富而无核仁，细胞质少。细胞排列紧密，呈小叶结构生长，常见粉刺样坏死。基底细胞样鳞状细胞癌区别于鳞状细胞癌的特异性特征为含有阿利新蓝/过碘酸雪夫（Alcian blue/periodic acid schiffs, AB/PAS）染色阳性的小囊泡和间质透明化。基底细胞样鳞状细胞癌总是伴有鳞癌成分（原位癌或浸润性角化性癌），后者通常位于表浅，也可表现为基底细胞肿瘤巢内的局灶鳞状细胞分化。转移灶可能表现为基底细胞癌、鳞状细胞癌，或两者均有。

免疫组织化学染色特点：基底细胞样鳞状细胞癌表达细胞角蛋白和EMA，但阳性细胞数量变异大。为避免假阴性结果，推荐使用混合细胞角蛋白抗体（如CAM 5.2、AE1/3）。针对高分子量细胞角蛋白的抗体34β E12对基底细胞的检测最为敏感。

基于数量有限的文献提示，鼻咽基底细胞样鳞状细胞癌多与EBV相关，而在头颈其他部位发生的相同类型的肿瘤则与EBV不相关。

参 考 文 献

［ 1 ］ Barnes L, Eveson J, Reichart P, et al. World Health Organization classification of tumours. Pathology and genetics of head and neck tumours［M］. Lyon: IARC Press, 2005: 84－99.

［ 2 ］ Petersson F. Nasopharyngeal carcinoma: A review［J］. Semin Diagn Pathol. 2015, 32(1): 54－73.

［ 3 ］ Shanmugaratnam K, Sobin L H. Histological typing of tumours of the upper respiratory tract and ear［M］. 2nd ed. Heidelberg: Springer-Verlag, 1991.

［ 4 ］ Shanmugaratnam K, Sobin L H. Histological typing of upper respiratory tract tumours ［M］. Geneva: World Health Organization, 1978.

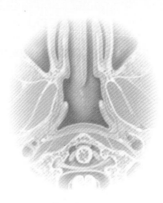

第八章

隐匿性鼻咽癌的诊断

杜成润　应红梅

隐匿性鼻咽癌指的是可能来源于鼻咽部的原发不明颈部淋巴结转移性癌。这部分患者常常包括在颈部原发不明转移性癌当中。单独探讨隐匿性鼻咽癌诊断和治疗的研究较少。但是，众所周知，我国鼻咽癌与其他头颈部癌的生物学行为存在较大差异，因此，若能鉴别出隐匿性鼻咽癌，运用其特异性的诊疗方案，将有助于提高疗效，同时降低不良反应。

本章将讨论在现代影像学（MRI和PET-CT为代表技术）和内镜技术广泛应用条件下，隐匿性鼻咽癌的特点及其诊疗策略。

［通信作者］　应红梅，Email: yinghm@hotmail.com

第一节　鼻咽部病灶的病理学确诊率

　　隐匿性癌（occult carcinoma, OC）又称原发不明转移性癌，是指经病理学检查明确的转移性癌，但是经过系统检查并没有发现原发病灶。在不同时期，由于检查技术不同，对隐匿性癌的研究的解读存在较大差异。以往认为，隐匿性癌以转移灶为首发表现，因此都具有高转移性和预后较差的特点。但近几十年，研究表明隐匿性癌的生物学行为还受到原发来源部位的影响，治疗方案建议按照可能的原发灶给予特异性治疗。

　　由于鼻咽部解剖位置深在，且存在黏膜下生长、微小原发病灶的特点，若临床考虑原发肿瘤来源于鼻咽部，必须仔细寻找鼻咽活检点，提高病理学诊断的阳性率，争取获取直接病理学检查证据。因为，隐匿性鼻咽癌作为一种排除性诊断方法，必须排除所有可能存在原发灶的部位。

　　为了提高鼻咽部活检病理学的确诊率，建议联合应用鼻咽 MRI、鼻咽内镜检查和间接鼻咽镜检查等多种手段。

一、鼻咽部 MRI 检查

　　MRI检查因其良好的软组织分辨率，不仅在鼻咽癌分期中的作用得到确定，而且在早期发现和诊断鼻咽癌中也得到了验证。King 等研究发现，鼻咽部MRI检查诊断鼻咽癌的敏感度、特异度和精准率分别为100%、93%和95%，而鼻咽内镜检查分别为90%、93%和92%，鼻咽内镜检查联合活检分别为95%、100%和98%。可见，鼻咽部MRI检查敏感度最高，对于早期发现微小病灶具有重要作用。

二、鼻咽内镜

　　鼻咽内镜包括电子鼻腔镜（硬镜）和纤维鼻咽镜，在早期鼻咽癌的诊断中得到认可。Sham 等对130例EBV血清学抗体阳性，但常规检查未发现异常的患者行纤维鼻咽镜检查并活检，结果发现7例鼻咽癌，主要部位为咽隐窝内。

三、间接鼻咽镜

虽然鼻咽内镜已广泛应用,但是在患者配合良好的情况下,应用间接鼻咽镜能够便捷地检查鼻咽部并活检,同时相对于纤维鼻咽镜能够获得更多的活检组织。对于发生于顶前壁、咽鼓管圆枕后方的微小病灶,间接鼻咽镜检查可获得相较于鼻咽内镜更好的观察效果,便于更精准地进行活检(见图8-1-1)。

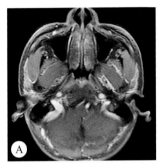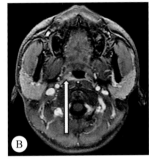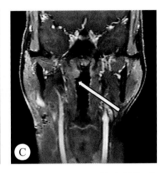

图8-1-1　患者,男性,21岁。因"右颈部肿块2个月"就诊,行切除活检证实为转移性低分化鳞状细胞癌

注:A. 鼻咽部MRI检查示鼻咽顶后部增厚。鼻咽内镜检查发现顶壁淋巴结组织增生可能,鼻咽部活检病理学检查示:淋巴组织增生(鼻咽顶后壁);B. 间接鼻咽镜可见右侧咽鼓管圆枕后方可见新生物(箭头示);C. 冠状位MRI检查显示鼻咽右侧耳咽管隆突明显增大,黏膜增厚(箭头示),该部位病理学活检确诊为非角化性癌,未分化型。

四、其他方法

对于黏膜下病变,肿瘤表面黏膜光滑完整,肿瘤呈浸润性生长,侵犯颅底甚至颅内,经多次活检,未获得病理学确诊,对于此类病灶可行手术切除活检,明确病理。对肿瘤向咽旁侵犯者,可行经口超声引导下咽旁肿块穿刺获得诊断。

对于仅出现鼻咽病灶的病例(T_xN_0),患者常以头痛、脑神经症状就诊。若经过上述方法,多次活检还未能获得病理学诊断,就需要考虑其他少见鼻咽部疾病的可能,如鼻咽部髓外浆细胞瘤(见图8-1-2)。

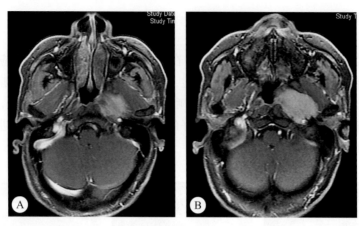

图8-1-2　患者，男性，45岁，因"咽喉部异物感1个月"就诊，MRI检查示左侧咽旁肿块，首先考虑鼻咽癌。但经2次活检未获得恶性证据

注：A. 鼻咽腔内肿瘤不明显，左侧壁肿块向外侵犯咽旁间隙；B. 鼻咽左侧隐窝肿瘤直接向外侵犯延伸，占据整个咽旁间隙。经口腔超声引导下穿刺示倾向淋巴结组织恶性肿瘤；进一步行左侧咽旁肿块切取活检，组织学病理学检查明确诊断为髓外浆细胞瘤。

第二节　隐匿性鼻咽癌的诊疗策略

　　临床上，高度怀疑鼻咽部来源的颈部转移性癌，但通过鼻咽局部检查（包括鼻咽MRI和鼻咽镜）并活检，未能获得病理学确诊，对于此类病例需依靠间接征象来诊断隐匿性鼻咽癌，进而给予按照鼻咽癌诊疗方案处理，以期获得更好疗效和减少不必要的不良反应。间接诊断的依据主要包括淋巴结转移分布特点、转移灶病理特点和EBV感染状态。

一、淋巴结转移分布特点

1. 鼻咽癌淋巴结转移规律

　　King等经MRI检查分析150例初治鼻咽癌的淋巴结转移规律，发现94%的患者存在咽后淋巴结转移，咽后淋巴结转移范围不仅累及鼻咽层面的淋巴结，也累及口咽层面，口咽水平的咽后淋巴结转移与鼻咽水平的咽后淋巴结比率相当（82% vs 83%）；颈部淋巴结区域转移率：颈内血管旁淋巴结转移率为72%，颈副链淋巴结转移率为57%，颌下区淋巴结转移率为3%，颏下区淋巴结转移率为2%。

Wang等回顾性分析了3 100例鼻咽癌患者的MRI图片,其中86.4%存在淋巴结转移,采用2013年更新的淋巴结分区进行分析,具体为 Ⅰa 0, Ⅰb 4.3%, Ⅱa 67.1%, Ⅱb 87.4%, Ⅲ 44.2%, Ⅳa 13.1%, Ⅳb 1.0%, Ⅴa、b 37.1%, Ⅴc 1.8%, Ⅵ 0, Ⅶa 75.1%, Ⅶb 6.6%, Ⅷ 2.0%, Ⅸ 2例, Ⅹa 2例, Ⅹb 3例;咽后淋巴结内组0.3%,25.9%的淋巴结上界超过第1颈椎下缘。

2. 咽后淋巴结

从上述研究可知,咽后淋巴结是鼻咽癌的前哨淋巴结之一。而在其他头颈部肿瘤中,咽后淋巴结转移率相对较低(约20%)。Dirix等基于治疗前CT影像分析了208例口咽癌患者,发现咽后淋巴结转移率为16%。Shimizu等报道在口咽癌患者中有13%咽后淋巴结转移,当肿瘤侵及后壁和侧壁时,咽后淋巴结转移率为29%;但在肿瘤未侵及后壁和侧壁的患者中,并没有发现有咽后淋巴结转移。

Du等分析了49例原发不明的咽后转移性非角化性鳞癌患者,这组患者接受颈部及咽后转移病灶放疗,照射范围除了转移病灶,还给予鼻咽部预防照射,但未给予口咽、下咽和喉部预防照射,经过中位37个月(8～132个月)随访结果显示,4例患者出现鼻咽部原发灶,未发现其他部位的原发灶。所以,当存在咽后淋巴结转移时,应高度怀疑为鼻咽部来源。

3. 咽后淋巴结性质的确定

由于解剖位置深在,肿大的咽后淋巴结是否为转移性淋巴结主要通过影像学检查结果来判断,如存在淋巴结边界不规则、不规则环形强化或者突破包膜侵犯淋巴结周围组织。对于伴有出现颈部淋巴结肿大的病例,可通过颈部淋巴结活检或穿刺获得病理学诊断。但是对影像学上不典型或者无颈部转移性淋巴结存在,如何确定肿大咽后淋巴结的性质成为诊断的关键。

张有望等采用超声引导下经口行咽后淋巴结穿刺,以获取病理学诊断,咽后淋巴结诊断阳性率为71.1%。在获取病理细胞学诊断过程中无严重并发症发生。因此,超声引导下经口腔行咽后淋巴结穿刺有助于在病理学上确定咽后淋巴结的性质,且损伤小。国外文献报道,可在CT或MRI引导下行咽后或咽旁穿刺,但病例数较少。

二、转移灶病理分析

按照2003年WHO的病理分型,将鼻咽癌的病理类型分为3个类型:非角化性癌、角化性鳞状细胞癌和基底细胞样鳞状细胞癌。我国鼻咽癌大部分为非角化性癌。

未分化型非角化性癌表现为瘤细胞排列呈巢状,细胞体积较大,边界不清。核圆形或卵圆形,染色质密集或空泡状,大而中位的嗜酸性核仁是其特点。细胞质少,偶尔有小灶细胞胞质稍多、红染,似有细胞间桥。间质常有明显淋巴细胞浸润,有时上皮巢内还有其他反应性炎症细胞成分;与未分化型相比,分化型癌细胞呈复层排列,细胞界限清楚,间桥不明显,间或有角化细胞,细胞偏小,核质比例低,核染色质丰富,核仁相对不明显。免疫组织化学特点:所有鼻咽癌细胞均表达光谱角蛋白,如AE1/AE3、MNF-116等,高分子量角蛋白如cytokeratin5/6呈强阳性表达,EMA呈灶状阳性,低分子量角蛋白CAM5.2呈弱阳性表达,大部分病例表达P53。

头颈部其他部位的鳞状细胞癌,光镜下可见明显的鳞状细胞分化特征,如细胞间桥、焦化形成等,肿瘤主要呈巢状,细胞界限清楚,间桥明显,可有角化珠形成。

Tong等回顾性分析45例原发不明的颈部转移性鳞状细胞癌,其中13例是未分化型癌。结果显示,与其他鳞状细胞癌患者比较,未分化型癌患者具有较好的局部控制率和OS。提示这13例未分化型癌病例的原发灶可能来自鼻咽部,诊疗策略需参照鼻咽癌。

可见,转移病灶的病理可通过在光镜下观察到的组织形态和免疫组织化学特征来判断来源于鼻咽部的可能性。

三、EBV感染

1. EBV 相关血清学指标

EBV相关血清学抗体已被证明在鼻咽癌患者中显著高于非鼻咽癌人群。EBV抗原(如VCA、EA等)的IgA或IgG抗体可在鼻咽癌患者出现临床症状前就升高,有助于早期筛查和诊断鼻咽癌。Chien等检测9 699例EBV相关血清学抗体,发现EBV相关血清学抗体阳性者,发生鼻咽癌的风险是阴性者的32.8倍。提示EBV血清相关血清抗体能够预示鼻咽癌。

2. 循环中游离 EBV DNA

鼻咽癌肿瘤细胞会将DNA释放进入血液中,EBV DNA在血清中以短片段的形式存在,而不是完整的外显子。因此,DNA的水平可反映鼻咽癌凋亡状态,同时游离DNA水平的高低反映了肿瘤负荷。在手术后、放疗或化疗后,这些DNA会被快速清除。虽然清除EBV DNA的机制尚不清楚,但是清除的速度与治疗效果联系紧密。治疗前，EBV DNA的水平有助于疾病诊断及预后判断。Lin等检测发现，在94例鼻咽癌患者中，有90例患者血浆中存在游离EBV DNA；而在40例健康对照组中均未检测到游离EBV DNA。相对于EBV血清免疫学，血浆游离EBV DNA对诊断鼻咽癌具有更高的敏感度和特异度。

3. 组织标本中检测EBV

Khademi等在一项回顾性分析研究中，采用PCR方法检测32例来源不同的头颈部肿瘤和20例正常扁桃体标本的*LMP-1*基因的表达情况，结果发现在12例鼻咽癌原发灶标本中有10例*LMP-1*阳性，在10例颈部转移淋巴结标本中有8例阳性。而在其他非鼻咽癌的头颈部肿瘤和正常扁桃体标本中均未检测到*LMP-1*表达。颈部淋巴结转移灶标本中，*LMP-1*阳性诊断鼻咽癌的敏感度为80%，特异度为100%，阳性预测值为100%，阴性预测值为91%。Feinmesser等运用PCR技术检测转移灶标本中*EBV*基因，发现9例鼻咽癌的淋巴结转移灶中存在*EBV*基因，而20例其他非鼻咽来源的转移灶未发现*EBV*基因。也可采用原位杂交技术检测转移灶中的EBER来判断EBV的感染状态。

因此，当临床上高度怀疑隐匿性鼻咽癌时，可根据以上特征，并且充分告知患者相关的风险与收益，患者知情同意后按鼻咽癌的诊疗方案处理。

第三节　隐匿性鼻咽癌诊疗的发展方向

随着分子诊断技术的发展和免疫治疗的兴起，给肿瘤治疗领域带来了创新性的改变，也将会对隐匿性癌诊疗策略产生重要影响，特别是起源组织分子标记理论和不基于原发部位的免疫治疗手段，与隐匿性癌密切相关。

起源组织分子标记理论的基础是基于转移灶中存在一些能够反映原发组织的分子基因特征。这一现象在已知原发肿瘤病灶中得到证实，精准率可达90%，能够判断出70%病例的原发部位。Hainsworth等的一项前瞻性研究，通过基因检测技术确定肿瘤起源组织，依据起源组织给予特异性的治疗方案，194例接受特异性方案的患者中位生存期为12.4个月，优于以往按经验治疗的疗效。

免疫治疗是相对于以往的基于肿瘤起源部位而确定的肿瘤治疗方案，随着基因测序技术和靶向药物技术的发展，基于肿瘤生物标志物与非肿瘤原发部位的治疗方案得到了发展，如基于PD-1/PD-L1通路的免疫治疗。免疫治疗药物帕博利珠单抗（pembrolizumab）已被证实对15种实体瘤有效，客观缓解率为

39.6%。在174例治疗后进展的复发或转移的头颈部癌患者中,帕博利珠单抗的客观有效率为16%,完全缓解率达5%,缓解期2.4~27.7个月。不基于原发肿瘤部位的免疫治疗,给原发不明转移性癌提供了新的治疗思路,期待进一步临床试验结果的支持。

---------------------------------- 参 考 文 献 ----------------------------------

[1] Arnason T, Hart R D, Taylor S M, et al. Diagnostic accuracy and safety of fine-needle aspiration biopsy of the parapharyngeal space[J]. Diagn Cytopathol, 2012, 40(2): 118-123.

[2] Dirix P, Nuyts S, Bussels B, et al. Prognostic influence of retropharyngeal lymph node metastasis in squamous cell carcinoma of the oropharynx[J]. Int J Radiat Oncol Biol Phys, 2006, 65(3): 739-744.

[3] Du C, Ying H, Zhang Y, et al. Treatment for retropharyngeal metastatic undifferentiated squamous cell carcinoma from an unknown primary site: results of a prospective study with irradiation to nasopharyngeal mucosa plus bilateral neck[J]. Oncotarget, 2017, 8(26): 42372-42381.

[4] Feinmesser R, Miyazaki I, Cheung R, et al. Diagnosis of nasopharyngeal carcinoma by DNA amplification of tissue obtained by fine-needle aspiration[J]. N Engl J Med, 1992, 326(1): 17-21.

[5] Hainsworth J D, Greco F A. Treatment of patients with cancer of an unknown primary site [J]. N Engl J Med, 1993, 329(4): 257-263.

[6] Khademi B, Mahmoudi J, Monabati A, et al. Molecular diagnosis of nasopharyngeal carcinoma using detection of Epstein-Barr virus latent membrane protein-1 gene in cervical metastatic lymph nodes[J]. Am J Otolaryngol, 2009, 30(2): 95-100.

[7] King A D, Ahuja A T, Leung S F, et al. Neck node metastases from nasopharyngeal carcinoma: MR imaging of patterns of disease[J]. Head Neck, 2000, 22(3): 275-281.

[8] King A D, Vlantis A C, Bhatia K S, et al. Primary nasopharyngeal carcinoma: diagnostic accuracy of MR imaging versus that of endoscopy and endoscopic biopsy[J]. Radiol, 2011, 258(2): 531-537.

[9] Larkins E, Blumenthal G M, Yuan W, et al. FDA approval summary: pembrolizumab for the treatment of recurrent or metastatic head and neck squamous cell carcinoma with disease progression on or after platinum-containing chemotherapy[J]. Oncologist, 2017, 22(7): 873-878.

[10] Lin J C, Wang W Y, Chen K Y, et al. Quantification of plasma Epstein-Barr virus DNA in patients with advanced nasopharyngeal carcinoma[J]. N Engl J Med, 2004, 350(24): 2461-2470.

[11] Maghami E G, Bonyadlou S, Larian B, et al. Magnetic resonance imaging-guided fine-

needle aspiration biopsies of retropharyngeal lesions [J]. Laryngoscope, 2001, 111(12): 2218-2224.

[12] Pavlidis N, Pentheroudakis G. Cancer of unknown primary site [J]. Lancet. 2012, 379(9824): 1428-1435.

[13] Sham J S, Wei W I, Zong Y S, et al. Detection of subclinical nasopharyngeal carcinoma by fibreoptic endoscopy and multiple biopsy [J]. Lancet, 1990, 335(8686): 371-374.

[14] Shao J Y, Li Y H, Gao H Y, et al.Comparison of plasma Epstein-Barr virus (EBV) DNA levels and serum EBV immunoglobulin A/virus capsid antigen antibody titers in patients with nasopharyngeal carcinoma [J]. Cancer, 2004, 100(6): 1162-1170.

[15] Shimizu K, Inoue H, Saitoh M, et al. Distribution and impact of lymph node metastases in oropharyngeal cancer [J]. Acta Otolaryngol, 2006, 126(8): 872-877.

[16] Strojan P, Ferlito A, Medina J E, et al. Contemporary management of lymph node metastases from an unknown primary to the neck: I. A review of diagnostic approaches [J]. Head Neck, 2013, 35(1): 123-132.

[17] Tong C C, Luk M Y, Chow S M, et al. Cervical nodal metastases from occult primary: undifferentiated carcinoma versus squamous cell carcinoma [J]. Head Neck, 2002, 24(4): 361-369.

[18] Varadhachary G R, Raber M N. Cancer of unknown primary site [J]. N Engl J Med. 2014, 371(8): 757-765.

[19] Wang X, Hu C, Ying H, et al. Patterns of lymph node metastasis from nasopharyngeal carcinoma based on the 2013 updated consensus guidelines for neck node levels [J]. Radiother Oncol, 2015, 115(1): 41-45.

[20] 张有望,黄雅芳,应红梅,等.经口腔超声引导穿刺检查在恶性肿瘤疗后咽后间隙淋巴结肿大和咽旁间隙肿块中的临床价值[J].中华放射肿瘤学杂志,2015,24(4): 427-430.

[21] 张有望,吴永如,黄雅芳.如何选择鼻咽肿瘤活检点和进行超声引导下的穿刺活检[J].中华放射肿瘤学杂志,2005,14(4): 361-362.

[22] 周光耀,高炳庆,刘亚峰,等.12例头颈部髓外浆细胞瘤的病理与免疫组化研究[J].临床耳鼻咽喉科杂志,2000,14(4): 168-170.

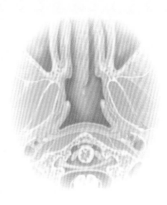

第九章

鼻咽癌淋巴结转移的规律

王孝深

鼻咽癌淋巴结转移的概率很高,60%以上的患者确诊时就能摸到颈部肿大的淋巴结,80%以上的患者确诊时就已经存在影像学可见的肿大淋巴结。目前的治疗共识是无论颈部是否存在淋巴结转移,颈部都必须给予预防性照射,这样才能提高鼻咽癌的局部区域控制率,相应减少远处转移率。三维适形放射治疗(three-dimensional conformal radiotherapy,3D-CRT)或者调强放射治疗(IMRT)首先要求在CT或者MRI上勾画照射范围。以往勾画照射范围依靠经验,且不同医师勾画同一个患者的淋巴结靶区时,往往上、下、前、后、内、外界差异很大,导致总的靶区范围彼此差异较大,不利于局部区域控制率以及不良反应的横向比较。因此,研究鼻咽癌颈部淋巴结的转移分布规律对于颈部临床靶区(CTV)的勾画至关重要。

[通信作者] 王孝深,Email: ruijin702@163.com

第一节 颈部淋巴结的划分

由于鼻咽癌的局部侵袭性很强，且咽后和颈部淋巴结转移率很高，放疗是鼻咽癌的主要治疗手段。20世纪鼻咽癌的放疗以常规二维技术为主，多采用面颈联合野+锁骨上切线野照射，肿瘤、肿瘤周围的亚临床病灶、颈部淋巴结引流区以及邻近的正常结构都包含在照射范围内。尽管控制了肿瘤，但正常器官结构也受到了不必要的照射，后遗症较多，如口干、张口困难、下颌骨坏死、听力损伤、脑神经损伤、颞叶坏死及肌肉纤维化，严重影响长期生存者的生活质量。IMRT能明显提高肿瘤靶区的照射剂量，降低周围关键器官的剂量，从而提高肿瘤局部控制率，降低正常组织的损伤。实现IMRT这一优势的关键是在CT或者MRI上精准勾画靶体积。靶区太小会导致肿瘤漏照而局部控制率下降，靶区过大则无法充分体现IMRT保护正常器官的优势。IMRT治疗鼻咽癌，靶区勾画不仅要求包括可见肿瘤靶区（gross tumor volume, GTV），而且还要包含颈部亚临床靶区（clinical target volume, CTV），以便合理地给予根治及预防性照射。

一、传统颈部淋巴结划分

国内传统的颈部淋巴结划分是根据解剖位置来定义，分组如下。

（1）上颈深淋巴结，包括：① 颈深上组，即由鼻咽直接引流来的咽后淋巴结和颅底颈内动静脉前方出入颅底处的淋巴结；② 颈深后组，位于乳突部深处淋巴结，肿大时可以在耳后下方触及肿块；③ 颈深前组，包括二腹肌组以及颈内动静脉链上下组淋巴结，肿大时可以在舌骨大角后、颈动脉窦旁或下颌角后下方触及，严重者可能伴有颈动脉窦过敏综合征。

（2）颈中下组、颈后三角以及脊副链淋巴结，前者沿胸锁乳突肌由上而下走行，后者在斜方肌前缘可及，颈后三角淋巴结则恰在两者之间。

（3）锁骨上下以及切迹上淋巴结。

（4）逆流可以到达耳前、颊部、颌下、颏下淋巴结。这种划分方法比较粗略，缺少三维边界的定义，无法在CT图像上精准勾画出各组的范围，所以不适合三维精准放疗。

二、精准放疗时代的颈部淋巴结勾画

进入三维精准放疗时代,不仅要求在CT或者MRI上勾画出可见的淋巴结,还要求勾画淋巴引流区CTV。关于颈部淋巴结CTV的勾画,以往存在多种分区方法,最早提出的是颈部淋巴结的外科学分区,历经不同的年代逐渐演变,包括Rouvière分组、经典的五区分法、Robbins分区、改良的Robbins分区、AJCC分区等。从事头颈部肿瘤放射诊断以及放疗的学者认识到外科学分区的局限性,提出了基于影像的颈部淋巴结分区,从1999年Som提出的影像学分区(见表9-1-1)、Nowak提出的鹿特丹准则到2000年的布鲁塞尔准则,再到2003年欧美几个大型的肿瘤治疗协作组提出的分区共识(RTOG分区,见表9-1-2),2006年针对RTOG分区的补充版(加入茎突后间隙和锁骨上窝),直至2013年更新版的RTOG分区,目的是为N_0期头颈部肿瘤CTV勾画提供依据。但彼此规定的分区边界不一致,导致不同的临床医师勾画颈部CTV时范围差异较大,不利于国际交流。而且对于鼻咽癌,上述分区能否充分包含区域淋巴结转移的范围、转移规律如何,尚缺乏系统的研究。

表9-1-1　颈部淋巴结的1999年影像学分区法

区　组	位　　　置
I	颏下和下颌下三角的淋巴结,位于舌骨体、下颌舌骨肌、下颌下腺后缘之前
Ia	颏下淋巴结,位于二腹肌前腹内侧缘之间
Ib	颌下淋巴结,位于Ia后外侧、颌下腺后缘之前
II	上颈淋巴结,位于颅底至舌骨体下缘之间、下颌下腺后缘之后、胸锁乳突肌后缘之前
IIa	围绕颈内静脉的淋巴结(位于颈内静脉之后的淋巴结与颈内静脉无法分开)
IIb	位于颈内静脉之后的,并有脂肪间隙与颈内静脉分隔的淋巴结
III	中颈淋巴结,位于舌骨体下缘到环状软骨下缘之间、胸锁乳突肌后缘之前
IV	下颈淋巴结,位于环状软骨下缘到锁骨之间、胸锁乳突肌后缘与前斜角肌后外侧缘之间连线的前方、颈总动脉的外侧
V	颈后三角淋巴结,颅底至环状软骨水平位于胸锁乳突肌后缘之后;在环状软骨至锁骨水平位于胸锁乳突肌后缘与前斜角肌后外侧缘之间连线的后方,斜方肌前缘之前
Va	颅底至环状软骨下缘之间的淋巴结

（续表）

区 组	位 置
Vb	环状软骨下缘至锁骨水平之间的淋巴结
VI	颈前淋巴结,位于舌骨体下缘至胸骨上端水平、两侧颈动脉之间
VII	上纵隔淋巴结,位于胸骨上端至无名静脉水平、左右颈总动脉之间
锁骨上淋巴结	位于锁骨水平或锁骨以下、颈总动脉外侧的淋巴结
咽后淋巴结	颅底2 cm范围内的淋巴结,位于颈内动脉的内缘

2013年版的《颈部淋巴结的RTOG分区》在2003年版的基础上进行了修订,把咽后区域定义为Ⅶa区,纳入了茎突后间隙,定义为Ⅶb区;把腮腺内、腮腺周围的淋巴结定位于Ⅷ区;把面颊部的淋巴结定义为Ⅸ区;把耳后和枕后的浅表淋巴结分别定义为Ⅹa和Ⅹb区;原来的Ⅳ区定义为Ⅳa区,把胸锁关节上2 cm至胸骨柄上缘之间、甲状腺外侧的区域纳入并定义为Ⅳb;保留了Va和Vb,并格外增加了Vc;Ⅵ区进一步细分为Ⅵa和Ⅵb(见表9-1-2)。

表9-1-2　颈部淋巴结的RTOG分区(2013年版)

区组	上 界	下 界	前 界	后 界	外侧界	内侧界
Ⅰa	颏舌骨肌、与下颌骨基底缘相切的平面	与舌骨体相切	颏联合,颈阔肌	舌骨体	二腹肌前腹内缘	无
Ⅰb	下颌舌骨肌	舌骨体中心层面、颌下腺上缘、颈阔肌	颏联合,颈阔肌	颌下腺后缘	下颌骨内缘、颈阔肌	二腹肌前腹外缘
Ⅱa	第1颈椎横突下缘	舌骨体下缘	颈内动脉前缘、颌下腺后缘	颈内静脉后缘	胸锁乳突肌内缘、颈阔肌	颈内动脉内缘,椎旁肌肉(肩胛提肌)外缘
Ⅱb	第1颈椎横突下缘	舌骨体下缘	颈内静脉后缘	胸锁乳突肌后缘	胸锁乳突肌内缘	颈内动脉内缘,椎旁肌肉(肩胛提肌)外缘
Ⅲ	舌骨体下缘	环状软骨下缘	胸骨舌骨肌后外缘	胸锁乳突肌后缘	胸锁乳突肌内缘	颈总动脉内缘、椎旁肌肉(斜角肌)外缘

（续表）

区组	上　界	下　界	前　界	后　界	外侧界	内侧界
IV	环状软骨下缘	胸锁关节上2 cm	胸锁乳突肌前内缘	胸锁乳突肌后缘	胸锁乳突肌内缘	颈总动脉内缘、椎旁肌肉（斜角肌）外缘
V	舌骨体上缘	颈横血管	胸锁乳突肌后缘	斜方肌前缘	皮肤，颈阔肌	椎旁肌肉（肩胛提肌，头夹肌）
VI	甲状软骨下缘	胸骨切迹	皮肤、颈阔肌	气管食管之间的分界	甲状腺内缘，皮肤，胸锁乳突肌前内缘	无
咽后	颅底	舌骨体上缘	咽缩肌	椎前肌肉（头长肌、颈长肌）	颈内动脉内缘	体中线

第二节　基于CT的淋巴结转移规律

　　复旦大学附属肿瘤医院对259例初治鼻咽癌患者给予CT增强扫描，扫描范围是前床突上1 cm至胸锁关节水平，采用的颈部淋巴结转移诊断标准如下：① 无论淋巴结直径大小，存在中心坏死；② 淋巴结成簇分布；③ 淋巴结最小横径≥10 mm；④ 咽后淋巴结转移最小横径≥5 mm；除上述标准外，再加淋巴结与鼻咽原发肿瘤或者正常组织之间存在低密度脂肪间隙。该研究结果发现218例患者（84.2%）存在淋巴结转移。按照2003年版《颈部淋巴结的RTOG分区》标准来评价，各区淋巴结转移的分布如表9-2-1所示。仔细分析发现淋巴结不经过Ⅱ区直接转移到Ⅲ区或者Ⅳ区的比例仅为2.3%，各区淋巴结转移跟鼻咽肿瘤的T分期没有相关性。初步得出规律：① 鼻咽癌的淋巴结转移率很高，Ⅱa、Ⅱb区和咽后区最容易发生转移；② 淋巴结转移基本遵循由上到下、从近到远发展的规律，很少发生跳跃性转移；③ 鼻咽癌T分期和各区淋巴结的转移率之间没有明显相关性。这是国内首次报道基于CT影像学的大样本鼻咽癌颈部淋巴结转移规律。由于《颈部淋巴结的RTOG分区》规定Ⅱ区淋巴结的上界为第1颈椎横突以下水平，作者特地分析了初治鼻咽癌Ⅱ区淋巴结的上界，发现Ⅱb区淋巴结转移192例，有38例（19.8%）淋巴结的上界高于第1颈椎下缘水平，其中29例（15.1%）淋巴结上界到达第1颈椎一半水平，9例（4.7%）到达第1颈椎上缘水平（见图9-2-1）。此外，作者还特意分析了157例患者咽后淋巴结的位置，发现多数（102例，占65%）位于上起颈静脉孔、下至颅底下2 cm的范围内；但有55例（35%）咽后淋巴结位于颅底下2 cm至舌骨水平。基于该研究，作者认为对于鼻咽癌而言，Ⅱ区淋巴结的上界应该为第1颈椎上缘水平或者颅底以下水平更合理，咽后淋巴结的下界应该为舌骨水平更合理（见表9-2-1、图9-2-1）。

表9-2-1　CT显示的鼻咽癌患者颈部淋巴结的分布

区　组	同　侧		对　侧		双　侧		总　数	
	例数	%	例数	%	例数	%	例数	%
Ⅰb	6	2.8	0	0	0	0	6	2.8
Ⅱa	93	42.7	4	1.8	18	8.3	115	52.8
Ⅱb	79	36.2	20	9.2	93	42.7	192	88.1
Ⅲ	61	28.0	3	1.4	14	6.4	78	35.8
Ⅳ	16	7.3	1	0.5	3	1.4	20	9.2
Ⅴ	49	22.5	6	2.8	10	4.6	65	29.9
咽后	100	45.9	16	7.3	41	18.8	157	72.0

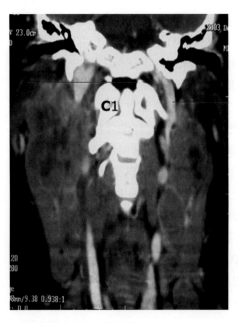

图9-2-1　CT冠状位重建图显示右侧Ⅱ区淋巴结上界到达第1颈椎上缘水平，左侧淋巴结上界到达第1颈椎一半水平

第三节　基于MRI的淋巴结转移规律

一、淋巴结转移规律

由于MRI已经成为鼻咽癌首选的影像学检查,复旦大学附属肿瘤医院系统研究了618例初治鼻咽癌患者,常规接受鼻咽和颈部的MRI扫描,扫描序列包括 T_1WI、T_2WI、T_1增强抑脂像,轴位、冠状位、矢状位成像,由放射诊断科医师和鼻咽癌治疗组医师共同读片,判断鼻咽肿瘤的侵犯部位和淋巴结转移分布部位,还是按照2003年版《颈部淋巴结的RTOG分区》来评价。

淋巴结转移的评判按照我国鼻咽癌临床分期工作委员会提出的标准,具体如下:① 无论大小,存在中心坏死或者环形强化;② 横断面图像上淋巴结最小横径 $\geqslant 10$ mm;③ 同一区域 $\geqslant 3$ 个淋巴结,其中一个最小横径 $\geqslant 8$ mm;④ 淋巴结包膜外侵犯;⑤ 外侧组咽后淋巴结最小横径 $\geqslant 5$ mm,任何可见的中央组咽后淋巴结。研究结果发现,543例(87.8%)有淋巴结转移,分布如表9-3-1和图9-3-1所示。

表9-3-1　543例鼻咽癌患者颈部淋巴结的分布情况

区　组	同　侧		双　侧		总　数	
	例数	%	例数	%	例数	%
Ⅰ	20	3.7	21	3.9	6	2.8
Ⅱ	239	44.0	267	49.2	506	93.2
Ⅱa	195	35.9	131	24.1	326	60.0
Ⅱb	237	43.6	233	42.9	470	86.5
Ⅲ	173	31.9	64	11.8	237	43.7
Ⅳ	57	10.5	15	2.8	72	13.3
Ⅴ	168	30.9	32	5.9	200	36.8
Ⅵ	0		0		0	
咽后	216	39.8	176	32.4	392	72.2
腮腺	7	1.3	0		7	1.3

总结淋巴结的转移规律如下：① 鼻咽癌的淋巴结转移率高，最常见部位是咽后区和Ⅱa、Ⅱb区；② 咽后区淋巴结转移主要位于外侧组，中央组咽后淋巴结转移极其罕见；③ 外侧组咽后淋巴结的位置从第1颈椎至舌骨水平逐渐减少；④ Ⅱa、Ⅱb区淋巴结转移与鼻咽原发肿瘤侵犯部位没有明显相关性，与临床分期没有明显相关性；⑤ 鼻咽癌的淋巴结转移总体上按照从上到下、从近到远逐渐发展的规律，很少呈跳跃性转移。

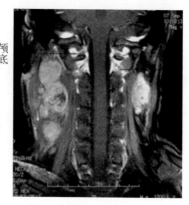

图9-3-1　冠状位MRI示右颈部淋巴结上界到达颅底水平

二、不同淋巴结分区上的淋巴结转移规律

为了与解剖学上淋巴结的位置相对应，2013年更新了《颈部淋巴结的RTOG分区》，作者再次分析了大样本的初治鼻咽癌淋巴结转移规律，以环甲膜水平为界把颈部分为上、下颈，若上颈没有淋巴结转移，那么直接跳跃转移到下颈的只有6例（2‰）。这为临床N$_0$期鼻咽癌实行选择性淋巴结照射提供了依据，更加详细地分析了咽后、茎突后间隙、Ⅲ区、Ⅳ区、Ⅴ区、腮腺区的淋巴结转移规律。这是国际上最详细、最大样本量的鼻咽癌淋巴结转移规律（见表9-3-2），对于淋巴结靶区的勾画具有重要的指导意义。

表9-3-2　2 679例初治鼻咽癌患者颈部淋巴结的分布情况

淋 巴 结 区 组	患 者 数 量	百分比（%）
Ⅰa	0	0
Ⅰb	115	4.3
Ⅱa	1 798	67.1
Ⅱb	2 341	87.4
Ⅲ	1 184	44.2
Ⅳa	350	13.1
Ⅳb	28	1.0
Ⅴa	576	21.5
Ⅴb	419	15.6

（续表）

淋 巴 结 区 组	患 者 数 量	百分比（%）
Ⅴc	49	1.8
Ⅵa	0	0
Ⅵb	0	0
Ⅶa	2 012	75.1
Ⅶb	178	6.6
Ⅷ	53	2.0
Ⅸ	2	0.07
Ⅹa	2	0.07
Ⅹb	10	0.4

1. Ⅱ区淋巴结转移规律

作者团队的研究显示，对于初治的鼻咽癌，Ⅱ区是淋巴结转移率最高的区域；重点分析了Ⅱ区淋巴结的最上界后发现，在2 341例Ⅱb区淋巴结转移患者中，有607例（25.9%）淋巴结上界超过了RTOG分区规定的第1颈椎横突以下水平，其中492例（21%）淋巴结上界到达第1颈椎椎体一半水平，115例（4.9%）淋巴结上界插入乳突深面直达颅底水平（**见图9-3-2**）；但没有孤立存在并超

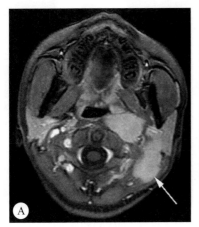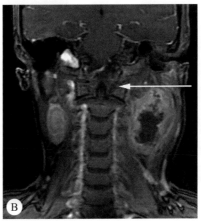

图9-3-2　左颈部Ⅱ区淋巴结上界超出第1颈椎横突以下水平，往上直达第1颈椎上缘水平，到达颅底

注：A图简头指示左颈部Ⅱ区淋巴结；B图箭头指示第1颈椎上缘。

出范围的Ⅱb区淋巴结。1 798例有Ⅱa区转移淋巴结转移，通常位于颈动脉鞘的前方或者外侧方，其上界均在第1颈椎椎体横突以下的水平。尽管颈动脉鞘包含在Ⅱa区之内，但位于颈动脉鞘之内的淋巴结只有8例，这8例患者同时伴有其他部位的Ⅱ区淋巴结转移。基于MRI研究，作者团队更加坚持Ⅱ区淋巴结的上界应该从第1颈椎上缘开始，而不是《颈部淋巴结的RTOG分区》所规定的从第1颈椎横突以下开始。

　　Ⅶ区：2013年版的《颈部淋巴结的RTOG分区》把咽后区定义为Ⅶa区。众所周知，咽后淋巴结是鼻咽癌常见的转移部位，甚至有的学者认为咽后区是鼻咽癌的前哨淋巴结。因此，无论是否存在转移，咽后区必须常规包含在照射范围内。由于咽后淋巴结分为外侧组和中央组，国内外多数肿瘤治疗中心把外侧组和中央组咽后淋巴结都包含在照射区域内，导致咽上缩肌和咽中缩肌受到高剂量的照射（见图9-3-3）。该区域黏膜炎发生率较高，吞咽疼痛明显，严重影响患者放疗过程中的营养摄入，导致体重下降，放疗的摆位误差增大，可能影响放疗效果。作者团队的研究发现，中央组咽后淋巴结转移率很低。在2 012例具有咽后淋巴结转移的患者中，只有6例（2‰）患者存在中央组咽后淋巴结肿大，且该6例患者同时伴有外侧组以及其他区域的淋巴结转移。外侧组咽后淋巴结均位于颅底颈静脉孔至舌骨体之间，可以1～3个水平排列，也可以1～4个纵行排列（见图9-3-4）；但中央组咽后淋巴结只有1个，最大径均＜1.5 cm，位于第2颈椎

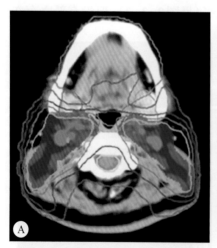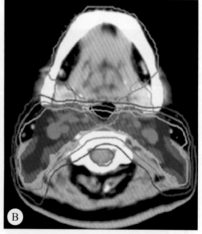

图9-3-3　同一鼻咽癌患者中央组咽后淋巴结不作为CTV（A）和作为CTV（B）时的放疗等剂量线分布

注：A图可见咽缩肌受照射剂量明显低于B图，放疗过程中口咽部位黏膜反应以及吞咽疼痛的严重程度下降。

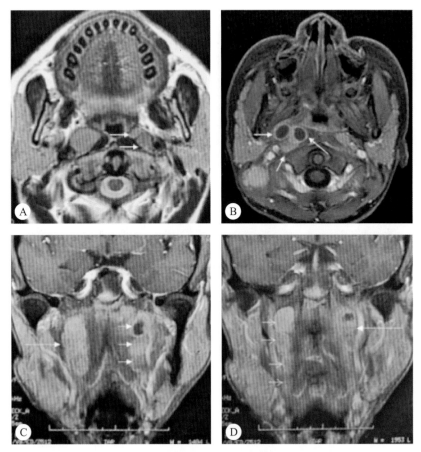

图9-3-4 多个外侧组咽后淋巴结转移（箭头示）

注：A. 2个淋巴结水平分布；B. 3个淋巴结水平分布；C. 3个淋巴结纵向排列；D. 4个淋巴结纵向排列。

或第3颈椎水平（**见图9-3-5**）。基于这一发现，作者认为中央组咽后淋巴结区域可以不必常规包含在照射范围内，这样便有可能减少咽上缩肌和咽中缩肌的照射容积和照射剂量，使黏膜炎和吞咽疼痛的严重程度下降。

茎突后间隙在以往的分区中都没有特别提及，但在新版的淋巴结分区中被定义为Ⅶb区。总共178例患者（6.6%）该间隙内有肿块占据（**见图9-3-6**），但根据MRI判断，其中69例患者茎突后间隙的肿块与鼻咽原发肿瘤是紧密相连的，没有明显分界；78例患者茎突后间隙的肿块与咽后淋巴结密切相连，没有分界；31例患者茎突后间隙的淋巴结独立存在。在常规二维计划放疗时代，有文献报道茎突后间隙占位影响预后；但在IMRT时代，该区域的肿瘤存在对预

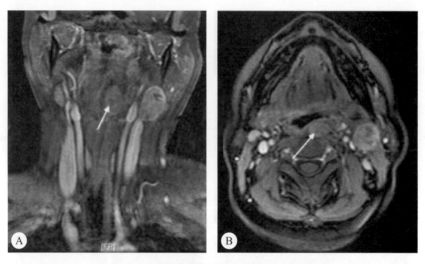

图9-3-5　中央组咽后淋巴结转移（箭头示）

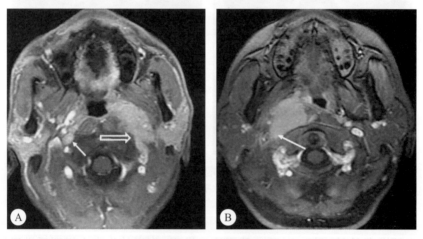

图9-3-6　茎突后间隙占位

注： A.右侧茎突后间隙内的转移淋巴结（箭头示），左侧茎突后间隙肿块与鼻咽原发肿瘤紧密相连，无分界（空心箭头）；B.右侧茎突后间隙肿块与咽后淋巴结紧密相连，无分界（箭头示）。

后是否影响还不清楚。

2. Ⅲ区淋巴结转移规律

Ⅲ区淋巴结转移率仅次于Ⅱ区和咽后区。1 184例有Ⅲ区淋巴结转移患者中，有1 151例（97.2%）病灶位于颈动脉鞘后方或者外侧方，只有33例（2.8%）位于颈动脉鞘前方（**见图9-3-7**），但都不是孤立存在的。这33例患者都伴有同侧Ⅱa区淋巴结肿大，Ⅱa区肿大淋巴结直径≥2.5 cm。

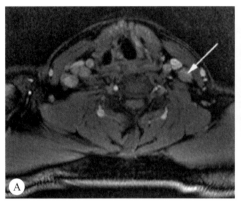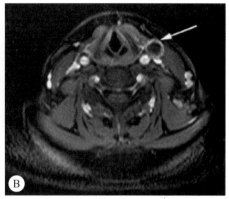

图9-3-7 Ⅲ区淋巴结转移(箭头示)

注:A.淋巴结位于颈动脉鞘后外方;B.淋巴结位于颈动脉鞘前方。

3. Ⅳ区淋巴结转移规律

350例(13.1%)有Ⅳ区淋巴结转移,全部位于颈动脉鞘的后方或者外侧方,没有位于颈动脉鞘前方的淋巴结;大部分淋巴结位于Ⅳa区,只有28例(8%)淋巴结位于Ⅳb区。这28例患者Ⅳb区淋巴结并不是孤立存在的,都是同时伴有Ⅳa区以及其他区域淋巴结肿大甚至融合,淋巴结总数目≥6个。作者最近遇到了2例同侧颈部淋巴结弥漫性转移的病例,除了Ⅳ区颈动脉鞘后外方有多个淋巴结之外,Ⅲ区和Ⅳ区颈动脉鞘前方也都有淋巴结。

4. Ⅴ区淋巴结转移规律

2013年版的《颈部淋巴结的RTOG分区》规定Ⅴ区淋巴结上界为舌骨体上缘、后界为斜方肌前缘、下界为锁骨,并以环状软骨和颈横静脉为界细分为Ⅴa、Ⅴb和Ⅴc,3个亚区淋巴结转移率分别为21.5%、15.6%和1.8%;由于分区规定Ⅴ区后界为斜方肌前缘的水平线,斜方肌前缘之后与肩胛提肌之间的不规则三角区域并不属于Ⅴ区。作者团队的研究显示这个不规则三角区也存在淋巴结转移的可能性,35例患者存在该区域淋巴结肿大(见图9-3-8),但都不是孤立存在的。这些患者同侧Ⅴ区都存在多发的肿大淋巴结,同时伴随同侧其他区域的淋巴结转移,淋巴结总数目≥7个。当Ⅴc区淋巴结肿大时,一定要特别留意同侧腋下是否存在肿大淋巴结。

5. Ⅰ区淋巴结转移规律

2013年版的《颈部淋巴结RTOG分区》把Ⅰ区细分为Ⅰa和Ⅰb区。尽管鼻咽癌面颈联合野常规放疗后长期存活的患者中有发生Ⅰa区淋巴结转移的病例,原因考虑为放疗后双颈部淋巴引流途径改变所致;但作者并未发现初治

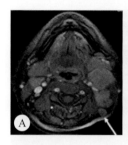 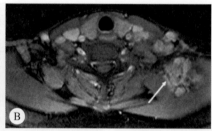 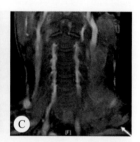

图9-3-8　非常见部位淋巴结转移

注：A. Ⅹb区淋巴结转移；B. 淋巴结超出斜方肌前缘；C. Ⅴc区淋巴结肿大。

的鼻咽癌患者发生Ⅰa区淋巴结转移。Ⅰb区淋巴结转移115例（4.3%），进一步分析发现这些患者存在如下特征之一：① 鼻咽原发肿瘤侵犯鼻腔，而且超过后1/3；② 鼻咽原发肿瘤明显侵犯口咽；③ 伴随着同侧Ⅱ区淋巴结肿大，或者Ⅱa和Ⅱb区广泛转移，甚至融合，或者Ⅱa区淋巴结超过2.5 cm。

6. Ⅷ区淋巴结转移规律

腮腺区共有53例患者（占2.0%）存在该区域淋巴结转移（见图9-3-9），其中40例患者转移位于腮腺内，13例患者淋巴结位于腮腺周围，均伴有同侧颈部广泛的淋巴结转移，淋巴结总数目≥6个，没有孤立存在于该区的肿大淋巴结。考虑为同侧颈部淋巴结广泛转移导致淋巴回流不畅，通过淋巴侧支循环转移到腮腺区。一旦发生腮腺淋巴结转移，无论单个还是多个，说明该区域的淋巴侧支

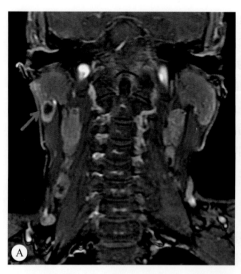 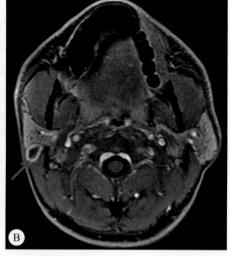

图9-3-9　腮腺区淋巴结转移（箭头示）

循环已经建立,该区域内的淋巴引流网内都可能存在癌细胞。在临床工作中确实也发现鼻咽癌患者IMRT后单纯腮腺区域淋巴结治疗失败的病例;也有一部分是由于颈部淋巴结治疗失败进行淋巴结清扫术后,同侧腮腺区域再次治疗失败的病例。

7. Ⅹ区淋巴结转移规律

当同侧颈部广泛淋巴结转移时,个别患者会发生同侧Ⅹ区淋巴结转移(见图9-3-8A),全组患者中只有12例患者存在Ⅹ区淋巴结转移。

8. 其他区域淋巴结转移规律

作者团队研究的病例中,未发现Ⅵ区淋巴结转移,2例患者淋巴结转移位于Ⅸ区,1例位于颏下窝,5例位于锁骨下、腋窝;但都伴有同侧广泛的淋巴结转移甚至融合,淋巴结总数≥9个。

需要强调指出的是,以上淋巴结转移分布规律是根据没有接受治疗患者的资料总结的。对于接受了颈部不规则手术,或者局部反复扎针刺激,或者局部反复拔毒(膏药敷贴、拔火罐)刺激的患者并不适合。在这3种情况下,由于淋巴引流的正常途径受到干扰破坏,淋巴结的转移往往会表现为随机性。

第四节　基于临床治疗经验的淋巴结转移规律

初治的鼻咽癌影像学上表现的淋巴结转移总体规律为从近到远、由上往下渐进性发展,但这毕竟只是已经发生淋巴结转移的患者整体表现的一个大体现象,到底是否按照这个规律发展还有待临床验证。通过对N_0期以及N_1期鼻咽癌患者治疗的长期随访结果更能说明问题。

一、N_0期鼻咽癌淋巴结转移规律

国内外对于N_0期鼻咽癌颈部照射的范围存在争议,许多单位对N_0患者进行全颈部淋巴引流区(咽后、Ⅱ、Ⅲ、Ⅳ、Va、Vb)预防照射,而复旦大学附属肿瘤医院多年来一直坚持N_0患者只对上颈部(咽后、Ⅱ、Ⅲ、Va)预防照射。

我们回顾性分析了97例CT表现为N_0的鼻咽癌患者,实行单纯放疗,采用超分割技术,上颈部预防照射的剂量是50~56 Gy,中位随访7.8年。只有5例患者颈部复发,其中4例位于Ⅱ区照射范围内,1例位于Ⅰa内,没有患者在照射

野之外的Ⅳ区和Ⅴb失败，说明N_0患者仅上颈部预防照射是可行的。我们再次回顾性分析410例N_0期鼻咽癌患者单纯上颈部预防照射的结果，中位随访54个月，4例患者Ⅱ区照射范围内复发，仅1例患者在照射区域之外复发，照射野外复发的比例仅占0.2%，进一步说明N_0的鼻咽癌仅咽后、Ⅱ、Ⅲ、Ⅴa区选择性照射是可行的。

国内也有其他肿瘤中心的临床研究结果也得出同样的结论。李茵等把178例N_0的鼻咽癌患者随机分组，一组接受全颈预防性照射（全颈组），另一组只针对上颈部预防性照射（上颈组）。结果全颈组1、3、5年的OS分别为97.8%、80.0%和71.1%，上颈组1、3、5年的OS分别为98.9%、90.9%和80.7%（$P=0.224$）；上颈组1、3、5年的无病生存率分别为93.2%、80.7%和77.3%，全颈组1、3、5年的无病生存率分别为85.6%、68.9%和64.4%（$P=0.163$）；上颈组淋巴结复发率为1.14%，全颈组淋巴结复发率为1.09%（$P>0.05$）。

李金高等开展了一项前瞻性临床研究，把301例N_0期鼻咽癌患者随机分为两组，其中153例接受上颈部预防性照射，148例接受全颈部预防性照射，中位随访39个月之后，两组均无颈部照射失败病例。上颈部照射组与全颈部照射组3年的OS分别为89.5%和87.4%，3年LRFS分别为89.8%和89.3%，3年无远处转移生存率分别为91.7%和90.9%，差异均无统计学意义（$P>0.05$）。基于上述研究结果可以认为，对临床N_0的鼻咽癌患者没有必要进行全颈预防性照射，只照射上颈部就可以。

上述临床治疗结果进一步说明鼻咽癌淋巴结转移遵循由上到下的发展规律，跳跃性转移罕见。

二、N_1期鼻咽癌淋巴结转移规律

对于N_1期鼻咽癌，即单侧颈部转移的鼻咽癌，我们的常规做法是淋巴结转移的一侧全颈部照射，而无淋巴结转移的一侧只照射咽后、Ⅱ区、Ⅲ区和Ⅴa区。回顾性随访了52例患者，中位随访期为29个月，没有发现照射野之外淋巴结失败的病例。全组患者的3年OS、LRFS、3年无远处转移生存率分别为92.2%、94.3%和94.1%，提示左右颈部淋巴引流无交叉。

三、Ⅱ期临床研究

一项前瞻性Ⅱ期临床研究，分析淋巴结阴性的颈部是否可以不预防性照射

Ⅳ区和Ⅴb区，共212例患者入组，其中128例N_0期，84例N_1期。N_0期患者双侧Ⅳ区和Ⅴb区都不预防，N_1期患者淋巴结阴性的颈部Ⅳ区和Ⅴb区不预防，中位随访期为59个月，并没有发现Ⅳ区和Ⅴb区失败的病例。

第五节 淋巴结转移规律在鼻咽癌调强放射治疗颈部临床靶区的勾画应用

一、初治鼻咽癌颈部CTV的勾画原则

基于上述研究总结出来的淋巴结转移规律，结合中国鼻咽癌临床分期工作委员会的《靶区勾画指南》，复旦大学附属肿瘤医院推荐的初治鼻咽癌颈部CTV的勾画原则如下（基于2013年版《颈部淋巴结的RTOG分区》）：① 对于N_0和N_{1a}期，颈部CTV范围为双侧Ⅱa、Ⅱb、Ⅲ、Ⅴa、Ⅶa、Ⅶb，即双侧下颈部都不作为CTV；② 对于N_1期，淋巴结转移侧的颈部高危CTV范围为Ⅱa、Ⅱb、Ⅲ、Ⅴa、Ⅶa、Ⅶb，低危CTV范围为Ⅳa、Ⅴb、Ⅴc；淋巴结未转移侧的颈部CTV范围为Ⅱa、Ⅱb、Ⅲ、Ⅴa、Ⅶa、Ⅶb，即淋巴结阴性侧的下颈部不作为CTV；③ 对于N_2期，颈部高危CTV范围为双侧Ⅱa、Ⅱb、Ⅲ、Ⅴa、Ⅶa、Ⅶb；低危CTV范围包括双侧Ⅳa、Ⅳb、Ⅴc；④ 对于Ⅰb区采取选择性照射，照射的指征满足下列条件之一即可：a）Ⅰb区本身存在淋巴结转移；b）鼻咽原发肿瘤侵犯口咽；c）鼻腔侵犯超过后1/3；d）Ⅱa、Ⅱb广泛淋巴结转移、融合；e）Ⅱa淋巴结直径≥3 cm。此外，还规定仅对中央组咽后淋巴结存在转移的病例实行中央组咽后淋巴结照射，否则从第2颈椎1/2水平以下均不照射中央组咽后淋巴结区域，这样便减少了咽上缩肌和咽中缩肌的受照射剂量（**见图9-3-3**），使口咽部位黏膜炎严重程度下降，吞咽疼痛的严重程度也随之下降，提高了患者对放疗的耐受性。对于Ⅵ区、Ⅷ区、Ⅸ区和Ⅹ区等非常见的转移区域，除非已经发生转移，否则一律不照射。目前，有争议的问题是一旦Ⅷ区（腮腺）发生淋巴结转移，除了照射转移淋巴结，是否还需要对整个Ⅷ区（腮腺）作为整体CTV进行预防性照射。我们认为，一旦发生腮腺淋巴结转移，无论单个还是多个，说明该区域的淋巴侧支循环已经建立，该区域内的整体淋巴引流网内都可能存在癌细胞。在IMRT时代，临床工作中确实也发现只照射腮腺内转移淋巴结而导致腮腺区域再次发生淋巴结转移的病例；也有一部分是由于颈部淋巴结照射失败进行淋巴结清

扫术后，同侧腮腺区域再次失败的病例。所以，我们推荐一旦Ⅷ区（腮腺）发生淋巴结转移，除了照射转移的淋巴结，还需要把整个Ⅷ区（腮腺）作为整体CTV进行预防性照射。

二、基于淋巴结CTV勾画原则开展鼻咽癌的IMRT治疗

该靶区勾画指南的建立大大提高了不同医师之间勾画同一患者照射范围的一致性，避免了不同医师由于照射范围勾画不一致而导致的治疗效果差异，保证了疗效的相对一致性。我们按照上述淋巴结CTV勾画原则开展鼻咽癌的IMRT治疗。回顾性随访了119例N_{1a}期鼻咽癌患者，中位随访36个月，仅有1例在Ⅳ区失败。此外，我们还研究了Ⅰb区按照上述选择性照射的原则治疗后的失败情况，回顾性随访了同一位医师治疗的120例鼻咽癌患者，5年区域控制率为96.5%，没有在Ⅰb区治疗失败的病例。2015年，我们发表了大样本量的鼻咽癌（869例）IMRT的结果，5年无局部区域复发生存率为89.7%，无远处转移生存率为85.6%，无病生存率为76.3%，OS为84.0%；59%的患者没有口干症状，仅4.0%的患者有3～4级口干。而1 837例鼻咽癌患者常规放疗的疗效显示5年OS为67.4%，5年局控率为86.5%，80%以上的患者主诉口干，影响日常生活和工作。也就是说，与常规放疗比较，IMRT技术治疗鼻咽癌，肿瘤局部区域控制率提高，而后期不良反应却明显降低，大大提高了患者的生活质量。

总之，无论影像学资料，还是临床治疗结果均证实，鼻咽癌的淋巴结转移总体上遵循由上到下、由近到远逐渐发展的规律，在IMRT时代，对鼻咽癌进行选择性淋巴结照射是安全可行的。

-------------------------------- **参 考 文 献** --------------------------------

［1］ Chen J Z, Le Q T, Han F, et al. Results of a phase 2 study examining the effects of omitting elective neck irradiation to nodal levels Ⅳ and Ⅴb in patients with N(0-1) nasopharyngeal carcinoma［J］. Int J Radiat Oncol Biol Phys, 2013, 85(4): 929-934.

［2］ Gao Y S, Zhu G P, Lu J D, et al. Is elective irradiation to the lower neck necessary for N_0 nasopharyngeal carcinoma?［J］. Int J Radiat Oncol Biol Phys, 2010, 77(5): 1397-1402.

［3］ Gregoire V, Coche E, Cosnard G, et al. Selection and delineation of lymph node target volumes in head and neck conformal radiotherapy. Proposal for standardizing terminology and procedure based on the surgical experience［J］. Radiother Oncol, 2000, 56(2): 135-150.

［ 4 ］　Grégoire V, Ang K, Budach W, et al. Delineation of the neck node levels for head and neck tumors: A 2013 update. DAHANCA, EORTC, HKNPCSG, NCIC CTG, NCRI, RTOG, TROG consensus guidelines［ J ］. Radiother Oncol, 2014, 110(1): 172-181.

［ 5 ］　Grégoire V, Levendag P, Ang K K, et al. CT-based delineation of lymph node levels and related CTVs in the node-negative neck: DAHANCA, EORTC, GORTEC, NCIC, RTOG consensus guidelines［ J ］. Radiother Oncol, 2003, 69(3): 227-236.

［ 6 ］　He X, Pan Z, Guo X, et al. The pattern of relapse and survival of elective irradiation of the upper neck for stage N_0 nasopharyngeal carcinoma［ J ］. Radiat Oncol, 2012, (7): 35.

［ 7 ］　He X Y, Liu T F, He S Q, et al. Late course accelerated hyperfractionated radiotherapy of nasopharyngeal carcinoma (LCAF)［ J ］. Radiother Oncol, 2007, 85(1): 29-35.

［ 8 ］　Li J G, Yuan X, Zhang L L, et al. A randomized clinical trial comparing prophylactic upper versus whole-neck irradiation in the treatment of patients with node-negative nasopharyngeal carcinoma［ J ］. Cancer, 2013, 119(17): 3170-3176.

［ 9 ］　Nowak P J, Wijers O B, Lagerwaard F J, et al. A three-dimensional CT-based target definition for elective irradiation of the neck［ J ］. Int J Radiat Oncol Biol Phys, 1999, 45(1): 33-39.

［ 10 ］　Ou X, Shen C, Kong L, et al. Treatment outcome of nasopharyngeal carcinoma with retropharyngeal lymph nodes metastasis only and the feasibility of elective neck irradiation ［ J ］. Oral Oncol, 2012, 48(10): 1045-1050.

［ 11 ］　Som P M, Curtin H D, Mancuso A A. An imaging-based classification for the cervical nodes designed as an adjunct to recent clinically based nodal classifications［ J ］. Arch Otolaryngol Head Neck Surg, 1999, 125(4): 388-396.

［ 12 ］　Wang X, Hu C, Eisbruch A. Organ-sparing radiation therapy for head and neck cancer［ J ］. Nat Rev Clin Oncol, 2011, 8(11): 639-648.

［ 13 ］　Wang X, Hu C, Ying H, et al. Patterns of lymph node metastasis from nasopharyngeal carcinoma based on the 2013 updated consensus guidelines for neck node levels［ J ］. Radiother Oncol, 2015, 115(1): 41-45.

［ 14 ］　Wang X, Li L, Hu C, et al. Patterns of level II node metastasis in nasopharyngeal carcinoma ［ J ］. Radiother Oncol, 2008, 89(1): 28-32.

［ 15 ］　Wang X S, Hu C S, Ying H M, et al. Patterns of retropharyngeal node metastasis in nasopharyngeal carcinoma［ J ］. Int J Radiat Oncol Biol Phys, 2009, 73(1): 194-201.

［ 16 ］　Wang X S, Hu C S, Ying H M, et al. Study of the medial group retropharyngeal node metastasis from nasopharyngeal carcinoma based on 3100 newly diagnosed cases［ J ］. Oral Oncol, 2014, 50(11): 1109-1113.

［ 17 ］　Wijers O B, Levendag P C, Tan T, et al. A simplified CT-based definition of the lymph node levels in the node negative neck［ J ］. Radiother Oncol, 1999, 52(1): 35-42.

［ 18 ］　李茵, 曹卡加, 陈秋燕, 等.颈淋巴结阴性鼻咽癌颈部的放射治疗［ J ］.癌症, 2005, 24 (5): 627-630.

［ 19 ］　王孝深, 胡超苏, 吴永如, 等.鼻咽癌颈淋巴结转移1999年影像学分区方法的局限性 ［ J ］.中华放射肿瘤学杂志, 2005, 14(4): 265-268.

［ 20 ］　王孝深, 胡超苏, 吴永如, 等.218例鼻咽癌颈淋巴结转移规律的影像学分析［ J ］.癌症,

2004,23（9）：1056-1059.

［21］ 王孝深,胡超苏,阎超,等.鼻咽癌颈淋巴结Som分区和RTOG分区的比较［J］.中华肿瘤防治杂志,2007,14（1）：51-53.

［22］ 王孝深,胡超苏,应红梅,等.建立鼻咽癌调强放射治疗靶区勾画指南的必要性［J］.肿瘤预防与治疗,2008,21（1）：44-48.

［23］ 王孝深,胡超苏,应红梅.基于MRI的3100例鼻咽癌淋巴结转移规律分析［J］.中华放射肿瘤学杂志,2014,23（4）：331-335.

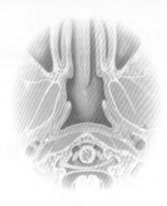

第十章

鼻咽癌放射治疗的靶区勾画

王孝深

　　鼻咽部位深在，周围有重要的神经、器官毗邻，而且鼻咽癌容易发生局部广泛侵犯和淋巴结转移，所以不可能把鼻咽癌原发灶和颈部转移灶连续大块切除，致使外科根治性手术受到限制。而鼻咽癌绝大多数病理属于低分化癌，对放射线敏感，原发病灶和颈部转移灶可以同时完整地包含在照射范围内，所以放射治疗（放疗）是鼻咽癌的首选治疗手段。恰当的放疗可以使早期鼻咽癌得到根治且后遗症甚少，对晚期病变也可以获得良好的姑息疗效，对已经发生远处转移的患者也可起到姑息减症作用，个别单发性骨或肺转移放疗后也可能长期生存。自调强放射治疗（IMRT）技术开展以来，鼻咽癌的局部控制率进一步提高，远期并发症也进一步减少。

[通信作者]　王孝深，Email: ruijin702@163.com

第一节　鼻咽癌侵袭和转移的生物学规律

放疗分为根治性放疗和姑息性放疗。根治性放疗目的在于争取放疗后存活5年以上，无明显影响患者生活质量的并发症产生。凡是一般状态良好的初治鼻咽癌患者，无广泛的颅内浸润、颈部淋巴结直径＜7 cm或者无广泛蔓延到锁骨上、无远处转移、无放疗禁忌证的，都应以根治性放疗为目的。姑息性放疗以暂时控制肿瘤生长、减轻患者痛苦和延长生命为目的，主要用于转移性鼻咽癌、首程足量放疗后复发且范围广泛的鼻咽癌患者，或者因自身原因（高龄、严重合并症）无法耐受根治性放疗的初治鼻咽癌患者。本节重点讨论根治性放疗。

关于鼻咽癌的根治性放疗，必须充分认识鼻咽癌局部区域控制与远处转移与总生存率（OS）的关系。有的恶性肿瘤局部区域控制与远处转移没有相关性，与OS没有相关性。多项研究证实，一旦鼻咽癌出现局部或者区域失败，那么远处转移率明显增加，OS明显降低，所以要特别强调鼻咽癌的局部区域控制。只有把鼻咽以及颈部的可见肿瘤以及亚临床病灶完整包含在照射野之内并给予恰当剂量的照射，才有可能取得良好的局部区域控制。而完整包含可见肿瘤以及亚临床病灶，前提是首先要充分认识鼻咽癌局部侵袭和转移的生物学规律；其次要充分掌握鼻咽癌放疗的基础知识，包括常用的放疗设备、放射源、放疗的原则、靶区的划分、剂量分割方法、不同的放疗技术和方法等。

一、鼻咽癌的局部侵犯

鼻咽周围的解剖结构繁多而复杂，鼻咽癌容易直接向周围结构发生浸润，向上破坏岩骨尖、斜坡、蝶骨大翼甚至侵犯海绵窦和蝶窦，或者直接沿着神经孔道向颅内侵入；向下侵犯口咽，软腭、舌根；向前突入鼻腔，侵犯翼突内外板、翼腭窝、上颌窦、筛窦、眼眶；向后侵犯第1、2颈椎；向两侧扩展到茎突前、后间隙，颞下窝。由于MRI比CT扫描更能清楚地显示鼻咽周围软组织以及颅内的侵犯情况，随着MRI的普及应用，鼻咽癌侵犯颅底骨质和颅内结构的比例逐渐增多。文献报道的初治鼻咽癌周围结构受侵犯的情况如表10-1-1所示。

表10-1-1 初治鼻咽癌周围结构受侵犯的情况

侵 犯 部 位	侵犯比例（%）
咽 旁	45～68
腭 肌	40～58
斜 坡	25～41
破裂孔	18～38
岩骨尖	20～30
鼻旁窦	15～25
海绵窦	13～28
翼板、翼腭窝	10～27
蝶骨大翼、卵圆孔	15～38
后鼻孔、鼻腔	15～67
翼内、外肌	20～38
口 咽	3～10
椎前肌	19～35

二、鼻咽癌的淋巴结转移规律

根据头颈外科淋巴结清扫和病理学报告研究显示,头颈部恶性肿瘤淋巴结转移具有一定的规律。尽管初诊的鼻咽癌患者65%～90%有淋巴结转移,但因为鼻咽癌以放疗为主要的治疗手段,缺少淋巴结清扫范围与病理对照结果方面的资料,所以鼻咽癌淋巴结转移的规律缺少病理学证据。目前关于鼻咽癌淋巴结转移规律的研究仍然仅局限于影像学方面,详见第九章。

三、鼻咽癌远处转移

鼻咽癌治疗失败的主要原因是远处转移,常见的转移部位是骨、肝及肺,其他转移部位有纵隔、腋下、腹膜后及腹股沟等,转移的途径有血液转移和淋巴结转移。

第二节　鼻咽癌放射治疗的基础知识

一、常用放疗相关设备

常用放疗相关设备包括体位固定装置、恒温水箱、普通模拟定位机、激光定位灯、深部X线机、钴60（^{60}Co）机器、直线加速器、腔内后装治疗机、多叶光栅（multileaf collimator, MLC）、CT模拟机、治疗计划系统（treatment planning system, TPS）、热丝切割机、恒温铅炉、三维水箱、剂量仪及验证体模等。

二、放射源

（1）鼻咽照射：^{60}Co γ线或直线加速器6～8 MV高能X线。

（2）颈淋巴结照射：^{60}Co γ线或直线加速器6～8 MV高能X线以及6～12 Mev的电子线。180～210 kV深部X线。

（3）近距离照射：高剂量率铱-192（^{192}Ir）。

三、放疗方法

放疗方法包括常规放疗、3D-CRT、IMRT、腔内后装近距离放疗及立体定向放疗等。

四、放疗前的常规检查

除了临床专科查体以外，还要检查血常规、肝肾功能、X线胸片、腹部B超、血清EBV抗体VCA-IgA滴度测定、鼻咽和颈部的CT和（或）MRI检查、对$T_{3\sim4}$以及$N_{2\sim3}$的病例进行全身骨扫描。另外，还要注意牙齿的检查，如果放疗前有龋齿，建议拔除患牙。

五、鼻咽癌放疗的原则

（1）外照射应选择能量较高、皮肤量较低及骨吸收较小的射线。

（2）外照射应完全包括肿瘤范围，对容易受侵和转移的部位（如颅底、颈部淋巴引流区等）应给予预防性照射。

（3）对于部分早期患者可辅以腔内后装照射，以便更好地保护周围正常组织器官。

（4）对于局部晚期患者应采用缩野、改变入射角度等方法尽可能提高局部肿瘤的剂量，保护正常组织器官，并争取综合治疗。

（5）在放疗过程中应根据病情变化适当地调整放疗计划。

（6）采用CT模拟定位的方法能够精准确定应该照射的范围，有利于对周围正常组织器官的保护。

（7）立体定向放疗可作为外照射后补充剂量及放疗后复发且病灶局限患者的一种治疗手段。

（8）3D-CRT和IMRT技术的运用已被初步证实有利于提高肿瘤局部控制率和改善患者的生存质量。

六、放疗禁忌证

患者一般情况极差，有严重的难以缓解的合并症；多发性远处转移致恶病质；同一部位多程放疗后肿瘤未获得控制、复发或再转移；需再放疗的部位已发生明显严重的后遗症。

七、鼻咽癌靶区的划分

根据临床及影像学检查，按照国际辐射单位与测量委员会（ICRU）50号和62号报告的要求，可将鼻咽癌照射靶区划分如下。

（1）大体肿瘤靶区（gross tumor volume, GTV）：临床检查所发现的及影像学检查能够显示的肿瘤范围，包括鼻咽可见肿瘤区（GTVnx）和转移淋巴结（GTVnd）。

（2）临床靶区（clinical target volume, CTV）：包括GTV及其周围可能被肿瘤侵犯但又未能被目前的检查手段发现的区域（即亚临床病灶区域）。根据鼻咽癌的临床特性，将该区域划分为：① CTV_1，包括GTVnx及其周围肿瘤侵犯可能性极高的区域，一般在GTVnx外5～7.5 mm，但须包括鼻咽的全部黏膜层下5～7.5 mm。此外，还需考虑到邻近的组织结构特性，予以适当更改，如鼻咽旁间隙、气腔、骨质等。② CTV_2，包括GTVnx和CTV_1外、侵犯可能性稍低的但又必须给予一定剂量照射的区域,如颅底骨质、蝶窦下1/2、岩尖、斜坡2/3、破裂孔、卵圆孔、海绵窦、后组筛窦、翼腭窝、翼突内外板、上颌窦后壁、鼻腔后1/3、部分翼内外肌、咽旁和咽后间隙等。

(3)颈部临床靶区(CTVnd):包括GTVnd及其所在的淋巴引流区,还须超出1~2个阴性淋巴引流区。

(4)计划靶区(planning target volume, PTV):为保证上述靶体积的实际吸收剂量达到处方剂量,必须在靶体积外扩展一定的距离,以补偿器官和患者的移动、摆位误差、系统误差所造成的影响。但CTV外放多少距离成为PTV要根据每个单位的条件(如采用的体位固定装置、放疗机器、日常的摆位误差、系统误差等)决定。一般情况下要求CTV至少外放5 mm成为PTV,但如果肿瘤侵犯或者非常接近关键器官,则不外放或者仅外放2 mm。

(5)治疗区(treated volume, TV):指为了达到适当的治疗目标(如肿瘤的根治和姑息治疗)而被放疗医师选择和指明的某一等剂量曲线包围的体积。

(6)照射区(irradiated volume, IV):接受某一剂量照射的组织体积,这一剂量被认为相对于正常组织的耐受是重要的。

(7)危及器官(organs at risk, OAR):位于肿瘤周围、放射敏感度可能对治疗计划和处方剂量有重要影响的正常组织,如脑干、脊髓、垂体、视交叉、视神经、颞叶、内耳及腮腺等。

(8)计划危及器官(planning organs at risk volume, PRV):考虑到OAR的运动和重复摆位的误差而在OAR周围扩展一定的距离成为PRV,以确保OAR的安全。

八、剂量分割方法

1. 分段照射法

分段照射法是将一个疗程的总剂量分为两段完成,两段间休息2~4周。该方法的优点是急性反应较轻,但临床资料已经证实疗程延长使肿瘤的控制率下降。因此,不宜常规使用,仅用于高龄、体弱、一般情况差和急性反应超常严重者。

常规分割法即每周5天,1次/d,器官剂量(DT)1.8~2.0 Gy/次,总量65~75 Gy。目前,该方法为鼻咽癌放疗的标准方法。

2. 超分割照射法

超分割照射法即每周5 d,2次/d,两次相隔6~8 h,DT 1.1~1.3 Gy/次,总量在7周内可达76~82 Gy/68次。使用该法的优点是可在与常规分割法相同的时间内给予肿瘤组织较高的剂量,而不增加正常组织的放射损伤。目前,该法被建议可使用于放疗敏感度较差、肿瘤消退较慢、晚期或复发后再程放疗的患者。

3. 后程加速超分割法

后程加速超分割法为每周5 d, 2次/d, 两次相隔6～8 h, DT 1.2 Gy/次, 剂量达48 Gy/4周时, 改为1.5 Gy/次, 予30 Gy/2周, 总剂量达78 Gy/6周。该法主要用以克服肿瘤干细胞在放疗过程中的加速再增殖。该法近期疗效较满意, 但晚期反应有所增加, 长期疗效尚待观察。

4. 连续加速分割法

连续加速分割法为每周6～7 d, 1次/d, 1.8～2 Gy/次, 连续照射, 总剂量达66 Gy左右。该方法主要用以克服肿瘤干细胞在放疗过程中的加速再增殖以及缩短总疗程时间。近期有随机研究结果显示, 使用该法3年局部控制率较常规分割有明显提高, 尤其在晚期病例中更为明显, 但该方法增加了患者的急性反应。同样, 长期疗效特别是晚期反应有待进一步观察。

第三节 鼻咽癌放射治疗技术及照射野设置

一、常规放疗

1. 技术流程

（1）患者在模拟机下根据放疗的体位进行面罩固定。

（2）在模拟机下拍摄定位片, 在定位片上勾画照射靶区和需要保护的区域（见图10-3-1A）, 然后利用电脑程控热丝切割机（注意源托距和源片距）切割出投影与定位片上的轮廓形状一致的有机泡沫模型, 最后在泡沫模型里浇铸铅模, 铅模冷却后固定在托架上。

（3）在模拟机或者治疗机下拍摄验证片, 验证铅模的形状和位置是否精准（见图10-3-1B）。

（4）位置精准后进行实际治疗。

2. 照射野的设置

（1）不规则面颈联合野：包括前述鼻咽GTV、鼻咽CTV和上半颈区的范围。

（2）不规则耳前野：包括前述鼻咽GTV和鼻咽CTV。

（3）颈前分割野：上界与不规则耳前野衔接, 上半颈预防照射时照射上半颈区; 全颈照射时, 下界要包括锁骨上区。

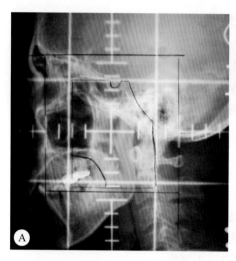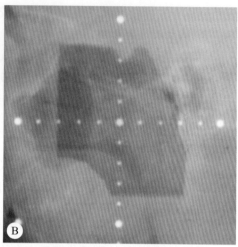

图 10-3-1　常规放疗技术流程

注：A. 模拟机下拍摄定位片之后，在定位片上设计照射野的形状以及需要挡铅保护的范围；B. 铅模做好固定在托架上后，在加速器下拍摄验证片，验证照射位置和范围是否准确。

（4）鼻前野：上界可包括筛窦，下界包括鼻腔，两侧界包括咽旁间隙。设计照射野时，注意双侧眼睛要设置铅挡块保护。

（5）耳后野：包括颈动脉鞘区、颈动脉管、岩尖和斜坡。设计照射野时，注意避免脑干和上颈段脊髓受过量照射。

（6）颅底野：可包括鼻咽顶壁、后组筛窦、蝶窦、海绵窦、岩骨尖和斜坡。各种照射野的示意图如图 10-3-2 所示。

3. 照射方法

（1）无区域淋巴结转移（N_0）病例，第一段面颈联合野 36～40 Gy 后，第二段改为不规则耳前野+上半颈前分割野照射至总量。

（2）有区域淋巴结转移病例，第一段不规则面颈联合野+下颈前切线野，36～40 Gy 后改为不规则耳前野+全颈前分割野照射至总量。

（3）对口咽侵犯较大的病例，第一段不规则面颈联合野 36～40 Gy 后，口咽肿瘤仍未消退者第二段改用不规则面颈联合野+颈后电子线野+下颈前分割野。

（4）对于鼻腔、颅底和颈动脉鞘区受侵犯者，可分别辅助鼻前野、颅底野和耳后野。

（5）对于 $T_{1\sim2}$ 的早期患者，可在外照射 55～60 Gy 后鼻咽部改用后装治疗。

颅底骨质破坏、蝶窦及颅内侵犯是影响预后的重要因素，主要原因之一是常规放疗两侧野对穿照射时，由于颞骨和岩骨对射线的吸收导致颅底实际受到

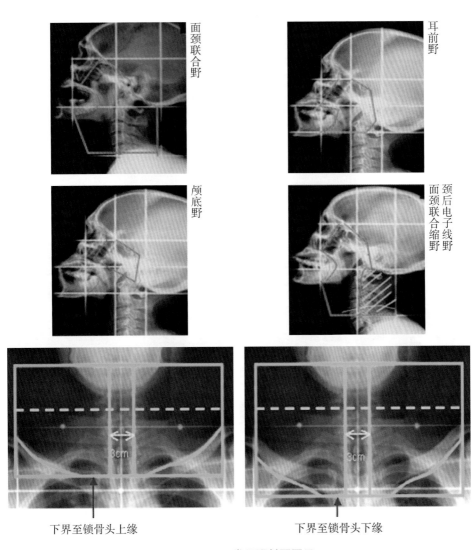

图 10-3-2　常用照射野图示

的照射剂量较鼻咽中心的剂量低（见图 10-3-3），斜坡、蝶窦、破裂孔、岩骨尖及海绵窦等部位是一个相对的剂量"冷区"，冷区部位容易导致肿瘤未控或复发。因此，对于颅底骨质广泛破坏或蝶窦侵犯或颅内侵犯者应常规采用颅底野补充剂量不足，以提高局部控制率。

从流程和照射野的设计上不难看出，该技术无法满足 ICRU 50 号及 62 号报告中对靶区准确勾画的要求，只能通过影像学检查显示肿瘤的范围在定位片上或者模拟机下粗略地勾画出靶区进行射野设计。因此，其精准度不足，对正常组

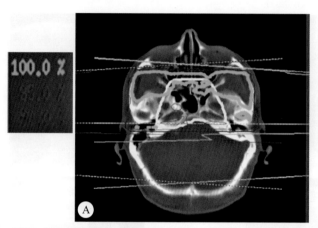

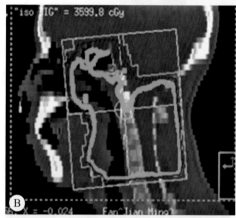

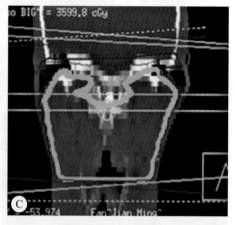

图10-3-3　鼻咽癌两侧对穿照射时的等剂量曲线分布示意图

注：绿色轮廓线、红色轮廓线、蓝色轮廓线分别表示100%的等剂量线、95%的等剂量线以及90%的等剂量线。A.轴位CT，黄色线条轮廓表示CTV靶区，可见斜坡、蝶窦、破裂孔、岩骨尖、海绵窦等部位的CTV不能被100%的绿色等剂量曲线完全包绕；B.矢状位CT，斜坡后缘不能被绿色的100%等剂量线包全；C.冠状位CT，绿色100%的等剂量线内凹，无法完全包绕岩骨尖、斜坡和蝶窦。

织器官的保护欠佳。

　　另外，常规放疗如果全程采用耳前野＋颈前切线野照射，考虑延髓和第1颈椎水平脊髓的保护，往往采用**图10-3-4**所示的挡铅，此时，位于第1颈椎水平的、椎体后缘以后、腮腺深叶或者胸锁乳突肌深面的淋巴引流区是没有包含在照射范围之内的，长期随访后发现该区域容易发生淋巴结转移。该区域一旦发生淋巴结转移，往往同时伴随椎旁肌肉侵犯，且由于位置太高，外科手术挽救治疗难度很大。前面章节中已经介绍了初治鼻咽癌淋巴结转移的分布规律，关于淋巴结的上界，大约20%的淋巴结上界到达第1颈椎一半水平，将近5%到达第1

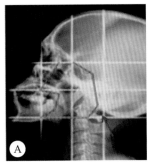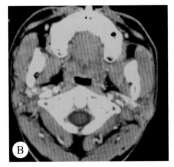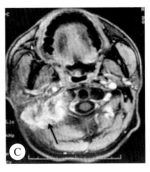

图10-3-4　常规放疗时耳前野的设计及其效果

注：A. 常规放疗时耳前野的设计，红色箭头指示的位置并不在照射范围之内；B. 该患者治疗前CT显示第1颈椎水平没有淋巴结；C. 随访50个月后，MRI显示右侧第1颈椎水平肿瘤转移（黑色尖头），侵犯椎旁肌肉。

颈椎上缘水平。基于上述两个现象，我们推荐把鼻咽癌颈部淋巴结的上界定义为第1颈椎上缘水平，而并非第1颈椎横突之下水平。

　　面颈联合野虽然把鼻咽和上颈部的淋巴引流区完整地包含在照射范围内，不容易遗漏靶区，照射36 Gy后缩野避脊髓，改为小面颈野＋后颈电子线，从体表来看，剂量参考点放在面颊部的体中心部位，面颊部的横向宽度比喉部的横向宽度大，所以照射范围之内存在剂量热点，位于喉部的热点（高出参考点大约15%）对患者影响很大，喉部明显充血水肿，导致声音嘶哑、干咳，从患者外观上也可以看出热点的区域（见图10-3-5）。

　　此外，常规放疗时一定要注意照射野的衔接问题。例如，面颈联合野与颈部切线野的衔接，小面颈野与电子线野的衔接，尽量避免衔接部位的剂量热点或者冷点。

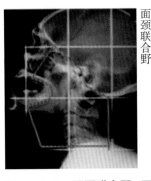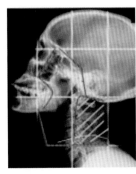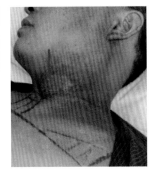

图10-3-5　面颈联合野＋下颈部切线野照射36 Gy后缩野避脊髓，改为小面颈野＋颈后电子线野，切线野不变，患者容易发生喉部剂量热点，外观表现见红色箭头

二、3D-CRT

3D-CRT能使高剂量区的空间剂量分布与靶区的三维形状一致，同时使周围正常组织器官受到照射的剂量为最小，从而提高治疗增益。鼻咽癌靶区形状不规则，而且靶区周围有很多关键器官，所以非常适合采用3D-CRT技术。临床研究证实，该技术的运用，能提供较满意的靶区剂量适合度和均匀性，周围的敏感器官受照体积和剂量有明显的下降，可提高局部控制率，改善生存质量。剂量学研究表明，与传统二维放疗技术比较，低于95%等剂量水平的平均靶体积减小了15%，靶体积平均剂量提高了13%，无并发症肿瘤控制率增加了15%。

1. 3D-CRT 的流程

（1）患者在模拟机下根据放疗的体位进行面罩固定。

（2）患者面罩固定后仰卧在CT模拟机的扫描床上，在面罩上勾画出激光位置，并粘贴铅扣标识，静脉注射造影剂后进行CT横断面扫描，然后把CT图像传送到TPS。

（3）放疗医师在CT定位图像上勾画GTV、CTV、PTV和OAR。

（4）放疗医师给予计划设计的要求。例如，靶区的处方剂量、某一等剂量线包绕的靶体积的百分比、关键器官的剂量上限等。

（5）物理师根据医师的要求设计3D-CRT计划。

（6）医师验收3D-CRT计划，并在加速器下拍摄验证片以核实照射位置是否准确。

（7）位置准确后开始试剂治疗。

CT模拟可按照ICRU 50号及62号报告的要求精准地勾画靶区，并通过靶区及正常器官的重建，可从各个方向上观察肿瘤的大小和侵犯范围，使照射野的设置更为直观、合理、精准，更有利于对正常组织器官的保护。尤其是对于颈动脉鞘区侵犯、岩骨破坏和颅内侵犯的病例。但3D-CRT计划的设计是一个正向过程，要求物理师首先初步确定自己认为最佳的照射野形状、数量以及入射角度，然后输入TPS，TPS显示出剂量分布，物理师根据剂量分布来再次调整照射野形状、数目、入射角度等，反复尝试，直到设计出满意的3D-CRT计划。从这个过程来看，3D-CRT计划对物理师个人经验的依赖性较大，耗费时间与精力。

2. 3D-CRT 照射方法

（1）全程3D-CRT。由于鼻咽癌靶区范围较大（包括鼻咽及颈部靶区），全程3D-CRT存在以下问题：① 剂量的适形程度差；② 设计复杂，耗时长；③ 经验影响程度大；④ 挡块制作时间长；⑤ 实施过程复杂，照射耗时长，发生误差可能性增加。

（2）3D-CRT推量。剂量学研究表明，全程与推量方法比较，靶区均能得到较好的剂量覆盖，脑干、脊髓受量近似，腮腺、颞颌关节受量前者虽稍低，但两者差别不明显。因此，推量法是目前临床最常使用的鼻咽癌3D-CRT方法。

简要介绍一种推量法的射野设置方法：第一段采用双面颈联合野（各加一定度数的楔形板，**见图10-3-6**）+鼻前面颈野±下颈前野DT 36～40 Gy/18～20次（针对PTV-CTV$_1$和PTV-CTVnd）；第二段采用双面颈联合缩野（避开脊髓，各加一定度数的楔形板）+鼻前面颈野+颈后电子线野±下颈前野使鼻咽和颈部靶区达54 Gy（针对PTV-CTV$_1$和PTV-CTVnd）；第三段采用枕后5～7个野（加楔形板）±头顶野，或采用其他共面和非共面射野针对鼻咽靶区，颈部±局部电子线野，使鼻咽靶区以及肿大淋巴结剂量达66～70 Gy（注意保护脑干脊髓）；第四段设野基本同第三段，要求射野进一步缩小针对残留病灶，使残留病灶剂量达70～76 Gy。

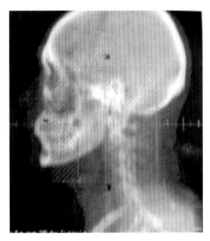

图10-3-6　根据CT模拟勾画靶区、设计的面颈联合野

3. 3D-CRT计划评价指标

什么样的3D-CRT计划才会有令人满意的效果？不同的肿瘤治疗中心、不同的临床医师以及物理师对3D-CRT计划的评价指标不统一，在此象征性列举几个指标，供参考。

（1）V_{95}：95%处方剂量包括的靶体积百分比。

（2）V_{100}：100%处方剂量包括的靶体积百分比。

（3）V_{110}：110%处方剂量包括的靶体积百分比，即通常所说的热点剂量。允许肿瘤靶区之内存在一定体积的热点剂量，但肿瘤靶区之外的热点剂量要尽可能避免。

（4）D_{max}：最大剂量。D_{mean}：平均剂量。D_{min}：最小剂量。

（5）D_{95}：95%靶体积受照射的剂量。

（6）CI：适形指数，指治疗体积与靶体积之比。使用条件：治疗体积完整地包括靶体积时使用。

（7）D_5：5%敏感器官体积受照射的剂量，用于评价脑干、视神经及视交叉等串联器官。

（8）D_{10}：10%脑干或者颞叶体积受照射的剂量。

（9）D_{1cc}：1 cm³ 的 I 类器官，如脊髓、脑干及颞叶受照射的剂量。

（10）D_{3cc}：3 cm³ 的 I 类器官，脊髓、脑干及颞叶受照射的剂量。

（11）D_{33}：33%敏感器官体积受照射的剂量。一般用于评价腮腺、颞颌关节等并联器官。

4. 3D-CRT 存在的问题

（1）靶区划分：临床生物学行为的复杂性和个体的差异，目前检查手段难以准确地确定周边浸润，且个人经验的影响较大；靶区形状极不规则，采用常规布野技术，高剂量区的剂量分布与靶区形状的适合度变差，并随靶体积的扩大而加剧，虽较常规照射有所改进，但部分重要器官仍会受到较高剂量照射；正向设计与经验关系大，计划差异大；实施过程相对于常规放疗复杂，花费时间长；评价手段尚嫌不足：敏感器官仍沿用常规放疗的TD5/5、TD50/5或L-Q模式；DVH没有空间的概念，不能标明靶体积内低剂量或OAR内高剂量区的位置；TCP、NTCP计算的数学模式多样，各有局限性。

（2）PRV应用尚未引起注意，研究报告仅直接评价敏感器官受量。

（3）低剂量放射超敏感度问题：多野、非共面照射比常规放疗更多体积的正常组织受到小剂量的照射。

三、IMRT

鼻咽的解剖相对复杂，周围存在许多关键的器官，如脊髓、脑干、垂体、视神经、视交叉、颞叶、内耳及腮腺等，对放射的耐受剂量低于鼻咽肿瘤的杀灭剂量，且鼻咽的位置固定，几乎不存在由于器官自身运动而导致的不确定性，而且鼻咽肿瘤存在剂量-效应关系，所以最能体现出IMRT技术提高肿瘤剂量、保护肿瘤周围正常组织的优越性（见图10-3-7）。目前的临床治疗结果表明：IMRT治疗鼻咽癌在正常组织的保护方面以及近期疗效方面有着鼓舞人心的应用前景（见表10-3-1）。因此，全世界范围内大型肿瘤中心目前鼻咽癌的主流放疗技术都是IMRT。尽管国内开展IMRT技术起步较国外晚，但是市级以上的放疗单位都能够开展IMRT技术治疗鼻咽癌。

1. 鼻咽癌IMRT治疗的步骤

（1）体位固定：患者仰卧于定位床上，模仿放疗的体位进行头颈肩面罩固定。

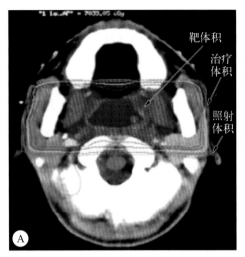
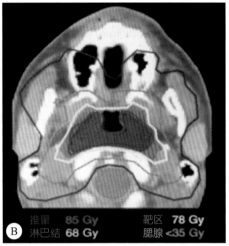

图 10-3-7 鼻咽癌常规技术放疗（A）与 IMRT 治疗的剂量分布（B）比较

表 10-3-1 选择性列举不同肿瘤治疗中心报道的鼻咽癌 IMRT 治疗结果

作 者	患者数	临床Ⅲ/Ⅳ期比例	化疗比例（%）	中位随访期（月）	局控率（%）	总生存率（%）	无远处转移生存率（%）
Sultanem	35	72%	91	21.8	100（4年）	94（4年）	57（4年）
Lee	67	70%	75	31	98（4年）	88（4年）	66（4年）
Kam	63	57%	30	29	92（3年）	90（3年）	79（3年）
Wu	75	56%	未报	23.8	87（2年）	87（2年）	82（2年）
Wolden	74	77%	93	35	91（3年）	83（3年）	78（3年）
Lee	68	59%	84	31	93（2年）	80（2年）	85（2年）
Tham	195	63%	57	36.5	93（3年）	94.3（3年）	89.2（3年）
Lin	323	80.5%	91.3	30	95（3年）	90（3年）	90（3年）
Lin	370	83.2%	90.3	31	95（3年）	86（3年）	89（3年）
Ou	869	64%	84	54.3	89.7（5年）	76.3（5年）	76.3（5年）

（2）图像采集：患者面罩固定，仰卧在CT模拟机的扫描床上，在面罩上勾画出激光位置，并粘贴铅扣标识，静脉注射造影剂后进行CT横断面扫描，然后把CT图像传送到TPS。必须强调，在面罩上勾画激光线位置时，不能单纯勾画3个"十"字标记，尤其纵向激光线一定要延长，在面罩以及患者体表上都要标记（见图10-3-8），否则在放疗过程中由于吞咽疼痛、营养下降而导致体重下降，患者消瘦之后与面罩的匹配吻合度下降，容易反生身体纵向的扭转偏移。

（3）靶体积和关键器官的勾画：由放疗医师协同放射诊断医师确认并勾画GTV、CTV、PTV和OAR（有条件的单位建议采用CT/MRI融合技术勾画靶区）。

（4）设定IMRT计划要求：由临床医师告知物理师IMRT计划的要求，如不同靶体积的分次剂量、照射次数、某一等剂量线包绕的靶体积的百分比、关键器官的剂量上限等。

（5）计划设计：物理师按照临床医师的要求输入处方剂量和靶区剂量的上下限、关键器官的剂量上限，采用逆向算法推算出照射野的个数、机架角度、转床角度、光栏角度和每个射野的剂量比重等。利用剂量体积直方图、剂量功能体积直方图、正常组织并发症发生率、临床靶体积的最大剂量和最小剂量、射野内剂量均一性、射野适形指数、CTV接受处方剂量的覆盖体积等一系列生物学指标和物理学指标，对所得的计划进行优化。

（6）临床医师验收IMRT计划。

（7）加速器下验证IMRT计划。

（8）再次在加速器下验证照射位置精准性，可以采用电子射野影像装置（EPID）验证，也可以采用CB-CT扫描后进行三维图像融合来验证。

（9）对患者进行实际治疗。

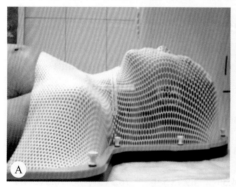
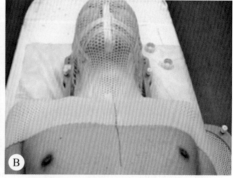

图10-3-8　CT扫描定位时，激光线的标记示意图，纵向激光线一定要延长
注：A. 侧面图像；B. 俯瞰图像。

2. 鼻咽癌IMRT靶区勾画

常规放疗由于主要照射野的方向是90°和270°角左右对穿照射。因此，对于GTV不用过多考虑左右边界，主要考虑GTV的前后界和上下界即可，而IMRT技术首先要求在CT或者MRI图像上来勾画完整的GTV，左右、上下、前后三维空间都要充分考虑，然后勾画CTV以及OAR，并外放PTV，肿瘤靶区以及危及器官都勾画好之后，临床医师告知物理师肿瘤靶区详细的处方剂量以及OAR的剂量限制，由物理师操作TPS逆向计算出剂量分布。在鼻咽癌IMRT治疗的整个过程中，主观因素的影响明显大于常规放疗，肿瘤靶区勾画的是否准确直接关系到肿瘤靶区的剂量分布。如果靶区勾画的比实际肿瘤大，问题尚且不严重；万一勾画范围不足导致肿瘤靶区遗漏，遗漏部分没有接受到足量的肿瘤杀灭剂，或者过分担心危及器官而降低照射剂量，容易导致肿瘤局部未获得控制或者以后复发（见图10-3-9）。因此，要保证鼻咽癌IMRT治疗的疗效，首要的前

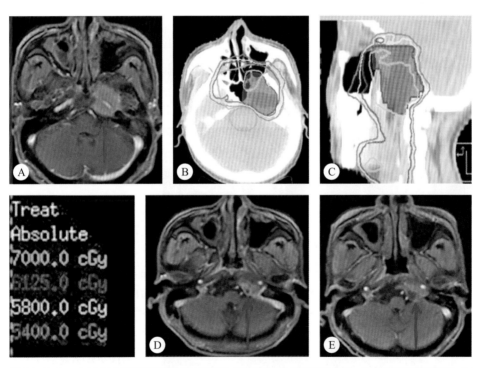

图10-3-9　由于担心脑干和颞叶受到损伤，GTV明显局部剂量不足；同期放化疗结束时，欠量部位的肿瘤明显有残留，6个月后残留肿瘤明显进展

注：A. 治疗前MRI显示的肿瘤范围；B、C. 分别表示轴位和矢状位CT的等剂量线分布，红色阴影表示GTV，蓝绿色代表7 000 cGy等剂量线，粉红色代表6 125 cGy等剂量线，黄色代表5 800 cGy等剂量线；D. 放疗结束时MRI显示肿瘤局部残留；E. 放疗结束后6个月MRI显示残留肿瘤进展。

提条件之一是肿瘤靶区的准确勾画，这就无形当中形成了两个基本要求：① 鼻咽癌对于影像学检查的质量要求高；② 鼻咽癌对于靶区勾画者的影像学读片能力要求很高。

大量的临床研究已经证实，与增强CT相比较，MRI更能清楚地显示鼻咽肿瘤咽旁侵犯的范围、椎前肌肉是否受侵犯，对于颅底骨质早期的骨髓浸润以及海绵窦、脑膜、神经侵犯的显示也更优越（见图10-3-10），因此，MRI被推荐为鼻咽癌首选的影像学检查工具。中国抗癌协会鼻咽癌专业委员会明文规定，对于无MRI检查禁忌者，都要常规接受MRI检查，而且MRI检查一定要规范，要多序列（至少包含T_1WI、T_2WI、脂肪抑制3个序列）、多方位（横断位、矢状位、冠状位）成像，平扫+增强都要做，扫描范围一定要全，至少从前床突上2 cm扫到所骨头

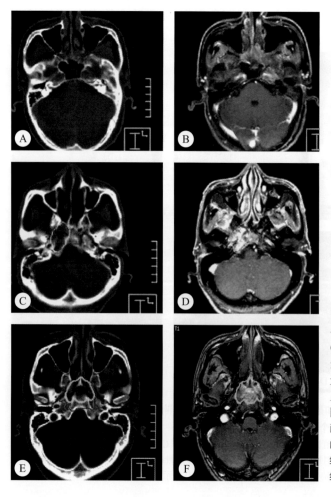

图10-3-10 CT（A、C、E）与MRI（B、D、F）显示鼻咽癌GTV范围差别的示意图

注：A和B是同一名患者，A图无法显示肿瘤边界，B图可明确显示GTV边界（红线）；C和D为同一名患者，绿线是根据CT勾画的GTV，红线是根据MRI勾画的GTV；E和F是同一名患者，绿线表示根据CT勾画的GTV；红线表示根据MRI勾画的GTV。

下。尽管最近几年PET-CT的普及度以及宣传力度很广,但必须强调PET-CT不能取代MRI。PET-CT不能作为鼻咽癌首选的影像学检查工具,也不能作为勾画鼻咽癌GTV的影像学工具。至于PET-CT对于鼻咽癌的价值到底如何,尚需要大量的前瞻性研究来探讨。个人观点认为,PET-CT对于鼻咽癌的价值如下:初治的晚期鼻咽癌患者,判断是否同时存在远处转移,协助临床分期,主要是M分期;治疗后残留肿块的肿瘤活性判断;治疗前后的疗效评估;复发肿瘤的鉴别;功能性影像研究等。常言道,细节决定成败,对于鼻咽癌的IMRT治疗,众多细节都决定着最终的疗效,肿瘤局部浸润侵犯的蛛丝马迹等细节一定要格外注意。尽管总体来看,MRI比CT优越,但两者对于肿瘤边界的显示在三维空间上并不是彼此包含的关系,而是相互补充的关系。对于成骨性病变的细节显示,CT优于MRI(见图10-3-11)。因此,勾画GTV也不能单纯依赖MRI。Emani等早在2003年就通过8例鼻咽癌患者GTV的勾画情况指出,CT与MRI是互补的关系。由于鼻咽癌的主要治疗方法是放疗,无法以手术切除获取完整的肿瘤标本进行病理切片,因此无法对比研究CT、MRI与病理切片三者之间GTV的边界到底是什么关系,只能通过大量的病例来积累相关的临床经验。

影像学检查完善之后,就要由临床医师来勾画GTV、CTV、OAR。尽管GTV、CTV和OAR都有明确的定义,但不同医师勾画同一名患者的靶区仍然存

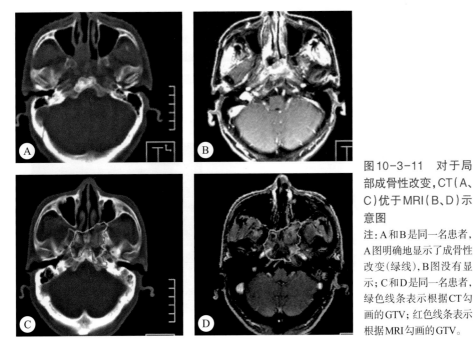

图10-3-11 对于局部成骨性改变,CT(A、C)优于MRI(B、D)示意图

注:A和B是同一名患者,A图明确地显示了成骨性改变(绿线),B图没有显示;C和D是同一名患者,绿色线条表示根据CT勾画的GTV;红色线条表示根据MRI勾画的GTV。

在很大差异。这种差异一方面来源于影像学知识的差异，另一方面来源于临床经验的积累。尤其是勾画CTV时，勾画者之间的差异是很明显的，因为CTV本身就带有主观性。对于有扎实影像学功底的医师而言，MRI确实减少了勾画者之间的主观差异，依赖MRI勾画GTV，彼此的GTV外轮廓差异可以忽略不计（见图10-3-12）。但勾画CTV时，无论依靠哪种影像学检查手段，不同医师之间勾画的CTV范围总是有差异的。有研究者发现，即使让11名由丰富放疗经验的医师勾画同一位患者的颈部CTV范围，根据CTV在体表的投影轮廓设计照射野大小，结果11个照射野相差很大。我院开展IMRT技术之初，也进行了相关研究，3名有经验的放疗医师勾画同一名患者的颈部CTV，结构显示3个CTV轮廓边界相差很大（见图10-3-13）。照射野大小之间的差异可能是导致毒性反应

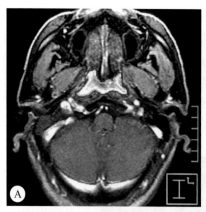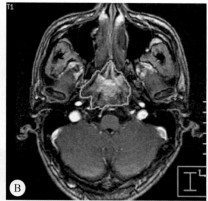

图10-3-12　3名有经验的临床医师根据MRI来勾画GTV（红线、绿线、蓝线），彼此之间的差异很小

注：A. T$_1$期鼻咽癌节选层面；B. T$_3$期鼻咽癌节选层面。

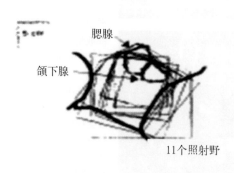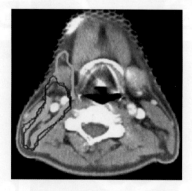

图10-3-13　不同的医师勾画同一名患者的CTV，彼此勾画的范围差别很大

以及疗效不一致的原因之一。为了减少医师之间的主观差异,有必要建立统一的CTV勾画指南,根据指南来勾画CTV,这样,最终的疗效以及毒性反应才有可比性,才能更加便于国内以及国际不同单位之间的交流。

复旦大学附属肿瘤医院自2005年开始将IMRT技术用于鼻咽癌,为了减少勾画者之间的差异,提高一致性,规定对初治鼻咽癌勾画靶区时,鼻咽部位高危CTV至少包括以下5个结构。

(1)前界:上颌窦后壁前缘5 mm(鼻腔侵犯者要包含后组筛窦)。

(2)侧界:包括整个鼻咽侧壁结构、咽旁脂肪间隙、翼内肌起点、翼腭窝、翼内板。

(3)上界:蝶窦和海绵窦下1/2,颅底部分须包括翼腭窝、圆孔、卵圆孔和破裂孔、岩骨尖1/2。

(4)下界:达口咽上部至第2颈椎椎体上1/3平面。

(5)后界:斜坡前1/2～2/3、椎前肌肉、颈椎前缘。

不论肿瘤T分期,以上是必须包含的结构,然后根据肿瘤侵犯的范围适当增加相邻的结构。个人观点认为,肿瘤未控或者短期内复发是最大的并发症,不能因为肿瘤靠近危及器官就盲目缩小CTV范围,一定要充分权衡肿瘤局部控制和Ⅰ类器官(脊髓、脑干、视神经及视交叉)后期严重并发症的利弊(见图10-3-9)。

初治鼻咽癌颈部CTV的勾画原则详见第九章。

《颈部淋巴结的RTOG分区》自2003年提出之后在全世界范围内受到了广泛的关注和应用,由于该分区只是针对N₀的头颈部肿瘤,而很多头颈部肿瘤患者在确定接受放疗时已经存在淋巴结肿大,或者已经进行了淋巴结清扫手术,这两种情况之下应用《颈部淋巴结的RTOG分区》标准存在一定的局限性。于是《颈部淋巴结的RTOG分区》在2006年提出了修订版,针对淋巴结转移和手术后的头颈部肿瘤颈部CTV勾画,在原有基础上增加了茎突后间隙和锁骨上区,同时考虑到淋巴结包膜外侵犯等因素,规定当淋巴结肿大并伴随包膜外侵犯时,CTV要包含邻近的肌肉,但具体包括多少范围的肌肉没有详细的规定。鼻咽癌的治疗以放疗为主,无法获取大量的淋巴结标本来详细研究淋巴结大小与包膜外侵犯的关系,无法衡量包膜外侵犯的范围,也不能衡量影像学表现与包膜外侵犯的关系。因此,对于区域淋巴结转移患者,颈部CTV具体如何定义才是最合适的,尚缺少一致意见,临床医师多数是通过自己的经验来勾画颈部CTV,有必要开展前瞻性的多中心研究。口咽癌和下咽癌的回顾性研究显示:对于Ⅱ区有淋巴结转移的患者,颈部CTV如果仅仅勾画到第1颈椎椎体横突水平会导致部分患者颅底水平复发。因此，作者建议区域淋巴结转移患者Ⅱ区淋巴结上界要一直勾画到颅底颈静脉孔。而鼻咽的解剖位置更高，淋巴引流从更高的位置开始，结合复旦大学附属肿瘤医院前期一系列淋巴结转移规律研究的结果，建议对鼻咽癌患者，无论是否存在淋巴结转移，Ⅱ区淋巴结上界定义为颅底水平。此外，我们的研究还显示当Ⅴ区内存在多个肿大淋巴结时，部分淋巴结容易向后发展蔓延超出斜方肌前缘水平。对于这样的患者，我们建议勾画颈部CTV时，Ⅴ区后界要把斜方肌与肩胛提肌之间的间隙也包含在内。

该靶区勾画指南的建立大大提高了不同医师之间勾画同一患者照射范围的一致性，避免了不同医师由于照射范围勾画不一致而导致的治疗效果差异，保证了疗效的相对一致性。我们按照上述的淋巴结CTV勾画原则开展鼻咽癌的IMRT治疗。回顾性随访了119例N_{1a}期鼻咽癌患者，中位随访36个月，仅有1例在Ⅳ区失败。此外，我们还研究了Ⅰb区按照上述选择性照射的原则治疗后的失败情况，回顾性随访了同一位医师治疗的120例鼻咽癌患者，5年区域控制率96.5%，没有在Ⅰb区失败的病例。2015年，我们发表了大样本量的鼻咽癌（869例）IMRT治疗的结果，5年无局部区域复发生存率为89.7%，无远处转移生存率为85.6%，无病生存率为76.3%，OS为84.0%；59%的患者没有口干症状，仅4.0%的患者有3～4级口干。而1 837例鼻咽癌常规放疗的疗效显示5年OS为67.4%，5年局控率为86.5%，80%以上的患者主诉口干，影响日常生活工作。也就是说，与常规放疗比较，IMRT技术治疗鼻咽癌，肿瘤局部区域控制率提高，而后期不良反应却明显降低，大大提高了患者的生活质量。

------------------------------ **参 考 文 献** ------------------------------

[1] Chang C C, Chen M K, Wu H K, et al. Nasopharyngeal carcinoma volume measurements determined with computed tomography: study of intraobserver and interobserver variability [J]. J Otolaryngol, 2002, 31(6): 361-365.

[2] Cheng J C, Chao K S, Low D. Comparison of intensity modulated radiation therapy (IMRT) treatment techniques for nasopharyngeal carcinoma[J]. Int J Cancer, 2001, 96(2): 126-131.

[3] Chung N N, Ting L L, Hsu W C, et al. Impact of magnetic resonance imaging versus CT on nasopharyngeal carcinoma: p rimary tumor target delineation for radiotherapy[J]. Head Neck, 2004, 26(3): 241-246.

[4] Collier D C, Burnett S S, Amin M, et al. Assessment of consistency in contouring of normal-tissue anatomic structures[J]. J Appl ClinMed Phys, 2003, 4(1): 17-24.

［5］ Eisbruch A, Foote R L, O'Sullivan B, et al. Intensity-modulated radiation therapy for head and neck cancer: emphasis on the selection and delineation of the targets［J］. Semin Radiat Oncol, 2002, 12(3): 238-249.

［6］ Emami B, Sethi A, Petruzzelli G J. Influence of MRI on target volume delineation and IMRT planning in nasopharyngeal carcinoma［J］. Int J Radiat Oncol Biol Phys, 2003, 57(2): 481-488.

［7］ Gregoire V, Levendag P, Ang K K, et al. CT-based delineation of lymph node levels and related CTVs in the node-negative neck DAHANCA, EORTC, GORTEC, NCIC, RTOG consensus guidelines［J］. Radiother Oncol, 2003, 69(3): 227-236.

［8］ Grègoire V, Coche E, Cosnard G, et al. Selection and delineation of lymph node target volumes in head and neck conformal radiotherapy. Proposal for standardizing terminology and p rocedure based on the surgical experience［J］. Radiother Oncol, 2000, 56(2): 135-150.

［9］ Hunt M A, Zelefsky M J, Wolden S, et al. Treatment planning and delivery of intensity-modulated radiation therapy for primary nasopharynx cancer［J］. Int J Radiat Oncol Biol Phys, 2001, 49(3): 623-632.

［10］ Kam M K, Chau R M, Suen J, et al. Intensity-modulated radiotherapy in nasopharyngeal carcinoma: dosimetric advantage over conventional plans and feasibility of dose escalation ［J］. Int J Radiat Oncol Biol Phys, 2003, 56(1): 145-157.

［11］ Kam M K, Teo P M, Chau R M, et al. Treatment of nasopharyngeal carcinoma with intensity-modulated radiotherapy: the Hong Kong experience［J］. Int J Radiat Oncol Biol Phys, 2004, 60(5): 1440-1450.

［12］ Kim R Y, McGinnis L S, Spencer S A, et al. Conventional four-field pelvic radiotherapy technique without computed tomography treatment planning in cancer of the cervix: potential geographic miss and its impact on pelvic control［J］. Int J Radiat Oncol Biol Phys, 1995, 31(1): 109-112.

［13］ Lee N, Xia P, Quivery J M, et al. Intensity-modulated radiotherapy in the treatment of nasopharyngeal carcinoma: An update of the UCSF experience［J］. Int J Radiat Oncol Biol Phys, 2002, 53(1): 12-22.

［14］ Logue J P, Sharrock C L, Cowan R A, et al. Clinical variability of target volume description in conformal radiotherapy p lanning［J］. Int J Radiat Oncol Biol Phys, 1998, 41(4): 929-931.

［15］ Manavis J, Sivridis L, Koukourakis M I. Nasopharyngeal carcinoma: the impact of CT-scan and of MRI on staging, radiotherapy treatment planning, and outcome of the disease［J］. Clin Imaging, 2005, 29(2): 128-133.

［16］ Nancy Lee, Ping Xia, Nancy J. Fischbein. Intensity-modulated radiation therapy for head and neck cancer: The UCSF experience focusing on target volume delineation［J］. Int J Radiat Onol Biol Phys, 2003, 57(1): 49-60.

［17］ Nowak P J, Wijers O B, Lagerwaard F J, et al. A three-dimensional CT-based target definition for elective irradiation of the neck［J］. Int J Radiat Oncol Biol Phys, 1999, 45(1): 33-39.

［18］ Nowak P, van Dieren E, van Sörnsen de Koste J, et al. Treatment portals for elective radiotherapy of the neck: an inventory in the Netherlands［J］. Radiother Oncol, 1997, 43(1): 81-86.

［19］ Peng X, Lin Z X, Lin W B, et al. Analysis of differences on delineation of the gross tumor volume (GTV) of nasopharyngeal carcinoma［J］. Ai Zheng, 2004, 23(11 Supp l): 1528-1531.

［20］ Saarnak A E, Boersma M, van Bunningen B N, et al. Interobserver variation in delineation of ladder and rectum contours for brachytherapy of cervical cancer［J］. Radiother Oncol, 2000, 56(1): 37-42.

［21］ Som P M, Curtin H D, Mancuso A A. An imaging-based classification for the cervical nodes designed as an adjunct to recent clinically based nodal classifications［J］. Arch Otolaryngol Head Neck Surg, 1999, 125(4): 388-396.

［22］ Sultanem K, Shu H K, Xia P, et al. Three-dimensional intensity-modulated radiotherapy in the treatment of nasopharyngeal carcinoma: The University of California-San Francisco experience［J］. Int J Radiat Oncol Biol Phys, 2000, 48(3): 711-722.

［23］ Weiss E, Hess C F. The impact of gross tumor volume (GTV) and clinical target volume (CTV) definition on the total accuracy in radiotherapy theoretical aspects and practical experiences［J］. Strahlenther Onkol, 2003, 179(1): 21-30.

［24］ Wijers O B, Levendag P C, Tan T, et al. A simp lified CT-based definition of the lymph node levels in the node negative neck［J］. Radiother Oncol, 1999, 52(1): 35-42.

［25］ Xia P, Fu K K, Wong G W, et al. Comparison of treatment plans involving intensity-modulated radiotherapy for nasopharyngeal carcinoma［J］. Int J Radiat Oncol Biol Phys, 2000, 48(2): 329-337.

［26］ 李菌, 曹卡加, 陈秋燕, 等.颈淋巴结阴性鼻咽癌颈部的放射治疗［J］.癌症, 2005, 24(5): 627-630.

［27］ 卢丽霞, 赵充, 韩非, 等.鼻咽癌照射靶体积划定的临床探讨［J］.中华放射肿瘤学杂志, 2005, 14(2): 81-85.

［28］ 王孝深, 胡超苏, 吴永如, 等.218例鼻咽癌颈淋巴结转移规律的影像学分析［J］.癌症, 2004, 23(9): 1056-1059.

［29］ 易俊林, 高黎, 黄晓东, 等.鼻咽癌放射治疗的失败模式［J］.中华放射肿瘤学杂志, 2004, 13(3): 145-148.

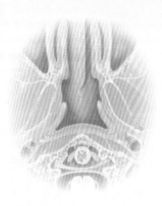

第十一章

鼻咽癌放射治疗危及器官的勾画

许婷婷

正常器官的勾画对精准放疗的发展除了使鼻咽癌的靶区覆盖得以有更好的适形性以外, 也对正常组织的保护起了重要的作用。准确勾画鼻咽癌周边正常器官的结构是危及器官受量评价最基本的要素。本章从鼻咽癌相关危及器官的解剖到各正常器官在CT模拟图像上的界限, 详细阐述了正常器官的勾画方法。

[通信作者] 许婷婷, Email: dr_tingtingxu@163.com

第一节 鼻咽癌相关危及器官的解剖

一、一类器官

1. 脑干

脑干(brain stem)位于颅后窝,自上而下包括中脑、脑桥和延髓3个部分,有时也可包括间脑,向下与脊髓延续。

12对脑神经中有10对是从脑干发出的,并提供了大部分面部和颈部的运动和感觉神经支配,其中动眼神经(Ⅲ)和滑车神经(Ⅳ)核位于中脑,三叉神经(Ⅴ)、展神经(Ⅵ)、面神经(Ⅶ)和前庭耳蜗神经(Ⅷ)核位于脑桥,舌咽神经(Ⅸ)、迷走神经(Ⅹ)、副神经(Ⅺ)和舌下神经(Ⅻ)核位于延髓。这些脑神经的纤维束均由脑干上的神经核发出,因此尽管脑干体积不大,却是人类脑部最重要的结构之一。其血供主要来自基底动脉和椎动脉,结构包括皮质脊髓束(运动)、内侧丘系(触觉、震动和本体感受)和脊髓丘脑束(疼痛、温度感受、痒和粗感觉)等。

此外,脑干还参与调控心血管、呼吸和中枢神经系统,能维持正常意识、调节睡眠周期等,与心率、呼吸、睡眠和进食均有关。脑干损伤将导致所属区域的脑神经功能障碍,包括视野改变、瞳孔固定、肌肉无力、感觉异常、听力障碍、眩晕、吞咽和语言障碍、声音改变和共济失调等。

2. 脊髓

脊髓(spinal cord)位于椎管内,呈长圆柱状,上起自枕骨大孔下缘,下延续于延髓,下端呈圆锥形,下缘随个体发育而有所不同,成人终于第1腰椎及第2腰椎之间(初生儿则平第3腰椎),向下由软脊膜延续为一条结缔组织细丝为终丝,止于尾骨背面。脊髓的长度男性约45 cm,女性约43 cm;其宽度在各个脊椎截断也不同,颈椎和腰椎区域约13 mm,为颈膨大(第3颈椎至第2胸椎)和腰膨大(第1腰椎至第2骶椎),胸椎区域仅6.4 mm。脊椎的骨性结构可以保护脊髓不受外界的损伤,脊髓和脑共同组成了中枢神经系统。

脊髓两旁发出成对的脊神经,脊神经分布到四肢、体壁和内脏,其结构包括位于中央部的灰质和位于周围部的白质。脊髓灰质里有许多简单的反射中枢,白质是脑与脊髓联系的通道,因此脊髓能对外界的刺激产生有规律的反应(即完成一些低级的反射活动），还能将对这些刺激的反应传导到大脑，是脑与躯干、内脏之间联系的通道，具有反射功能和传导功能。

由于各种原因引起脊髓结构、功能的损害，将造成损伤平面以下运动、感觉、自主神经功能障碍，放疗所引起的脊髓损伤属晚期损伤且不可逆。

3. 颞叶

颞叶（temporal lobe）是大脑皮层4个主要的分叶（额叶、顶叶、枕叶和颞叶）之一，经外侧裂的垂直部及水平部与额叶分开。颞叶的功能区包括：感觉语言（韦尼克区：位于优势半球颞上回后部）、听觉（位于颞上回中部及颞横回）、嗅觉（位于沟回海马回前部）和记忆联想（颞叶前部）等。颞叶损伤时可出现精神症状，多为人格改变、情绪异常，也可表现为记忆力障碍、精神迟钝及表情淡漠等。

4. 视神经和视交叉

视路（visual pathway）：是从视网膜光感受器起，到大脑枕叶皮质视觉中枢为止的全部视觉神经冲动传递的径路，包括视神经、视交叉、视束、外侧膝状体、视放射和视皮质。视神经，即第Ⅱ对脑神经，在胚胎第7周由视网膜神经节细胞轴突和神经胶质细胞构成的视柄发育而来，其作用是将视网膜上接收的视觉信息传递到大脑，视网膜上所有神经纤维在视乳盘处集中，然后呈束状穿过巩膜筛板形成视神经，经眼眶后部视神经孔进入颅内，两侧视神经在蝶鞍上方会合，形成视交叉，并延续为视束到达外侧膝状体、顶盖前核和上丘。

视交叉的神经纤维包括交叉和不交叉两组，来自视网膜鼻侧纤维交叉至对侧，来自视网膜颞侧的纤维不交叉。视网膜上半部的交叉纤维居视交叉上层，在同侧形成后膝，然后进入对侧视束；下半部的交叉纤维居视交叉下层，在对侧形成前膝，进入对侧视束。视网膜上半部的不交叉纤维，居视交叉同侧的内上方；下半部的不交叉纤维居同侧外下方，进入同侧视束。

视神经及视交叉的损伤常表现为视力减退甚至失明，根据视交叉损伤部位和严重程度的不同，可以出现视野缺损，包括颞侧偏盲、同向偏盲、一侧全盲、另眼颞侧偏盲等临床表现。由放射引起的视神经、视交叉损伤往往无法逆转，仅能通过营养神经的方法维持剩余神经细胞的功能。

二、二类器官

1. 垂体

垂体（pituitary gland）是下丘脑底部一外形如豌豆、重量约0.5 g的内分泌腺体,位于颅中窝、蝶骨体上面的垂体窝内,分为腺垂体(前叶)和神经垂体(后叶)两大部分,所分泌激素的生理功能包括以下几种。

（1）抗利尿激素（antidiuretic hormone, ADH）：又称加压素,可提高远曲小管和集合管对水的通透性,促进水的吸收,是尿液浓缩和稀释的关键性调节激素。

（2）缩宫素（oxytocin）：有收缩子宫、促进乳腺排乳的作用。

（3）催乳素（prolactin, PRL）：促进女性青春期乳腺发育,对分娩后发育完好的乳腺引起并维持泌乳；促进卵巢排卵、黄体生成及影响孕激素和雌激素的分泌。

（4）促黑素细胞激素（melanocyte stimulating hormone, MSH）：促进大量存在于皮肤的黑色素细胞产生黑色素,使皮肤变黑；游离脂肪组织的脂肪酸；改善人的视觉滞留；改变神经应激性,提高智力迟钝者的注意力和记忆力。

（5）促肾上腺皮质激素（adrenocorticotropic hormone, ACTH）：促进肾上腺皮质激素的合成和释放,促进肾上腺皮质细胞增生,维持肾上腺正常形态和功能。

（6）卵泡刺激素（follicle-stimulating hormone, FSH）：刺激精子生成和卵子成熟,与黄体生成素统称促性腺激素,具有促进卵泡发育成熟的作用,与黄体生成素一起促进雌激素分泌。

（7）黄体生成素（luteinizing hormone, LH）：与卵泡刺激素协同刺激卵巢雌激素分泌,促卵泡成熟与排卵。

（8）促甲状腺激素（thyroid stimulating hormone, TSH）：促进甲状腺激素的合成和分泌,增强甲状腺的吸碘能力；增强甲状腺过氧化氢酶的活性；促进甲状腺上皮细胞的增殖和生长。

（9）生长激素（growth hormone, GH）：促进神经组织以外的所有其他组织生长；促进机体合成代谢和蛋白质合成；促进脂肪分解；抑制葡萄糖利用而使血糖升高等作用。

（10）促性腺激素（gonadotropins, Gn）：促进性腺激素生成和分泌。

2. 海马

海马（hippocampus）因外形酷似海马而得名,人类和其他哺乳动物的大脑两侧均分别有一条海马,其属于大脑边缘系统,对于固化短时记忆为永久记忆以及产生空间记忆有重要的作用。海马损害可发生癫痫,出现错觉、幻觉、自动症、似曾相识感、情感异常、精神异常、内脏症状和抽搐,还可能导致严重的记忆力障碍。

3. 眼球

眼球（eyeball）由眼球壁和内容物两部分构成。眼球壁主要分为外、中、内

3层。外层也称为纤维膜,由前1/6无色透明的角膜和其余5/6白色的巩膜组成。眼球外层起维持眼球形状和保护眼内组织的作用。角膜含丰富的感觉神经末梢,感觉敏锐,是接收信息的最前哨入口,稍呈椭圆形,略向前突,光线经角膜射入眼球。巩膜(俗称"眼白")为致密的胶原纤维结构,不透明,呈乳白色,质地坚韧。中层又称葡萄膜、色素膜,具有丰富的色素和血管,包括虹膜、睫状体和脉络膜3部分。内层为视网膜,是一层透明的膜,是视觉形成过程中神经信息传递的第一站,具有精细的网络结构及丰富的代谢和生理功能。眼内容物包括晶状体、眼房水和玻璃体,它们与角膜一起组成眼的折光系统。

4. 晶状体

晶状体(lens)是眼球内位于角膜、虹膜之后,玻璃体之前,是一个富于弹性的透明体,形似双凸透镜,与角膜协同反射光线到视网膜上,是眼球中重要的屈光物质之一。通过睫状肌的收缩或松弛改变屈光度,使看远或看近时眼球聚光的焦点都能准确地落在视网膜上。随着年龄的增长,晶状体失去弹性,眼的调节能力变差,出现老视;如果晶体部分或全部混浊,则发生白内障。

5. 下颌骨

下颌骨(mandible)是颌面部唯一能活动的骨,位于面部下1/3,分为体部及升支部,两侧体部在正中联合,升支部上缘有两个突起,分别为前部的喙状突和后上方的髁状突,髁状突与颞骨的关节窝及关节结节共同参与颞下颌关节的构成。

6. 颞颌关节

颞颌关节(temporomandibular joint)又称颞下颌关节,主要结构包括关节囊、关节盘、下颌骨髁状突、颞骨关节窝、颞下颌韧带、茎突下颌韧带、蝶下颌韧带和翼外肌,是连接下颌骨和颞骨的滑膜关节,参与咀嚼、吞咽、语言及表情等活动。

颞颌关节的感受由下颌神经的耳颞神经和咬肌神经支配,关节区的神经感受器为4种不同行为特征的机械感受器:Ⅰ型为鲁菲尼末梢,位于下颌骨,为静态感受器;Ⅱ型为帕西尼小体,为动态感受器,作用为加速反射时的速度;Ⅲ型为高尔基腱器官,亦为静态感受器,作用是保护颞颌关节周围的韧带;Ⅳ型为游离神经末梢,为疼痛感受器,作用是保护颞颌关节自身免受损害。

三、三类器官

1. 泪腺

泪腺(lacrimal gland)位于眼眶外上方的泪腺窝内,大小约20 mm×12 mm,

有10～20条排泄小管，主泪管开口于上睑板外缘上约5 mm的穹隆部，管道从泪腺眶部走行向睑裂部，眼上睑肌腱将泪腺分为眶部和睑部。三叉神经是泪液分泌反射弧的传入神经，传出通路比较复杂，副交感神经纤维从面神经的岩浅大神经分出并通过蝶腭神经节，之后经颧神经进入泪腺。

2. 三大唾液腺

人体的三大唾液腺（salivary gland）按体积大小排列为腮腺（parotid gland）、颌下腺（submaxillary gland）和舌下腺（sublingual gland），均成对对称生长，分别位于头面部正中线的两侧，其功能为分泌唾液、湿润口腔，有利于吞咽和语言功能。其中腮腺位于颧弓下缘、耳后及耳下区域，包绕下颌支，分为深叶和浅叶，中间有面神经穿过，可分泌纯浆液性唾液并通过腮腺导管（开口于上颌第2磨牙相对的颊黏膜）到达口腔，便于咀嚼和吞咽动作；颌下腺位于双侧颌下三角区内，是重量约15 g的混合性腺体，被下颌舌骨肌分为浅叶和深叶，可分泌达60%～67%的唾液腺（开口于舌系带两侧的舌下肉阜处），其中除了浆液性唾液外，还包括黏液性唾液，对维持口腔湿润感起作用；舌下腺体积最小，重仅为3～4 g，位于口底黏膜舌下皱襞深面，是唯一无包膜的大唾液腺，属黏液性腺泡为主的混合腺，但仅提供3%～5%的唾液量。

3. 口腔

口腔（oral cavity）分为固有口腔（oral cavity proper）和口腔前庭（oral vestibule），固有口腔的前界和外侧界为颌骨牙槽突（包括牙齿在内）、后界为咽峡、顶壁为硬腭和软腭、底壁为下颌舌骨肌上缘，其内的常见结构包括齿龈、牙齿、硬/软腭、舌、小唾液腺及口底等。口腔除了有作为消化道的起始部分进行咀嚼和营养摄取的功能外，还与说话、交流密切相关，喉部所产生的声音经舌、唇和下颌等的加工调节发出不同的语音语调。

4. 颊黏膜

颊部是口腔的外壁，位于面部两侧，形成口腔前庭外侧壁，主要由皮肤、颜面浅层表情肌、颊脂体、颊肌和黏膜所构成。颊黏膜（buccal mucosa）在上下颊沟之间，翼下颌韧带之前，并包括唇内侧黏膜，在两侧颊部的正中上颌第2磨牙对应位置各有一个环形的黏膜隆起，隆起区的正中有一个针尖大小的开口为腮腺导管开口。

5. 唇

唇（lip）分为上唇和下唇。唇部的皮肤因黑色素细胞含量少而表现为较浅的颜色，并且由于其仅有3～5层细胞构成，与其他部位的皮肤相比薄弱很多，因而能透过皮肤看到血管的颜色而使唇部显现为淡红色。唇部无毛发和汗腺，无法通过出汗和油脂分泌来保持滋润,因此较其他部位的皮肤更容易干燥皲裂。上唇的神经支配为眶下神经(上颌神经的分支),下唇的神经支配为颏神经(下颌神经的分支)。

6. 耳蜗

耳蜗(cochlea)与前庭、半规管共同组成内耳的听觉系统的骨迷路(bony labyrinth),因外形与蜗牛相似而得名,沿耳蜗轴螺旋上升至蜗顶。蜗管(cochlear duct)是位于耳蜗内的膜性管,附着于骨螺旋板的游离缘,上壁为前庭膜,下壁为基底膜,基底膜上有高低不等的毛细胞,为其核心部分柯尔蒂器(organ of Corti),是感受声波刺激的听觉感受器,负责将来自中耳的声音信号转换为相应的神经电信号,交送大脑的中枢听觉系统接受进一步处理,最终实现听觉。

耳蜗损伤时常出现感音神经性耳聋,通常以高频听力首先受损,出现山谷状的听力缺损,是导致言语交流障碍的一种常见疾病,严重影响患者的生活质量。

7. 喉

喉(larynx)的骨性结构由3对成对软骨(杓状软骨、小角软骨和楔状软骨)和3块不成对软骨(甲状软骨、环状软骨和会厌软骨)组成。其上界为会厌尖、下界经环状软骨与气管上缘相延续,功能包括呼吸、发音、防止食物误吸入气管等。

室带和声带将喉部分为3个解剖结构:① 声门上喉:其上口通喉咽部,下界为室带上缘,呈三角形称喉入口,前壁为会厌软骨,两旁为杓会厌皱襞,后为杓状软骨。② 声门区:室带和声带之间区域。③ 声门下喉:声带下缘至环状软骨缘以上的喉腔。

喉部的神经支配来自两侧的迷走神经,会厌和喉前庭黏膜的感觉神经来自喉上神经的内侧支,喉上神经的外侧支为运动神经,支配环甲肌,喉返神经运动支支配环甲肌以外的其他喉部肌肉,感觉支支配声门下喉的黏膜。

喉上神经病变时,喉黏膜感觉丧失,易发生误吸,同时环甲肌松弛致发音障碍。损伤一侧的喉返神经导致声音嘶哑,损伤双侧喉返神经可能致呼吸困难。

8. 咽缩肌

咽缩肌包括咽上缩肌(superior constrictor of pharynx)、咽中缩肌(middle constrictor of pharynx)和咽下缩肌(inferior constrictor of pharynx),两侧各一,自上而下呈叠瓦状排列,即咽下缩肌盖于咽中缩肌下部,咽中缩肌盖于咽上缩肌下部,吞咽时从上到下依次收缩,将食物从咽部推进到食管,它们的神经支配均来自迷走神经的分支。咽上缩肌呈四边形，菲薄而色泽稍苍白，由翼突内侧板、翼下颌间隙、下颌骨牙槽突和舌侧缘等部位发出；咽中缩肌呈扇形，体积较小，从舌骨大角、舌骨小角和茎突舌骨韧带发出；咽下缩肌是三者中最厚的，从两侧的甲状软骨和环状软骨发出。

咽缩肌损伤影响吞咽功能，表现为吞咽不畅、梗阻感，尤以进食流质饮食时明显，易发生呛咳。严重的咽缩肌瘫痪而有吞咽障碍者，可并发吸入性肺炎而危及生命。

9. 甲状腺

甲状腺（thyroid gland）位于颈前喉结下方，外观呈蝶形，覆盖于喉和气管前方，由左右两叶及连接两叶的峡部组成，成人的甲状腺重约25 g，两叶分别约5 cm长、3 cm宽、2 cm厚，峡部长宽均约为1.25 cm，女性腺体常大于男性，且在怀孕期间会有所增大。甲状腺是内分泌器官，可分泌甲状腺激素，影响心血管系统功能、组织代谢、蛋白质合成和胎儿时期的生长发育。放疗可引起甲状腺功能减退，需外源性补充甲状腺激素替代。

10. 颈动脉

鼻咽癌靶区所涉及的颈动脉（carotid artery）主要为颈内动脉和颈总动脉。两侧颈总动脉均是主动脉弓上的分支，但所发出的位置不同，右侧由主动脉弓上发出的头臂干分出右颈总动脉和右锁骨下动脉，左侧则直接在主动脉弓上发出左颈总动脉和左锁骨下动脉，到达颈部后双侧颈总动脉走行基本对称，在甲状软骨上缘水平、约平第4颈椎处分叉为颈内动脉和颈外动脉。颈内动脉先于颈外动脉的后外侧上行，后转至颈外动脉的后内侧沿咽侧壁达颅底，在颞骨岩尖部的颈动脉管内由外向内水平走行后穿过破裂孔向上垂直进入颅内，于蝶窦两侧的海绵窦内继续走行，最终加入大脑动脉环与椎-基底动脉系相交通。

11. 臂丛神经

臂丛神经（brachial plexus）是由第5、6、7、8颈椎及第1胸椎神经根前支所组成的神经丛，由脊髓发出、通过颈腋管、越过第1肋进入腋窝，为胸、肩、上肢和手部的传入和传出神经。先由5根合成3个干：第5、6颈椎组成上干，第7颈椎组成中干，第8颈椎、第1胸椎组成下干；再发出分支形成3个束：内侧束（第8颈椎及第1胸椎、下干前股）、外侧束（第5、6、7颈椎、上干及中干前股）、后束（第5～8颈椎及第1胸椎，上中下干后股），最终所发出的分支包括腋神经、肌皮神经、桡神经、正中神经、尺神经及胸背神经等。

当臂丛神经损伤时可引起麻痹区域所支配肌肉的瘫痪，将导致肩外展、肘屈曲、肩肘腕伸、腕指屈和拇对掌指伸直等动作受阻乃至消失。

第二节　CT图像上鼻咽癌相关危及器官边界的界定及勾画示意

脑干

由侧脑室底部层面开始勾画至第2颈椎齿突上缘层面，推荐在MRI（T_2WI）融合下确定脑干边界（见图11-2-1）。

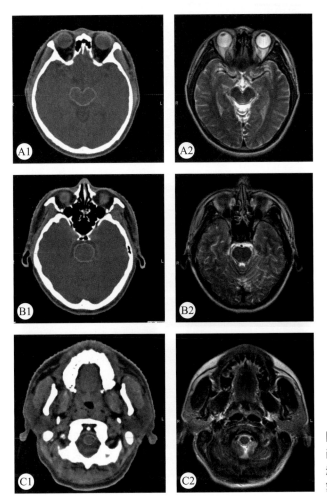

图11-2-1　CT/MRI融合下勾画各层面脑干（蓝色线条）示意图
注：A1、A2. 眼球层面；B1、B2. 蝶窦层面；C1、C2. 枕骨大孔层面。

1. 脊髓

应勾画脊髓本身，而不是整个椎管，上界定义为第2颈椎齿突上缘层面、与脑干下界直接延续，下界定义为第3胸椎上缘层面（**见图11-2-2**），但对于肿瘤或淋巴结靶区位于脊髓下缘的，推荐将下界至少外放5 cm。

2. 颞叶

建议在MRI（T_2WI）融合下勾画（**见图11-2-3**），上界为大脑外侧裂上缘，下界勾画至颅中窝底，前界为颞骨、大脑外侧裂和蝶骨大翼，后界为颞骨岩部、小脑镰和枕前切迹，外侧界为颞骨，内侧界为海绵窦、蝶窦、蝶鞍和大脑外侧裂（一般需包括海马旁回和海马）。

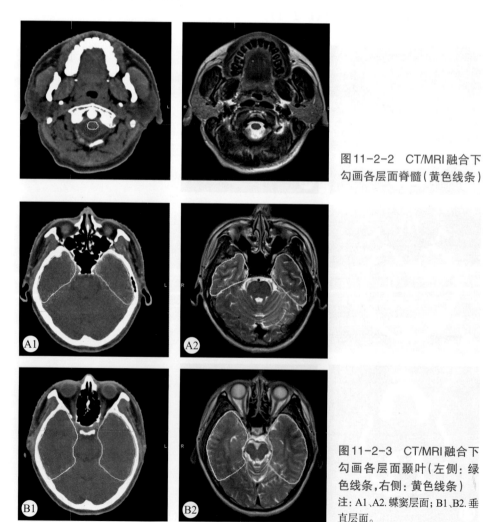

图11-2-2　CT/MRI融合下勾画各层面脊髓（黄色线条）

图11-2-3　CT/MRI融合下勾画各层面颞叶（左侧：绿色线条，右侧：黄色线条）

注：A1、A2.蝶窦层面；B1、B2.垂直层面。

3. 视神经

视神经层面要求扫描层厚为2～5 mm，一般在CT模拟图像上即能显示，MRI融合能提高勾画精准性。建议由眼球后缘画起，向后内方向与视交叉相延续（见图11-2-4）。

4. 视交叉

视交叉位于鞍上池的蛛网膜下隙，一般高于垂体腺1 cm左右，推荐在MRI融合（尤其是T_2WI）下勾画（见图11-2-5）。

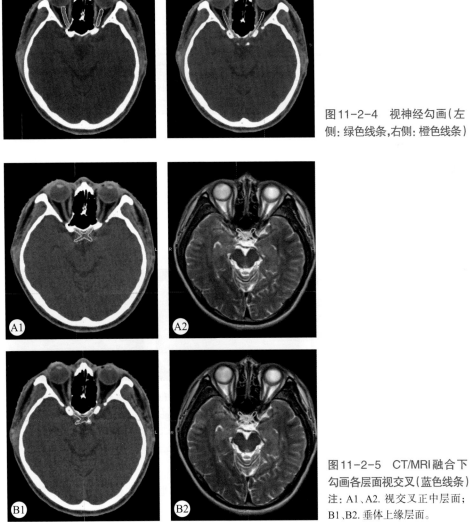

图11-2-4 视神经勾画（左侧：绿色线条，右侧：橙色线条）

图11-2-5 CT/MRI融合下勾画各层面视交叉（蓝色线条）
注：A1、A2. 视交叉正中层面；B1、B2. 垂体上缘层面。

5. 垂体

垂体体积很小、呈卵圆形，一般在CT上难以辨别，与T$_2$WI MRI融合有助于勾画，还可利用蝶鞍的骨性结构来定位垂体，矢状位上显示更为清晰，位于垂体窝，3 mm层距的CT扫描图像上可以显示1～2层（见图11-2-6）。需完整勾画，但不超过周围骨质。

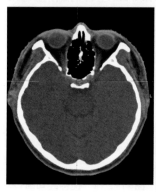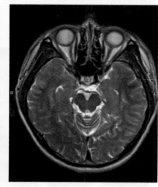

图11-2-6　CT/MRI融合下勾画垂体（粉色线条）

6. 海马

根据RTOG 0933研究推荐，建议扫描层厚小于2.5 mm（1.25～1.5 mm最佳），与T$_1$WI融合后勾画，由于海马内灰质成分较多，因此勾画下界为双侧侧脑室颞角内侧低密度区域，逐层向后上方呈勾画至侧脑室内侧低密度区域消失水平（见图11-2-7）。

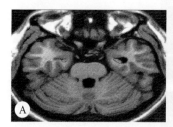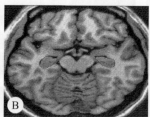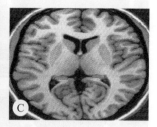

图11-2-7　MRI图像勾画海马示意图（红色线条）

注：A. 颞叶层面；B. 正中层面；C. 内囊层面。引自Holmes C J, Hoge R, Collins L, et al. Enhancement of MR images using registration for signal averaging［J］. J Comput Assist Tomogr, 1998, 22(2): 324-333.

7. 眼球

前半部分为玻璃体的腹侧，需包括角膜、虹膜、睫状体和晶体；后半部分需包括玻璃体、脉络膜和视网膜（见图11-2-8）。

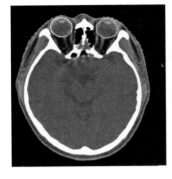
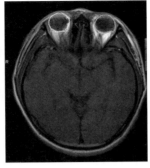

图11-2-8 CT/MRI融合下勾画眼球（左侧：蓝色线条，右侧：黄色线条）

8. 晶状体

晶状体位于眼球内玻璃体前方，CT片上显示为较为致密的扁平状结构（见图11-2-9）。

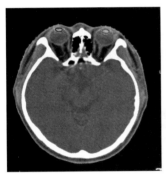
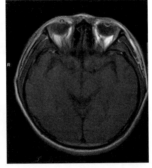

图11-2-9 CT/MRI融合下勾画晶体（左侧：蓝色线条，右侧：红色线条）

9. 下颌骨

下颌骨作为一个器官勾画，不需要分左右，需包括牙槽骨，但不包括牙齿（见图11-2-10）。

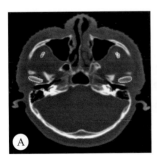
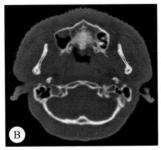
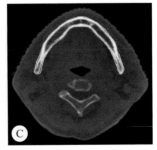

图11-2-10 CT各层面下颌骨勾画（黄色线条）

注：A.颞下关节层面；B.下颌支；C.下颌体。

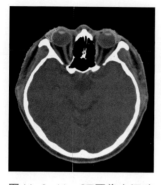

图11-2-11　CT图像上泪腺勾画（左侧：橙色线条，右侧：蓝色线条）

10. 泪腺

泪腺位于眼球的上外侧，在CT片上显示为由脂肪所包裹的高密度结构（见图11-2-11）。

11. 颞颌关节

在CT骨窗上显示清晰，下起于下颌头出现、下颌颈成"C"型弯曲的上一层面；上至关节腔消失层面；外界为下颌骨髁突外侧关节窝表面；前界为颞骨关节结节前缘，咀嚼肌后缘（包括下颌骨的髁突）；后界为包括颞骨的关节窝表面（见图11-2-12）。

12. 腮腺

勾画上界为外耳道、乳突层面；下界为下颌下间隙后缘出现层面，前界为咬肌、下颌骨后缘和翼内肌；后界为胸锁乳突肌前腹、二腹肌后腹外侧和乳突；外侧界为下颌间隙、颈阔肌；内侧界为二腹肌后腹、茎突、咽旁间隙和胸锁乳突肌。由于在平扫CT上难以分辨腮腺组织和邻近及内部结构，因此颈动脉、下颌后静脉和面神经腮腺内段应包括在勾画内（见图11-2-13）。

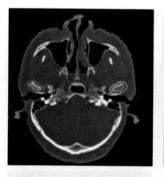
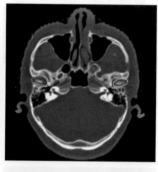

图11-2-12　CT显示颞颌关节勾画（左侧：绿色线条，右侧：粉色线条）

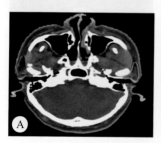
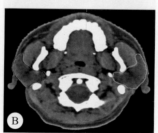
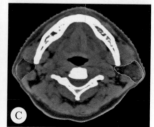

图11-2-13　CT各层面腮腺勾画（左侧：绿色线条，右侧：玫红色线条）
注：A.腮腺上级层面；B.寰椎层面；C.下颌体层面。

13. 颌下腺

勾画上界为翼内肌下缘或第3颈椎水平,下界为下颌下三角(由下颌体下缘,二腹肌前后缘所围成)脂肪间隙出现的层面,前界为下颌舌骨肌和舌骨舌肌的外侧,后界为咽旁间隙、颈部血管、二腹肌前腹和胸锁乳突肌,外侧界为下颌支、皮下脂肪或颈阔肌,内侧界为颈部血管、上中咽缩肌、舌骨、二腹肌前腹、下颌舌骨肌和舌骨舌肌(见图11-2-14)。

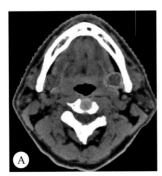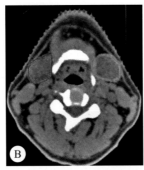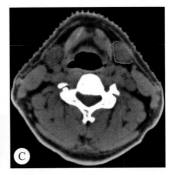

图11-2-14　CT各层面颌下腺勾画(左侧:蓝色线条,右侧:红色线条)

注:A.下颌体层面;B.舌骨层面;C.颌下腺下极。

14. 口腔

一般勾画整个口腔结构,上界为硬腭黏膜,下界为口底下缘,前界为下颌和上颌骨内面,后界为软腭、腭垂和舌根下缘,外界为下颌和上颌骨内面(见图11-2-15)。

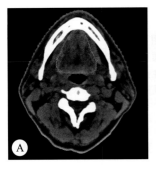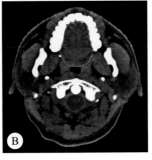

图11-2-15　CT各层面口腔勾画(玫红色线条)

注:A.下颌体层面;B.寰椎层面。

15. 颊黏膜

颊黏膜上界为上颌窦底部,下界为牙床边缘,前界为唇和牙齿,后界为翼内肌,外界颊部脂肪,内界为下、上颌骨、口腔、舌根和软腭的外侧面(见图11-2-16)。

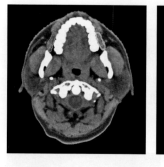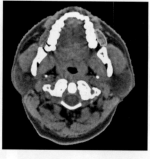

图11-2-16 CT各层面颊黏膜勾画（左侧：绿色线条，右侧：橙色线条）

16. 唇

唇上界位于硬腭外缘、鼻棘底部，下界为牙床下缘、下颌骨体上缘，前界为面部皮肤，后界为下颌骨体、牙齿和舌（见图11-2-17）。

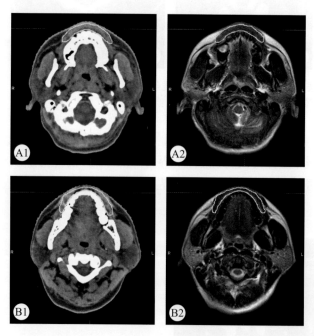

图11-2-17 CT/MRI融合下各层面唇的勾画（草绿色线条）
注：A1、A2. 上颌层面；B1、B2. 下颌层面。

17. 耳蜗

耳蜗嵌于颞骨之中，位于两侧内耳道外上方，在CT骨窗上可以清晰地显示（见图11-2-18）。

18. 喉部

分别勾画声门上喉、声门区、和环咽肌。声门上喉：上界为会厌尖，下界为杓状软骨上缘上一层，前界为舌骨、会厌前间隙和甲状软骨，后界为咽腔、下咽缩

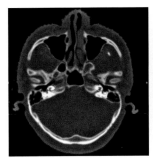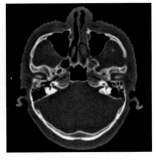

图11-2-18　CT各层面耳蜗的勾画(左侧：蓝色线条,右侧：紫色线条)

肌,外侧界为甲状软骨,内界为咽腔(需除外空腔)。声门区：上界为杓状软骨上缘,下界为环状软骨下缘(如果有软组织),前界和外侧界为甲状软骨,后界为下咽缩肌、咽腔或环状软骨,内界为咽腔(需除外空腔)。环咽肌介于咽缩肌和颈段食管之间,上界为杓状软骨的下缘为下界环状软骨下1 cm水平；前界为喉、气管腔,后界为椎体(**见图11-2-19**)。

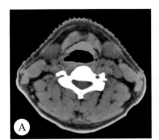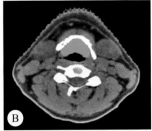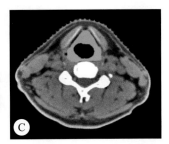

图11-2-19　CT各层面喉的勾画(绿色部分)
注：A.梨状窝层面；B.舌骨层面；C.甲状软骨层面。

19. 咽缩肌

咽缩肌在3 mm的层厚下勾画最佳,上界为翼板下缘,下界为杓状软骨下缘层面,前界为翼内板的钩、下颌骨、舌底、舌骨、声门上喉软组织/声门喉,后界为椎前肌,外界为翼内肌、舌骨大角和甲状软骨上角,内界为咽腔(**见图11-2-20**)。

20. 甲状腺

甲状腺位于甲状软骨下缘,在CT上与周围软组织对比显示为高密度(**见图11-2-21**)。

21. 颈动脉

建议在1 mm层厚的轴位CT上(与T$_2$WI MRI融合)勾画颈总和颈内动脉(颈外动脉不予勾画),左右颈总动脉仅在发出时根部的位置有所不同,在颈部走

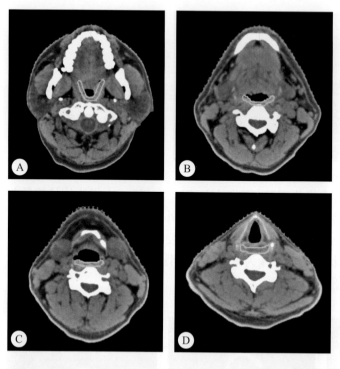

图11-2-20 CT各层面咽缩肌的勾画（蓝色线条）
注：A. 寰锥层面；B. 下颌层面；C. 舌骨层面；D. 甲状软骨层面。

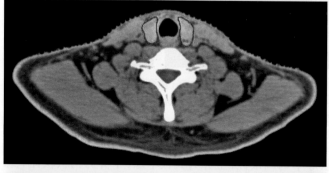

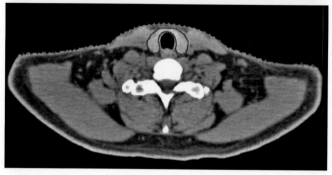

图11-2-21 CT各层面甲状腺的勾画（红色线条）

行两侧基本对称,在第4颈椎水平分出颈内和颈外动脉,颈内动脉上界为视交叉颅内段水平(见图11-2-22)。

22. 臂丛神经

CT上很难辨别臂丛神经的位置,仅能通过其他相邻结构勾画出其所属区域,如果臂丛下缘与血管包绕,则将血管一起勾画在内。一般而言,上界为第5颈椎上缘,下界为第3胸椎上缘;前界为前斜角肌、锁骨下动脉和腋静脉后缘,后界为中斜角肌肩胛下肌前缘;外侧界为上、中斜角肌、胸大肌和大圆肌外缘,内侧界为椎间孔和第1肋外缘(图11-2-23)。

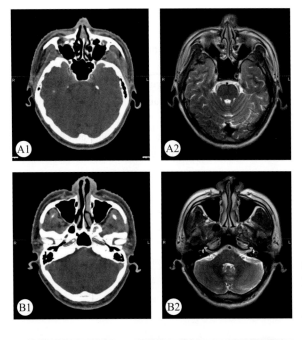

图11-2-22　CT/MRI融合下勾画颈动脉(左侧:玫红色线条,右侧:紫色线条)
注:A1、A2. 蝶窦层面;B1、B2. 颈内动脉水平段层面。

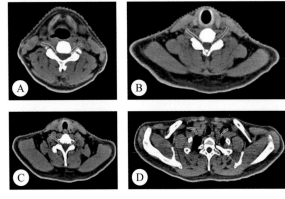

图11-2-23　各层面臂丛神经的勾画(左侧:土黄色线条,右侧:粉色线条)
注:A. 甲状软骨层面;B. 环状软骨层面;C. 甲状腺层面;D. 锁骨层面。

------------------------------ 参 考 文 献 ------------------------------

［ 1 ］ Brouwer C L, Steenbakkers R J, Bourhis J, et al. CT-based delineation of organs at risk in the head and neck region: DAHANCA, EORTC, GORTEC, HKNPCSG, NCIC CTG, NCRI, NRG Oncology and TROG consensus guidelines.［ J ］Radiother Oncol, 2015, 117(1): 83-90.

［ 2 ］ Gondi V, Pugh S L, Tome W A, et al. Preservation of memory with conformal avoidance of the hippocampal neural stem-cell compartment during whole-brain radiotherapy for brain metastases (RTOG 0933): a phase II multi-institutional trial［ J ］. J Clin Oncol, 2014, 32(34): 3810-3816.

［ 3 ］ King A D, Teo P, Lam W W, et al. Paranasopharyngeal space involvement in nasopharyngeal cancer: detection by CT and MRI［ J ］. Clin Oncol, 2000, 12(6): 397-402.

［ 4 ］ Ng S H, Chang T C, Ko S F, et al. Nasopharyngeal carcinoma: MRI and CT assessment ［ J ］. Neuroradiology, 1997, 39(10): 741-746.

［ 5 ］ Sun Y, Yu X L, Luo W, et al. Recommendation for a contouring method and atlas of organs at risk in nasopharyngeal carcinoma patients receiving intensity-modulated radiotherapy ［ J ］. Radiother Oncol, 2014, 110(3): 390-397.

［ 6 ］ Teresi L M, Lufkin R B, Vinuela F, et al. MR imaging of the nasopharynx and floor of the middle cranial fossa part Ⅰ. Normal anatomy［ J ］. Radiology, 1987, 164(3): 811-816.

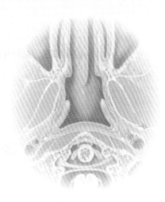

第十二章

局部晚期鼻咽癌的化学治疗

史　琪　胡超苏

随着诊断和治疗技术的不断进步,鼻咽癌的疗效较从前已有大幅提升。然而在局部晚期患者中,对远处转移的控制尚不理想,仍是影响患者生存的主要问题。因此,化疗在鼻咽癌综合治疗中同样具有重要地位,适当的化疗强度及其与放疗的结合模式一直是研究热点。同期放化疗虽已成为目前标准的治疗模式,但在IMRT时代,其价值再次受到挑战。新辅助化疗可能降低远处转移风险,对局部晚期患者,新辅助化疗联合同期放化疗有望带来更多生存获益。尽管在同期放化疗的基础上加用辅助化疗未能带来更多的获益,但对无法耐受新辅助化疗联合同期放化疗的局部晚期患者,新辅助化疗结合辅助化疗的模式仍是一个很好的治疗选择。

[**通信作者**]　胡超苏,Email: hucsu62@163.com

第一节 化学治疗在鼻咽癌综合治疗中的地位

随着诊断技术和多学科综合治疗的发展,鼻咽癌的疗效大幅提高,5年生存率达80%以上,而早期患者5年生存率达90%以上。然而在局部晚期患者中,虽然放疗技术的进步显著改善了肿瘤的局部控制,但对远处转移的控制仍不理想,并已成为影响患者生存的主要问题。因此,寻求更有效的放疗与化疗结合模式势在必行。

对于局部晚期鼻咽癌患者而言,放化疗结合的综合治疗是基本治疗原则。一项综合了10项随机临床研究(2 450例鼻咽癌患者)的荟萃分析显示:加用化疗后死亡风险比为0.82,5年总生存率绝对增加4%;同期放化疗组总生存率提高最多,达20%,同时还提高了肿瘤的局部控制率和患者的无瘤生存率,降低了肿瘤的远处转移率;辅助化疗是否能提高患者的生存率还未有定论;而新辅助化疗虽能降低肿瘤的局部复发率和远处转移率,但未能提高患者的总体生存率。MAC-NPC协作组荟萃分析4 806例鼻咽癌患者发现:化疗显著提高了局部区域控制、无进展生存、肿瘤特异生存并降低远处转移,并可转化为生存获益,加用化疗后死亡风险比为0.79,5年总生存率绝对增加6.3%,而这一获益来自同期加辅助化疗(HR 为0.65和0.56~0.76)或同期放化疗(HR 为0.80和0.70~0.93),单纯辅助化疗或诱导化疗无显著生存获益。可见,化疗已确立了在鼻咽癌综合治疗中的重要价值。而鼻咽癌综合治疗的模式,主要取决于放疗与化疗的不同联合模式,可分为新辅助化疗、同期放化疗和辅助化疗。

第二节 化学治疗的不同模式

一、同期放化疗

同期放化疗因能提高鼻咽癌患者的生存率而成为最早受到肯定的一种治疗模式。临床研究及荟萃分析均证实,同期放化疗较单纯放疗带来明显的生存获益,尤其是对局部晚期患者。一项Ⅲ期临床研究入组284名Ⅲ、Ⅳ期无远处转移的鼻咽癌患者,随机分为单纯放疗组和顺铂联合氟尿嘧啶(PF)方案同期放化疗组。结果同期组的局部失败率、远处转移率均显著低于放疗组,且同期组5年鼻咽癌无进展生存率(89.3%)、无进展生存率(71.6%)、总生存率(72.3%)均显著高于后者,仅伴有Ⅲ、Ⅳ级急性不良反应的轻度增高。Chan等进行的Ⅲ期研究得到类似的结论,即同期组5年生存率显著高于单纯放疗组;同期组较放疗组死亡风险比为0.71,在$T_{3\sim4}$期的亚组分析中,死亡风险比进一步降至0.51。一项比较同期放化疗和单纯放疗的荟萃分析纳入1 608名患者,第2、3、5年同期放化疗较单纯放疗死亡相对危险度分别为0.63(95%CI: 0.50~0.80)、0.76(95%CI: 0.61~0.93)、0.74(95%CI: 0.62~0.89)。因此,同期放化疗如今已成为局部晚期鼻咽癌的标准治疗模式。

二、新辅助化疗

新辅助化疗又称为诱导化疗。由于其应用时机在放疗前,故具有以下优点:① 肿瘤血供好,利于化疗药物分布至肿瘤局部并发挥抗肿瘤作用;② 及早杀灭可能存在的全身亚临床转移灶;③ 对于局部晚期患者,可较早地减轻肿瘤负荷,同时提高对后续放疗的敏感度;④ 此时患者一般状况较好,对化疗的耐受性高。Ouyang等发表一篇荟萃分析(1 418名患者)发现,加用新辅助化疗后死亡风险、远处转移风险显著降低($HR=0.82$,$P=0.03$;$RR=0.69$,$P=0.000 2$),局部控制率无明显改善($P=0.49$;$RR=0.90$)。另一项前瞻性研究的5年随访结果则提示同期放化疗组无病生存率(65.1%)、总生存率(74.3%)未优于新辅助化疗组(无病生存率51.5%、总生存率71.7%);但亚组分析治疗结束2年内无复发患者,同期放化疗组局部区域控制优于新辅助化疗组。Xu等比较新辅助化疗和同期放化疗在局部晚期鼻咽癌的疗效,Ⅲ期临床研究初步结果提示:① 5年随访结果未显示同期放化疗在总生存率、无复发生存率、无病生存率方面优于新辅助化疗;② 同期放化疗提高了5年无远处转移生存率(79.0% vs 86.9%,$P=0.05$,$HR=0.59$);③ 亚组分析显示无远处转移生存率提高来自$T_{3\sim4}N_{0\sim1}$患者;④ 新辅助化疗在急性不良反应方面略优于同期放化疗。尽管新辅助化疗可能降低远处的转移风险,但由于较同期放化疗的优势并不明显,且未带来更多生存获益,故对诱导化疗联合放疗的模式仍颇有争议。

对于局部晚期鼻咽癌化疗策略的制订,诱导化疗与同期放化疗的叠加能否带来更多获益也一直备受关注。尽管Ⅱ期研究表明患者对这种高强度的化疗策略可耐受,且可获得较满意的生存和疾病控制率,但既往的Ⅲ期临床研究可能由于诱导化疗方案的选择、诱导化疗后同期化疗剂量强度相对不足等因素使诱导加同期化疗组未能显示更多生存获益。荟萃分析也多提示诱导联合同期化疗在控制远处转移方面较同期化疗有优势，但总生存率没有明显获益。然而马骏教授团队发起多中心临床研究证实，对于局部晚期鼻咽癌患者，多西他赛、顺铂联合氟尿嘧啶方案的诱导化疗联合同期顺铂放化疗，相比于同期放化疗，可显著降低治疗失败率（3年无失败生存率 80% *vs* 72%，*P*=0.034），改善了总生存率（3年总生存率 92% *vs* 86%，*P*=0.029）。这是第一项在局部晚期鼻咽癌中证实诱导化疗联合同期放化疗优于同期放化疗的前瞻性Ⅲ期研究，有望改写目前的诊疗规范。

三、辅助化疗

尽管研究表明，同期放化疗加辅助化疗相比单纯放疗可带来生存获益，但生存获益更多来自同期放化疗，辅助化疗价值并不确切。Chen等进行的多中心Ⅲ期临床研究首次证实对局部晚期鼻咽癌，同期放化疗基础上的辅助化疗未进一步提高疗效（2年无失败生存率为 86.0% *vs* 84.0%，*P*=0.13），且明显增加3～4级不良反应。2013年的一篇荟萃分析中，辅助化疗仅降低局部复发风险（*P*=0.03；*RR*=0.71），而总生存率和远处转移风险无获益。另有荟萃分析总结8项随机临床研究的2 144例患者，发现同期加辅助化疗较同期放化疗并未显著降低死亡风险［*HR*=0.86（0.6～1.16）］。

对于在接受诱导化疗后不能耐受足够剂量强度同期化疗的局部晚期鼻咽癌患者，复旦大学附属肿瘤医院何霞云开展了前瞻性Ⅱ期临床研究，发现通过诱导化疗与辅助化疗结合的模式也可为患者提供一种很好的选择。该研究对于局部晚期鼻咽癌患者，先给予2个疗程吉西他滨联合顺铂（GP）诱导化疗，然后给予IMRT，再给予2个疗程GP方案辅助化疗。最终97%的患者完成了诱导化疗，84%完成了2个疗程辅助化疗。经过5年随访，发现5年总生存率达82.1%，5年肿瘤局部控制率和远处控制率达92.2%和89.0%，总体上取得了喜人的疗效且患者依从性良好，这为无法耐受同期放化疗的局部晚期鼻咽癌患者提供了一个很好的治疗选择。

第三节　调强放射治疗时代化学
治疗模式的新思考

尽管同期放化疗因其所能带来的生存获益已在局部晚期鼻咽癌患者治疗

中占据重要地位，然而随着IMRT时代的全面到来，同期放化疗的地位开始面临质疑和挑战。Sun等分析了868例接受IMRT的鼻咽癌患者远期随访结果，发现局部晚期患者中接受同期放化疗组和未接受同期放化疗组在疾病特异性生存率（78.4% *vs* 79.1%，*P*=0.340）、无局部复发生存率（89.7% *vs* 89.1%，*P*=0.197）、无区域复发生存率（96.6% *vs* 96.0%，*P*=0.280）、无远处转移生存率（79.0% *vs* 80.8%，*P*=0.998）以及无进展生存率（70.5% *vs* 68.8%，*P*=0.48）方面并无明显差异。Yi等对比局部晚期患者接受IMRT同步整合加量和接受同期放化疗的预后，发现在局部控制率（80.6% *vs* 90.8%，*P*=0.10）、远处转移率（79.6% *vs* 86.0%，*P*=0.27）、总生存率（71.7% *vs* 83.2%，*P*=0.201）方面无显著差异。Zhang等回顾性分析了120例分别接受TP方案（多西他赛＋顺铂）诱导化疗联合单纯IMRT和接受TP方案诱导化疗、奈达铂同期化疗联合IMRT的局部晚期鼻咽癌患者，同样发现加用同期化疗组在局部区域控制（86% *vs* 92.3%，*P*=0.92）、远处转移控制（81.7% *vs* 79.6%，*P*=0.596）、总生存率（83.3% *vs* 87.4%，*P*=0.516）方面无优势。复旦大学附属肿瘤医院的胡超苏、区晓敏报道了该院采用IMRT的869例无远处转移鼻咽癌患者5年生存情况，也发现局部晚期患者中同期放化疗并不是影响生存的独立预后因素（仅对远处转移的控制造成临界差异，83.6% *vs* 75.7%，*P*=0.05）。但单因素生存分析发现采用诱导化疗联合同期放化疗、诱导结合辅助化疗、同期放化疗 ± 辅助化疗在5年总生存率上较诱导化疗联合单纯调强放疗取得明显优势（83.0% *vs* 83.1% *vs* 80.0% *vs* 62.6%，*P*=0.03）。此外，经单因素和多因素分析明确顺铂总剂量 ≥ 300 mg/m² 是总生存率［*HR*=0.554（0.350～0.879），*P*=0.012］、无病生存［*HR*=0.688（0.486～0.976），*P*=0.036］、无远处转移生存［*HR*=0.501（0.313～0.800），*P*=0.004］的独立预后因素。尽管目前尚缺乏足够的大规模前瞻性研究证据，但上述研究仍提示人们去思考和探索，IMRT时代同期放化疗的地位是否已被悄悄撼动？是否能为新的治疗模式的组合所替代？目前有数项正在进行的前瞻性随机临床研究在使用IMRT技术前提下，比较采用同期放化疗的治疗模式与其他不采用同期放化疗的综合治疗模式的疗效，结果令人期待。

对局部晚期鼻咽癌而言，放疗与化疗结合的综合治疗是基本治疗原则。两者结合模式多种多样，临床医师和研究者正不断地寻找能带来最大程度生存获益且患者可耐受的综合治疗模式。同期放化疗是目前局部晚期鼻咽癌的标准治疗模式，但在IMRT时代，其地位也可能受到挑战。新辅助化疗联合同期放化疗有望为局部晚期鼻咽癌带来更多生存获益。在同期放化疗的基础上联用辅助化疗未能带来进一步生存获益，但对无法耐受新辅助化疗联合同期放化疗的局部晚期患者，新辅助化疗和辅助化疗结合的模式也是一个很好的治疗选择。

-------------------------------- 参 考 文 献 --------------------------------

［ 1 ］ Al-Sarraf M, LeBlanc M, Giri P G, et al. Chemoradiotherapy versus radiotherapy in patients with advanced nasopharyngeal cancer: phase Ⅲ randomized Intergroup study 0099［ J ］. J Clin Oncol, 1998, 16(4): 1310-1317.

［ 2 ］ Blanchard P, Lee A, Marquet S, et al. Chemotherapy and radiotherapy in nasopharyngeal carcinoma: an update of the MAC-NPC meta-analysis［ J ］. Lancet Oncol, 2015, 16(6): 645-655.

［ 3 ］ Chan A T, Leung S F, Ngan R K, et al. Overall survival after concurrent cisplatin-radiotherapy compared with radiotherapy alone in locoregionally advanced nasopharyngeal carcinoma［ J ］. J Natl Cancer Inst, 2005, 97(7): 536-539.

［ 4 ］ Chen L, Hu C S, Chen X Z, et al. Concurrent chemoradiotherapy plus adjuvant chemotherapy versus concurrent chemoradiotherapy alone in patients with locoregionally advanced nasopharyngeal carcinoma: a phase 3 multicentre randomised controlled trial ［ J ］. Lancet Oncol, 2012, 13(2): 163-171.

［ 5 ］ Chen Y P, Guo R, Liu N, et al. Efficacy of the additional neoadjuvant chemotherapy to concurrent chemoradiotherapy for patients with locoregionally advanced nasopharyngeal carcinoma: a bayesian network meta-analysis of randomized controlled trials［ J ］. J Cancer, 2015, 6(9): 883-892.

［ 6 ］ Chen Y P, Wang Z X, Chen L, et al. A Bayesian network meta-analysis comparing concurrent chemoradiotherapy followed by adjuvant chemotherapy, concurrent chemoradiotherapy alone and radiotherapy alone in patients with locoregionally advanced nasopharyngeal carcinoma［ J ］. Ann Oncol, 2015, 26(1): 205-211.

［ 7 ］ Fountzilas G, Ciuleanu E, Bobos M, et al. Induction chemotherapy followed by concomitant radiotherapy and weekly cisplatin versus the sameconcomitant chemoradiotherapy in patients with nasopharyngeal carcinoma: a randomized phase Ⅱ study conducted by the Hellenic Cooperative Oncology Group (HeCOG) with biomarker evaluation［ J ］. Ann Oncol, 2012, 23(2): 427-435.

［ 8 ］ Kong L, Hu C, Niu X, et al. Neoadjuvant chemotherapy followed by concurrent chemoradiation for locoregionally advanced nasopharyngeal carcinoma: interim results from 2 prospective phase 2 clinical trials［ J ］. Cancer, 2013, 119(23): 4111-4118.

［ 9 ］ Langendijk J A, Leemans C R, Buter J, et al. The additional value of chemotherapy to radiotherapy in locally advanced nasopharyngeal carcinoma: a meta-analysis of the published literature［ J ］. J Clin Oncol, 2004, 22(22): 4604-4612.

［ 10 ］ Lee A W, Tung S Y, Chan A T, et al. Preliminary results of a randomized study (NPC-9902 Trial) on therapeutic gain by concurrent chemotherapy and/or accelerated fractionation for locally advanced nasopharyngeal carcinoma［ J ］. Int J Radiat Oncol Biol Phys, 2006, 66(1): 142-151.

［ 11 ］ Lin J C, Jan J S, Hsu C Y, et al. Phase Ⅲ study of concurrent chemoradiotherapy versus radiotherapy alone for advanced nasopharyngeal carcinoma: positive effect on overall and progression-free survival[J]. J Clin Oncol, 2003, 21(4): 631-637.

[12] Ou X M, Zhou X, Shi Q, et al. Treatment outcomes and late toxicities of 869 patients with nasopharyngeal carcinoma treated with definitive intensity modulated radiation therapy: new insight into the value of total dose of cisplatin and radiation boost[J]. Oncotarget, 2015, 6(35): 38381-38397.

[13] OuYang P Y, Xie C, Mao Y P, et al. Significant efficacies of neoadjuvant chemotherapy and adjuvant chemotherapy for nasopharyngeal carcinoma by meta-analysis by published literature-based randomized, controlled trails[J]. Ann Oncol, 2013, 24(8): 2136-2146.

[14] Song Y Q, Wang W W, Tao G Z, et al. Survival benefit of induction chemotherapy in treatment for locally advanced nasopharyngeal carcinoma — A time-to-event meta-analysis [J]. Oral Oncol, 2015, 51(8): 764-769.

[15] Sun X, Su S, Chen C, et al. Long-term outcomes of intensity-modulated radiotherapy for 868 patients with nasopharyngeal carcinoma: An analysis of survival and treatment toxicities[J]. Radiother Oncol, 2014, 110(3): 398-403.

[16] Sun Y, Li W F, Chen N Y, et al. Induction chemotherapy plus concurrent chemoradiotherapy versus concurrent chemoradiotherapy alone in locoregionally advanced nasopharyngeal carcinoma: a phase 3, multicentre, randomised controlled trial[J]. Lancet Oncol, 2016, 17(11): 1509-1520.

[17] Tan T, Lim W T, Fong K W, et al. Concurrent chemo-radiation with or without induction gemcitabine, Carboplatin, and Paclitaxel: a randomized, phase 2/3 trial in locally advanced nasopharyngeal carcinoma[J]. Int J Radiot Oncol Biol Phys, 2015, 91(5): 952-960.

[18] Wu M, He X Y, Hu C S. Long-term results of a phase II study of gemcitabine and cisplatin chemotherapy combined with intensity modulated radiation therapy in locoregionally advanced nasopharyngeal carcinoma[J]. Int J Radiat Oncol Biol Phys, 2016, 96(2): S85-S86.

[19] Wu S Y, Wu Y H, Yang M W, et al. Comparison of concurrent chemoradiotherapy versus neoadjuvant chemotherapy followed by radiation in patients with advanced nasopharyngeal carcinoma in endemic area: experience of 128 consecutive cases with 5 year follow-up[J]. BMC Cancer, 2014, (14): 787.

[20] Xu T, Hu C, Zhu G, et al. Preliminary results of a phase III randomized study comparing chemotherapy neoadjuvantly or concurrently with radiotherapy for locoregionally advanced nasopharyngeal carcinoma[J]. Med Oncol, 2012, 29(1): 272-278.

[21] Yi J, Huang X, Gao L, et al. Intensity-modulated radiotherapy with simultaneous integrated boost for locoregionally advanced nasopharyngeal carcinoma[J]. Radiat Oncol. 2014, (9): 56.

[22] Yu H, Gu D, He X, et al. The role of induction and adjuvant chemotherapy in combination with concurrent chemoradiotherapy for nasopharyngeal cancer: a Bayesian network meta-analysis of published randomized controlled trials[J]. Onco Targets Ther, 2016, (9): 159-170.

[23] Zhang L, Shan G P, Li P, et al. The role of concurrent chemotherapy to intensity-modulated radiotherapy (IMRT) after neoadjuvant docetaxel and cisplatin treatment in locoregionally

advanced nasopharyngeal carcinoma [J]. Med Oncol, 2015, 32(3): 41.

[24] Zhang L, Zhao C, Ghimire B, et al. The role of concurrent chemoradiotherapy in the treatment of locoregionally advanced nasopharyngeal carcinoma among endemic population: a meta-analysis of the phase iii randomized trials [J]. BMC Cancer, 2010, (10): 558.

[25] Zhang L, Zhao C, Peng P J, et al. Phase Ⅲ study comparing standard radiotherapy with or without weekly oxaliplatin in treatment of locoregionally advanced nasopharyngeal carcinoma: preliminary results [J]. J Clin Oncol, 2005, 23(33): 8461−8468.

[26] Zhong Y H, Dai J, Wang X Y, et al. Phase Ⅱ trial of neoadjuvant docetaxel and cisplatin followed by intensity-modulated radiotherapy with concurrent cisplatin in locally advanced nasopharyngeal carcinoma [J]. Cancer Chemother Pharmacol, 2013, 71(6): 1577−1583.

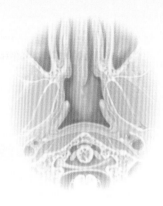

第十三章

复发性鼻咽癌的手术治疗

陈明远

随着放疗技术的持续改进和联合化疗的广泛应用,目前初治无远处转移鼻咽癌的5年总生存率(overall survival, OS)可达80%以上,局部与区域的控制率也显著提升。但是,仍有8.4%~10.9%的患者在根治性放疗后出现局部复发,3.7%~18%的患者出现区域淋巴结复发,局部区域复发是鼻咽癌治疗失败的主要原因之一。

对于区域淋巴结治疗失败,如果无手术禁忌,可首选淋巴结清扫手术;对于局部复发鼻咽癌,虽然理论上手术治疗是最佳的治疗手段,但由于鼻咽位置深在,暴露困难,且毗邻众多重要的组织器官,手术治疗存在许多制约因素,因而原发灶挽救手术治疗目前仅限于少数医疗中心开展应用,再程IMRT反而是目前较为普遍运用的治疗方式。因此,如何改进局部复发鼻咽癌的外科术式,改善术野暴露,减少手术创伤,确保肿瘤的根治性切除并妥善修复,是局部复发鼻咽癌手术治疗的关键。

[通信作者] 陈明远,Email: chmingy@mail.sysu.edu.cn

第一节 治 疗 策 略

一、初治鼻咽癌不宜手术治疗

与绝大多数头颈部鳞癌不同，初治鼻咽癌应首选放疗而非手术治疗，主要原因有以下几点：① 鼻咽位于头颅中央，部位深在，周围毗邻重要的血管、神经和其他器官，手术难度高，创伤大；② 鼻咽癌被发现时多为晚期，且常伴有颅底骨质广泛破坏和（或）颈部淋巴结转移，难以按肿瘤外科原则进行连续整块、根治性切除；③ 鼻咽癌绝大多数为低分化或未分化癌，对放疗和化疗敏感；④ 多年的临床实践证明，放疗效果较佳，后遗症尚可接受。基于以上几点，目前通常认为初治鼻咽癌不宜手术治疗。

二、放疗后残留和复发鼻咽癌的手术优势

对于放疗后残留、复发的鼻咽癌患者，鼻咽癌救援性外科治疗相对于二程放疗具有明显的优势。

1. 手术可以直接切除放疗不敏感甚至放疗抗拒的复发病灶

鼻咽癌局部和区域残留或复发的病灶通常对放疗不敏感，因此理论上需要高于首程放疗的剂量进行照射，但由于鼻咽黏膜和周围正常组织已经接受过根治性放疗，对再次放疗的耐受能力大大减弱，迫使二程放疗的照射剂量难以推高，从而影响了救援性放疗的效果。目前，随着放疗技术的不断进步，IMRT、立体定向放疗等三维放疗技术运用到鼻咽癌的救援治疗，可以克服前述二维放疗无法避开敏感器官对肿瘤区进行推量的矛盾。但是，由于鼻咽黏膜和毗邻颅底骨质不可避免地接受了与肿瘤GTV相近的高总剂量、大分割分次剂量的照射，鼻咽黏膜坏死、颅底骨坏死、颈内动脉破裂出血等严重放疗并发症明显增加。

2. 手术无放射性损伤

提高照射剂量可以提高肿瘤控制率，但也不可避免地增加了照射区正常组织器官的放射性损伤，这对矛盾在二程放疗患者中更加尖锐、突出，且难以调和。目前的IMRT、立体定向等三维放疗技术虽然能够在明显减低鼻咽周围正常组织受量的同时，有效地推高鼻咽病灶的照射剂量，从而达到比较理想的剂量

分布曲线，但是增加了鼻咽坏死和鼻咽大出血等并发症的机会，且再程放疗的后遗症，如听力损失、张口困难、鼻咽坏死及脑放射性损伤等，发生率分别高达13.2%～38.1%、8.6%～22.2%、19.9%～40.6%、21.9%～28.5%，总的Ⅲ～Ⅴ度毒性发生率高达70%，从而严重地影响了患者的生存质量。

3. 残留、复发鼻咽癌病灶通常比较局限

笔者对前期大样本无远处转移鼻咽癌病例进行分析发现，较之初治鼻咽癌，复发鼻咽癌分期分布更趋于早期。初治鼻咽癌时，Ⅰ～Ⅳ期病例分布频率依次为3.9%、16.3%、53.0%和26.8%，而在复发鼻咽癌中，分布频率则依次为12.1%、34.1%、23.6%和30.2%（见图13-1-1）。复发病灶的局限性使得更多患者获得了挽救性手术的机会。而且目前认为，经过根治性放疗后，鼻咽部黏膜下淋巴管网和颈部的微小淋巴管受损封闭，肿瘤侵袭转移能力下降，局部区域复发鼻咽癌的手术切除范围无须将鼻咽原位和颈部淋巴结连续整块清除，仅需在肿

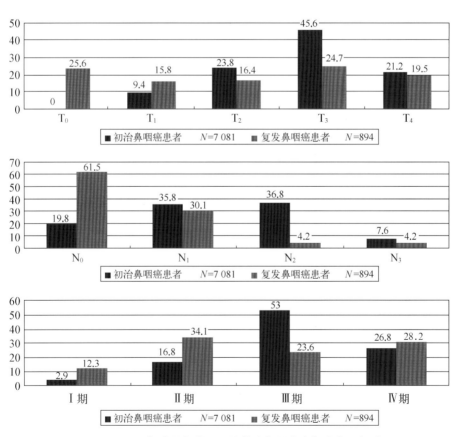

图13-1-1　初治及复发无远处转移鼻咽癌分期分布图（%）

瘤周边保证一定的手术切缘即可。目前的鼻咽癌挽救性放疗，原位复发鼻咽癌无须颈部预防性照射，即使是局部区域同时复发的患者，也不是必须像初治鼻咽癌那样将原发灶、淋巴结转移灶及其连接两者的淋巴管通路放到一个照射野内进行照射。

4. 局限性复发鼻咽癌的手术疗效优于二程放疗，后遗症更少，生存质量更高

再程放疗的5年总生存率只有14.8%～36.0%，即使采用先进的IMRT，5年总生存率也只有41.4%～44.9%。对于符合手术适应证的局部复发鼻咽癌患者，采用外进路挽救手术，5年总生存率为44%～52%，而采用鼻内镜微创外科手术，其5年总生存率可达77.1%～78.1%。临床实践也证明了救援性手术治疗不仅在疗效上明显优于救援性放疗，而且治疗相关后遗症减少，患者的生存质量明显优于接受二程放疗者。总之，对于肿瘤范围较局限，在手术适应证范围之内的残留、复发鼻咽癌患者，推荐首选手术治疗。

此外，对于初治鼻咽高分化鳞癌、腺癌以及其他对放疗不敏感的鼻咽恶性肿瘤也可以考虑手术治疗。

第二节　鼻咽部手术治疗方式

因为鼻咽解剖位置特殊，手术不易整块切除。但随着外科技术的发展，尤其是鼻内镜外科技术的长足发展，鼻腔、鼻窦和鼻颅底手术几乎颠覆了以往耳鼻咽喉头颈外科医师认知的局限性。且随着鼻内镜技术的不断完善和新技术的层出不穷，鼻咽癌外科手术的适应证必将也来越广，禁忌证也将会被不断突破。

一、鼻咽手术治疗的适应证和禁忌证

1. 适应证

（1）鼻咽癌根治性放疗后鼻咽局部复发。

（2）鼻咽癌根治性放疗3个月后，鼻咽局部癌灶持续性残留。

（3）初治分化较高鼻咽癌（如鳞状细胞癌Ⅰ、Ⅱ级，腺癌等）。

（4）肿瘤局限于鼻咽、鼻腔、口咽腔，或者伴有轻度咽旁间隙侵犯、蝶窦基底部/翼突基底部侵犯，距离颈内动脉、海绵窦0.5 cm以上。

（5）全身状况良好，能够耐受手术者。

2. 绝对手术禁忌证

（1）肿瘤广泛浸润颈动脉鞘区及其内容。

（2）肿瘤广泛侵犯颅底骨质。

（3）远处发生转移。

（4）全身情况欠佳无法耐受手术者。

3. 相对手术禁忌证

（1）肿瘤侵犯咽旁间隙及颈动脉鞘，但浸润范围较为局限者。

（2）肿瘤侵犯颅底骨质或者鼻窦，范围较局限者。

二、鼻咽手术进路

　　手术入路主要分为鼻外进路和鼻内进路（**见图13-2-1**），因鼻内进路视野暴露和鼻外进路相差不大，且创伤小、出血少、对容貌影响小、术后恢复快、并发症少、住院时间短、治疗效果更佳，现已经逐步替代鼻外进路，成为局部复发性鼻咽癌挽救性手术治疗的主要进路。

　　鼻内进路是近年发展起来的微创外科技术。借助冷光源和电视放大，鼻内镜或电子鼻咽镜通过鼻腔直接窥视鼻咽腔，使鼻咽微细解剖结构清晰可见；借助配套的微创手术工具，术者可对鼻咽肿瘤进行直接手术切除，或消融治疗。该术式无须在颅面部或口腔增加额外的手术伤口，通过鼻腔自然通道对鼻咽病灶进行直接的手术操作，手术创伤小，患者恢复快，术后并发症少，不影响患者的美

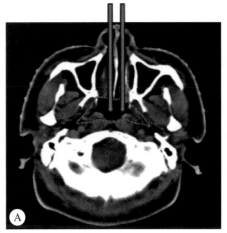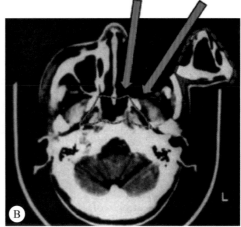

图13-2-1　鼻咽内外进路手术示意图

注：A.鼻内进路；B.鼻外进路。

容和鼻腔、口腔及其他颅面部的生理功能。

术前通过影像学（CT或MRI）和内镜检查了解鼻咽肿瘤位置和大小，并结合病史（初治或复发）和肿瘤的组织学特点（复发鼻咽癌、腺癌、鳞状细胞癌或肉瘤），评估手术可行性、手术切除方法和范围以及修复方法。鼻内入路难以直接暴露咽旁间隙内的颈内动脉，从而为咽旁间隙内肿物的切除埋下安全隐患。所以，合理选择手术适应证，避免咽旁间隙内的粗暴操作，对经鼻内镜鼻咽切除术的顺利实施至关重要。对于肿瘤病灶比较靠近颈内动脉、术中有可能误伤颈内动脉导致其破裂大出血的患者，鼻咽切除前需行颈内动脉球囊闭塞试验（balloon occlusion test, BOT），评估误伤颈内动脉导致其破裂大出血导致偏瘫的机会；术中可首先在颈部暴露患侧颈内动脉，并行颈内动脉悬吊，可为手术误伤颈内动脉破裂大出血抢救赢得更多机会。

根据手术切除方式，鼻内进路主要分为两种方法。① 内镜引导下的肿瘤消融手术：通过烧灼、电凝及冷冻等方法直接对肿瘤进行消融变性，从而达到去除肿瘤的目的。手术操作简单、安全，适合于鼻咽顶壁微小病灶的外科处理。按照消融方式又可分为光动力学治疗、激光治疗、微波治疗、射频治疗、冷冻治疗等。② 鼻内镜引导下的鼻咽切除术：采用不接触肿瘤的技术，从肿瘤四周及其基底部将肿瘤及其足够的安全边界进行广泛、整块切除，从而达到根治局部肿瘤的目的，具有切除彻底，适应证较广的特点，更符合肿瘤外科整块切除原则。

目前较为常用的技术有微波消融治疗、光动力学治疗、经鼻内镜鼻咽切除术。

三、鼻内镜引导下的鼻咽肿瘤微波消融术

微波是一种高频电磁波，频率为300～300 000 MHz，波长1～1 000 mm。微波治疗肿瘤主要利用热效应，其基本原理：生物组织被微波辐射后，即吸收微波能，致该区组织细胞内的极性分子处于一种激励状态，发生高速振荡，与邻近分子摩擦而将微波能量转为热能，导致组织凝固、坏死，从而达到清除病灶的目的。内镜微波治疗则是将内窥镜技术与微波消融技术相结合的一种新兴疗法。

1. 手术适应证

包括：① 鼻咽癌放疗后局部病灶残留或复发，并经病理学检查证实；② 肿瘤病灶局限于鼻咽顶后壁，孤立突出，直径1.5 cm以内；③ CT/MR检查无鼻咽旁间隙侵犯；④ 无颈淋巴结转移和远处转移。

2. 治疗方法

充分表面麻醉后，经鼻腔插入鼻内镜或电子鼻咽镜，在内镜明视下，插入针状

微波辐射天线,环绕肿瘤四周基底部连同周围正常部分组织做多点微波凝固术,分6～12点,功率60～80 W,时间为6～12 s。术中见组织即时凝固、变白、坏死,黏附于微波天线,并随微波天线一起带出。术后第3～7天做鼻咽内窥镜检查,并清除坏死组织及炎症渗出物、伪膜等。以后每7～15天再复查一次,直至创面干净(**见图13-2-2**)。较大病灶或残留病灶可以进行第2次微波治疗,手术操作同前。

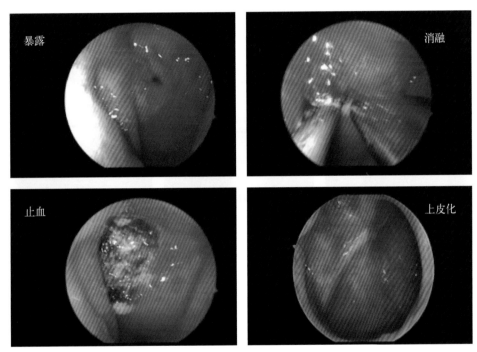

图13-2-2　鼻咽复发病灶位于右侧顶后壁,微波消融后,可见肿瘤切除干净,3个月后,伤口重新上皮化

　　这种手术方法直接对肿瘤进行消融变性,从而达到去除肿瘤的目的。手术操作简单、安全,可以在局麻下完成,甚至无须住院,适合于鼻咽顶壁表浅的微小病灶。

四、鼻内镜引导下的光动力学治疗

1. 光动力学治疗的优点

　　鼻咽癌光动力学治疗是利用血卟啉衍生物(hematoporphyrin derivative, HpD)进入人体后,能大部分聚集在鼻咽癌细胞中,经染料激光或氩离子(Ar⁺)激光的照射后转变为单态氧,单态氧通过对肿瘤细胞产生破坏作用的机制进行治疗。使用光动力作用治疗疾病的方法称为光动力疗法。与传统治疗（放疗、化疗、手术等）相比，光动力学治疗具有以下优点。① 创伤较小：借助光纤、内镜和其他介入技术，可将激光引导到体内深部进行治疗，避免了开放性手术造成的创伤和痛苦。② 适用性较好：对肿瘤细胞具有相对选择性和组织特异性，但对不同细胞类型的癌组织都有效，适用范围较广。③ 靶向性较准：光动力学治疗的主要攻击目标是光照区的病变组织，对病灶周边的正常组织损伤轻微。④ 可重复治疗：癌细胞对光敏药物无耐药性，可反复治疗多次（**见图13-2-3**）。

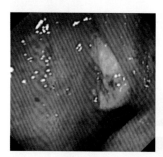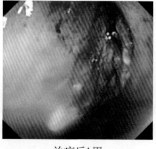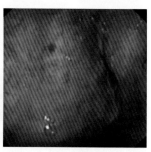

治疗前　　　　　　　　　治疗后1周　　　　　　　　　治疗后3个月

图13-2-3　鼻内镜引导下光动力学治疗

注：肿瘤位于鼻咽左侧壁，光动力学治疗后，肿瘤出现坏死、溃疡，周边黏膜亦出现表浅黏膜损害，3个月后，肿瘤消失，黏膜正常上皮化。

2. 手术适应证

手术适应证包括：① 鼻咽癌放疗后局部病灶残留或复发，并经病理学检查证实；② 肿瘤病灶局限于鼻咽腔内，肿瘤侵入深度表浅（距鼻黏膜表面 < 0.5 cm）；③ CT或MR检查无鼻咽旁间隙侵犯；④ 无颈淋巴结转移和远处转移。

3. 治疗方法

光源有He-Ne激光、氩激光及染料激光等。用药方法以静脉滴注为主。

（1）**静脉给药**：国内应用较多的光敏剂主要为HpD，先用HpD原液在前臂内侧皮肤做划痕试验，阳性反应不宜用药，阴性反应做静脉给药。HpD按5 mg/kg体重计算，加入5%葡萄糖注射液250～500 mL中稀释后滴注，60滴/min。注射药物后48～72 h按不同要求进行光照诊断或治疗。注意避光，时间约1个月，有的强调3周内避免阳光直接照射即可。

（2）**肿瘤组织照射**：为提高疗效，分别在HpD滴注后的24、48、72 h，通过球状或锥形导光纤维引导氩离子激光照射鼻咽腔共3次，光纤端功率800 mW。分左右两侧鼻腔进路，每侧照射30 min。

（3）清理坏死组织。术后2～4周后，定期清理光动力学治疗引起的鼻咽肿瘤坏死组织，直至鼻咽创面完全上皮化。

五、经鼻内镜鼻咽切除术

经鼻内镜鼻咽切除术是在鼻内镜引导下将鼻咽癌复发病灶及其足够的安全边界进行连续、整块切除，在保证根治性切除和疗效的前提下，明显减小了常规鼻外进路手术的创伤。该技术将鼻内镜微创外科技术与传统开放式根治手术技巧相结合，故而同时具有微创和切除彻底的优点。

1. 手术适应证

手术适应证为鼻咽癌放疗后局部残留或复发的患者，且肿瘤局限在以下范围（复发再分期参照中国鼻咽癌2008分期）：① 肿瘤局限于鼻咽腔内（T_1期）；② 鼻咽肿瘤侵及鼻腔，或有轻度咽旁侵犯，但肿瘤边缘距颈内动脉≥0.5 cm，无口咽侵犯（T_2期）；③ 鼻咽肿瘤侵犯蝶骨基底部且范围较局限，未达蝶窦侧壁和斜坡者（T_3期）。

2. 手术禁忌证

手术禁忌证包括：① 远处转移者；② 心、肺等功能不佳且不宜手术者；③ 肿瘤范围或体积太大，估计在鼻内镜下无法彻底切除者。

经鼻内镜鼻咽切除术必须在全麻下进行，在鼻内镜的引导下，通过双侧鼻腔对鼻咽肿瘤及其足够的安全边界连续、完整切除。病灶局限鼻咽顶后壁、部分侧壁者，手术标识切缘时，前切缘应直达鼻中隔后柱前方1～2 cm，上切缘可达后鼻孔上缘0.5～1 cm，侧切缘和下切缘则根据肿瘤大小和位置个体化设计，其基本原则是保证0.5～1.0 cm的安全切缘（**见图13-2-4**）。然后向后沿鼻咽穹隆骨质分离鼻腔后份和鼻咽顶壁。对于鼻咽侧壁有肿瘤者，只要肿瘤尚未侵及咽鼓管软骨或者咽口，均可保留咽鼓管咽口，以减少术后分泌性中耳炎的发生。在咽鼓管咽口后方、隆突背面切开黏膜后，沿着咽鼓管软骨向咽旁间隙分离，注意勿伤及颈内动脉，在完整分离鼻咽侧壁后，转向内侧，沿椎前肌肉与内侧切口汇合；下切缘通常于平软腭水平切断鼻咽后壁黏膜，完整游离整个鼻咽软组织后经鼻或者经口取出。肿瘤局限于鼻中隔者，距肿瘤外0.5～1.0 cm处切除鼻中隔。侵犯蝶窦基底部者，应充分开放双侧蝶窦，在肿瘤外侧0.2～0.5 cm处切除蝶窦底壁。口咽侵犯者，还可通过口鼻联合入路进行手术切除。

手术后留取四周和肿瘤基底手术切缘标本送检，检测手术切除的范围是否足够。术后也可行鼻咽部MR，即可与术前MR对比以客观评估切除范围，也可观察修复的黏膜瓣血供是否良好（**见图13-2-5～图13-2-9**）。

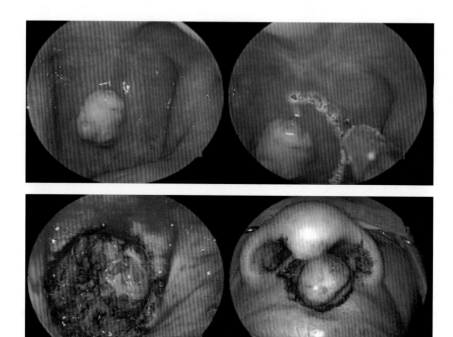

图 13-2-4　经鼻内镜鼻咽切除术治疗 T₁ 期病灶的内镜图
注：肿瘤位于鼻咽顶后壁，电凝标示切缘后，按切缘位置完整切除肿瘤及其安全切缘。

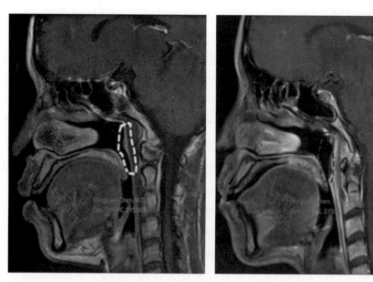

图 13-2-5　经鼻内镜鼻咽切除术治疗 T₁ 期病灶的术前（左）和术后（右）MRI 比较
注：肿瘤位于鼻咽顶后壁，黄线为术前切除的位置；红线为术后被实际切除的软组织，两者范围基本一致。

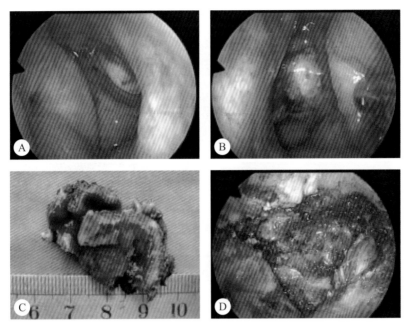

图 13-2-6　经鼻内镜鼻咽切除术治疗 T$_2$ 期病灶的内镜图和手术大体标本照片

注：肿瘤位于左侧咽隐窝（A、B），完整切除后，手术大体标本（C）显示肿瘤完整地位于标本中央，有足够的安全切除；术后内镜图（D）显示肿瘤已被彻底切除。

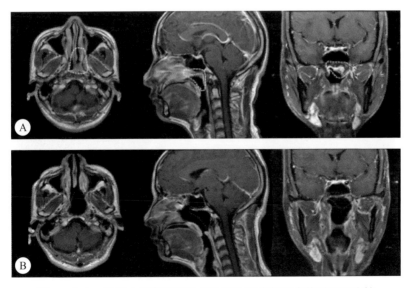

图 13-2-7　经鼻内镜鼻咽切除术治疗 T$_2$ 期病灶手术前后 MRI 比较

注：A. 肿瘤位于左侧咽隐窝，侵犯咽旁间隙，但距离左侧颈内动脉 0.5 cm 以上，黄线是术前拟切除的范围；B. 手术后，肿瘤已被彻底切除（红线所示）。

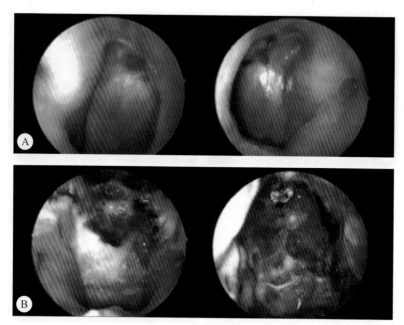

图13-2-8 经鼻内镜鼻咽切除术治疗T₃期病灶的内镜图和手术大体标本照片

注：A.肿瘤位于鼻咽顶后壁，并侵犯蝶窦底壁；B.手术后，鼻咽顶壁术后缺如，鼻咽腔与蝶窦腔完全沟通，肿瘤被彻底切除。

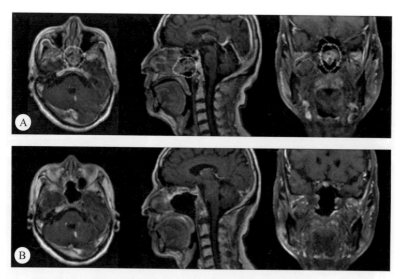

图13-2-9 经鼻内镜鼻咽切除术治疗T₃期病灶手术前后MRI比较

注：A.肿瘤位于鼻咽顶壁，侵犯蝶窦底壁中央部分，但距离双侧海绵窦0.5 cm以上，黄线是术前拟切除的范围；B.手术后，肿瘤已被彻底切除（红线所示），鼻咽顶壁术后缺如，鼻咽腔与蝶窦腔完全沟通。

六、手术创面的修复

因复发鼻咽癌患者先经历过放疗,鼻咽手术后创面愈合较正常人更慢,中位恢复时间约需12周。在此期间,患者需忍受严重的头痛、鼻异味等症状以及频繁的清理创面分泌物;更有甚者,因颅底骨质暴露致使颅底骨质骨髓炎进展为颅底骨质坏死,导致剧烈的头痛和感染。对于二程放疗后局部复发患者,如果术后一期不进行妥善修复,伤口几乎无法愈合,导致术后持续性头痛和严重的颅底骨质骨髓炎,严重影响患者的生存质量,导致颅底骨质坏死、脑脊液漏、颅内感染,甚至死亡。所以,对于根治性放疗后局部残留或者复发的患者,应尽可能同期进行带血管蒂中鼻甲黏骨膜瓣修复术或带血管蒂鼻底-鼻中隔黏骨膜瓣修复术,修复鼻咽创面,促进伤口愈合。

1. 带血管蒂中鼻甲黏骨膜瓣修复术

手术操作:使用电刀电凝标示带血管蒂中鼻甲黏膜瓣切口,沿中鼻甲外侧面上缘切开黏膜,将黏膜与中鼻甲骨完全分离,然后从中鼻甲前端向后切开中鼻甲前中段根部,保留中鼻甲后端与蝶窦开口之间的黏膜并使其不受损伤,作为中鼻甲黏骨膜瓣的带血管蒂。保留中鼻甲动脉血管蒂并使其不离断,向后旋转中鼻甲黏骨膜瓣其余部分,覆盖鼻咽创面。使用明胶海绵等鼻咽填塞物轻压黏骨膜瓣和鼻腔新鲜创面,防止黏骨膜瓣脱出。术后使用清鱼肝油滴鼻以保持湿润,并每2周清理鼻咽及鼻腔分泌物,直至鼻腔和鼻咽创面完全上皮化。

2. 带血管蒂鼻中隔-鼻底黏骨膜瓣修复术

手术操作:电刀电凝标示黏膜瓣切口,沿鼻中隔一侧面后缘,经鼻底斜向右侧下鼻道,再向前至鼻阈后方0.5 cm处经鼻底转向鼻中隔同侧面前端,之后沿中鼻甲水平分离,最后在蝶筛隐窝处下降至蝶窦开口水平或略高,保留后鼻孔与蝶窦开口之间的黏膜并使其不受损伤,作为黏骨膜瓣的带血管蒂(即保留鼻中隔后动脉血供),然后游离其余范围内整个一侧鼻底-鼻中隔黏骨膜瓣,保留鼻中隔后动脉血管蒂并使其不离断,向后旋转鼻中隔-鼻底黏骨膜其余部分,覆盖鼻咽创面。使用明胶海绵等鼻咽填塞物轻压黏骨膜瓣和鼻腔新鲜创面,防治黏骨膜瓣脱出。术后使用清鱼肝油滴鼻以保持湿润,并每2周定期清理鼻腔和鼻咽分泌物,直至创面完全上皮化(**见图13-2-10和图13-2-11**)。

七、术后常见并发症及其处理

1. 术中颈内动脉出血

颈内动脉出血后果相对危急,严重者可危及生命。故术前应行磁共振血管

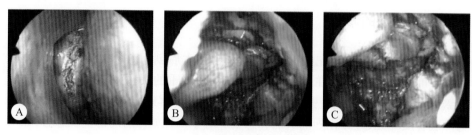

图13-2-10　带血管蒂中鼻甲黏骨膜瓣修复术

注：图A～C为鼻内镜图，显示剥离黏膜瓣，保留其供血的蒂部，然后将摊平后的中鼻甲黏膜瓣覆盖到鼻咽顶壁的过程。

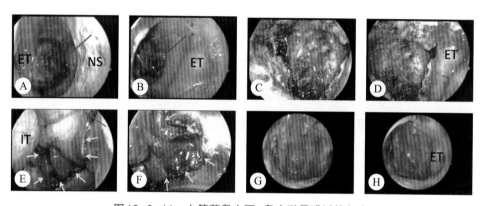

图13-2-11　血管蒂鼻中隔-鼻底黏骨膜瓣修复术

注：图A～H为鼻内镜图，肿瘤位于鼻咽右侧壁（A和B），彻底切除后，鼻咽创面有待修复（C和D）。将带血管蒂鼻中隔-鼻底黏膜瓣旋转覆盖鼻咽创面后（E和F），2个月后鼻咽伤口愈合良好（G和H）。

成像、CT 1 mm薄层扫描及三维重建、BOT等检查充分评估术中误伤的可能性和脑血管功能及代偿情况。行鼻咽侧壁肿瘤切除术，术中止血要彻底，保持视野干净，切忌咽旁间隙内的粗暴操作。对于肿瘤病灶比较靠近颈内动脉、术中有可能误伤颈内动脉导致其破裂大出血的患者，术前预先在颈部暴露患侧颈内动脉，并行颈内动脉悬吊，可为手术误伤颈内动脉破裂大出血抢救赢得更多的机会。一旦发生颈内动脉破裂出血，应立即拉紧颈部血管吊带，快速鼻咽填塞，压迫出血点，然后行血管栓塞或植入血管带膜支架止血等治疗。栓塞后应评估脑供血情况，有缺血缺氧脑损伤等症状时，需请神经内科医师指导进一步的康复治疗。

2. 脑脊液鼻漏

多因行鼻中隔黏膜瓣修复术时，剥离黏膜瓣上缘位置太高以致损伤筛板所致，术中可见清凉液体流下。发现脑脊液鼻瘘后，术中可切取大小适中的下鼻甲黏膜游离瓣修补漏口即可。

3. 术后出血

手术时纱条填塞不充分,术后可引起渗血或出血;过早地拔除前后鼻孔填塞物也可能引起出血。部分患者术后2～4周后出现鼻出血,多为鼻腔、鼻咽新生肉芽组织出血所致,要精准地找到出血点,并予以电凝或压迫止血,注意要尽量避免大范围地前后鼻孔填塞,以免将黏膜瓣压迫致死。

4. 伤口感染

若有继发性感染,易使切口愈合不良。故手术前后适当应用抗生素,以减少局部感染的机会。

5. 头痛

术后较持续的头痛常见于鼻咽切除后颅底骨质暴露,引起颅底骨质骨髓炎病例。进行黏骨膜瓣修复后此问题可基本解决。

6. 呼吸困难

术后软腭水肿、舌根后坠,鼻腔和鼻咽又被填塞,因而可出现呼吸困难,故术后应注意观察呼吸情况,必要时行气管切开术。

7. 颅内并发症

如肿瘤已破坏颅底骨质,或手术损伤颅底骨质、脑膜,可致颅内感染,但临床上较少见。

8. 黏膜瓣坏死

黏膜瓣坏死多见于黏膜瓣血管蒂过小、血管损伤或压迫过紧等所致。若仅黏膜瓣部分坏死,术后可于局麻后内镜下钳除坏死部分;若黏膜瓣大面积坏死,则需整个钳除,必要时需重新修补。

9. 嗅觉减退、发音改变

嗅觉减退、发音改变多因手术切及嗅区和鼻腔结构改变所致,部分患者术后可逐步恢复。

10. 伤口愈合困难

伤口愈合困难多因放疗所致,尤其是多见于二程放疗后患者,迁延不愈可形成颅底骨质坏死,继发剧烈头痛、感染等并发症。带血管蒂鼻黏骨膜瓣修复鼻咽创面、术后定期清理痂皮和护理伤口等可促进伤口愈合。

11. 分泌性中耳炎

分泌性中耳炎多因手术切除隆突或鼻咽填塞过久所致,术后及时取出填塞物,可以减少分泌性中耳炎的发生。此外,只要肿瘤未侵犯咽鼓管,手术时保留咽鼓管咽口可大大降低分泌性中耳炎的发生率。

12. 鼻甲粘连

鼻甲粘连常见于行鼻中隔黏骨膜瓣修复术后的患者，术中鼻腔黏膜损伤也可发生。术后发生后可于内镜下局麻后直接分离，并置明胶海绵隔离以防再次粘连。

综上所述，可见鼻内镜外科手术治疗是局限性复发鼻咽癌的一种微创、安全、有效的治疗手段。只要充分把握"3S"原则，即合适的病例选择（suitable patients）、恰当的手术技巧（suitable techniques）、合理的手术评价（suitable evaluation），鼻内镜外科手术将是局限性复发鼻咽癌患者首选的治疗方式。

------------------------------ 参 考 文 献 ------------------------------

［1］ Chen M Y, Hua Y J, Wan X B, et al. A posteriorly pedicled middle turbinate mucoperiosteal flap resurfacing nasopharynx after endoscopic nasopharyngectomy for recurrent nasopharyngeal carcinoma［J］. Otolaryngol Head Neck Surg, 2012, 146(3): 409-411.

［2］ Chen M Y, Wang S L, Zhu Y L, et al. Use of a posterior pedicle nasal septum and floor mucoperiosteum flap to resurface the nasopharynx after endoscopic nasopharyngectomy for recurrent nasopharyngeal carcinoma［J］. Head Neck, 2012, 34(10): 1383-1388.

［3］ Chen M Y, Wen W P, Guo X, et al. Endoscopic nasopharyngectomy for locally recurrent nasopharyngeal carcinoma［J］. Laryngoscope, 2009, 119(3): 516-522.

［4］ Chen W Z, Zhou D L, Luo K S. Long-term observation after radiotherapy for nasopharyngeal carcinoma (NPC)［J］. Int J Radiat Oncol Biol Phys, 1989, 16(2): 311-314.

［5］ Chua D T, Sham J S, Kwong D L, et al. Locally recurrent nasopharyngeal carcinoma: treatment results for patients with computed tomography assessment［J］. Int J Radiat Oncol Biol Phys, 1998, 41(2): 379-386.

［6］ Fee W E, Moir M S, Choi E C, et al. Nasopharyngectomy for recurrent nasopharyngeal cancer: a 2- to 17-year follow-up［J］. Arch Otolaryngol Head Neck Surg, 2002, 128(3): 280-284.

［7］ Han F, Zhao C, Huang S M, et al. Long-term outcomes and prognostic factors of re-irradiation for locally recurrent nasopharyngeal carcinoma using intensity-modulated radiotherapy［J］. Clin Oncol (R Coll Radiol), 2012, 24(8): 569-576.

［8］ King W W, Ku P K, Mok C O, et al. Nasopharyngectomy in the treatment of recurrent nasopharyngeal carcinoma: a twelve-year experience［J］. Head Neck, 2000, 22(3): 215-222.

［9］ Lai S Z, Li W F, Chen L, et al. How does intensity-modulated radiotherapy versus conventional two-dimensional radiotherapy influence the treatment results in nasopharyngeal carcinoma patients?［J］. Int J Radiat Oncol Biol Phys, 2011, 80(3): 661-668.

［10］ Lee A W, Foo W, Law S C, et al. Reirradiation for recurrent nasopharyngeal carcinoma: factors affecting the therapeutic ratio and ways for improvement［J］. Int J Radiat Oncol

Biol Phys, 1997, 38(1): 43-52.

[11] Lee A W, Sze W M, Au J S, et al. Treatment results for nasopharyngeal carcinoma in the modern era: the Hong Kong experience[J]. Int J Radiat Oncol Biol Phys, 2005, 61(4): 1107-1116.

[12] Leung T W, Tung S Y, Sze W K, et al. Treatment results of 1070 patients with nasopharyngeal carcinoma: an analysis of survival and failure patterns[J]. Head Neck, 2005, 27(7): 555-565.

[13] Li J C, Hu C S, Jiang G L, et al. Dose escalation of three-dimensional conformal radiotherapy for locally recurrent nasopharyngeal carcinoma: a prospective randomised study[J]. Clin Oncol (R Coll Radiol), 2006, 18(4): 293-299.

[14] Lu T X, Mai W Y, Teh B S, et al. Initial experience using intensity-modulated radiotherapy for recurrent nasopharyngeal carcinoma[J]. Int J Radiat Oncol Biol Phys, 2004, 58(3): 682-687.

[15] Ng W T, Chan S H, Lee A W, et al. Parapharyngeal extension of nasopharyngeal carcinoma: still a significant factor in era of modern radiotherapy?[J]. Int J Radiat Oncol Biol Phys, 2008, 72(4): 1082-1089.

[16] Oksuz D C, Meral G, Uzel O, et al. Reirradiation for locally recurrent nasopharyngeal carcinoma: treatment results and prognostic factors[J]. Int J Radiat Oncol Biol Phys, 2004, 60(2): 388-394.

[17] Siddiqui F, Raben D, Lu J J, et al. Emerging applications of stereotactic body radiation therapy for head and neck cancer[J]. Expert Rev Anticancer Ther, 2011, 11(9): 1429-1436.

[18] Spano J P, Busson P, Atlan D, et al. Nasopharyngeal carcinomas: an update[J]. Eur J Cancer, 2003, 39(15): 2121-2135.

[19] Tian Y M, Tian Y H, Zeng L, et al. Prognostic model for survival of local recurrent nasopharyngeal carcinoma with intensity-modulated radiotherapy[J]. Br J Cancer, 2014, 110(2): 297-303.

[20] Tsai W L, Chien C Y, Huang H Y, et al. Prognostic value of quality of life measured after treatment on subsequent survival in patients with nasopharyngeal carcinoma[J]. Qual Life Res, 2013, 22(4): 715-723.

[21] Tu G Y, Hu Y H, Xu G Z, et al. Salvage surgery for nasopharyngeal carcinoma[J]. Arch Otolaryngol Head Neck Surg, 1988, 114(3): 328-329.

[22] Wei W I, Ho C M, Yuen P W, et al. Maxillary swing approach for resection of tumors in and around the nasopharynx[J]. Arch Otolaryngol Head Neck Surg, 1995, 121(6): 638-642.

[23] Wei W I, Mok V W. The management of neck metastases in nasopharyngeal cancer[J]. Curr Opin Otolaryngol Head Neck Surg, 2007, 15(2): 99-102.

[24] Yeh S A, Tang Y, Lui C C, et al. Treatment outcomes and late complications of 849 patients with nasopharyngeal carcinoma treated with radiotherapy alone[J]. Int J Radiat Oncol Biol Phys, 2005, 62(3): 672-679.

[25] Yi J L, Gao L, Huang X D, et al. Nasopharyngeal carcinoma treated by radical radiotherapy alone: ten-year experience of a single institution[J]. Int J Radiat Oncol Biol Phys, 2006,

65(1): 161-168.

[26] You R, Zou X, Hua Y J, et al. Salvage endoscopic nasopharyngectomy is superior to intensity-modulated radiation therapy for local recurrence of selected T_1-T_3 nasopharyngeal carcinoma — A case-matched comparison[J]. Radiother Oncol, 2015, 115(3): 399-406.

[27] Yu K H, Leung S F, Tung S Y, et al. Survival outcome of patients with nasopharyngeal carcinoma with first local failure: a study by the Hong Kong Nasopharyngeal Carcinoma Study Group[J]. Head Neck, 2005, 27(5): 397-405.

[28] Zhang M X, Li J, Shen G P, et al. Intensity-modulated radiotherapy prolongs the survival of patients with nasopharyngeal carcinoma compared with conventional two-dimensional radiotherapy: a 10-year experience with a large cohort and long follow-up[J]. Eur J Cancer, 2015, 51(17): 2587-2595.

[29] Zou X, Han F, Ma W J, et al. Salvage endoscopic nasopharyngectomy and intensity-modulated radiotherapy versus conventional radiotherapy in treating locally recurrent nasopharyngeal carcinoma[J]. Head Neck, 2015, 37(8): 1108-1115.

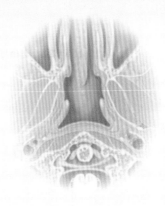

第十四章

青少年鼻咽癌治疗的转化研究

沈春英

鼻咽癌多见于成人，在儿童和青少年中发病率极低。不同种族和地区间鼻咽癌的发病率也存在很大的差异，文献报道在0.1%～18%。儿童和青少年鼻咽癌的临床症状与成人相似，多以颈部肿块为主要症状，其他症状如鼻塞、回缩血涕、耳鸣等不适。由于患者年龄小，无法准确地表述其不适症状以及家长未引起足够警惕和重视，早期诊断有困难，绝大多数患者就诊时已发展到中晚期。儿童和青少年鼻咽癌的最佳治疗策略并未明确，参考成人患者，仍以放疗作为主要治疗手段，视病情严重程度并结合患者的一般情况可联合化疗。既往文献报道，青少年鼻咽癌大多样本量小，治疗方法多样。就疗效来说，儿童和青少年患者的预后要好于成人患者。但因为儿童和青少年处于生长发育阶段，正常组织器官对放疗以及化疗的敏感度高，耐受性低，与成人患者相比更容易发生损伤，可引起严重的晚期后遗症。

［通信作者］　沈春英，Email: shency2016@163.com

第一节　青少年鼻咽癌的流行病学
以及病因学特点

一、流行病学研究

鼻咽癌在全球发病情况具有明显的地域差异，绝大多数地区的发病率在1/10万以下，但高发区包括我国华南以及东南地区发病率达到（10～30）/10万。儿童及青少年鼻咽癌发病率也呈现同样的地域差异。除此之外，高峰发病年龄分布也存在地域特征，流行地区发病高峰通常在40～50岁；而在南美和地中海等中低发病区呈现双峰发病特点，分别为10～20岁和40～60岁。我国报道儿童及青少年鼻咽癌占鼻咽癌发病总数的0.1%～2.3%，而国外报道占2%～18%，可见在非流行区儿童和青少年鼻咽癌所占比例相对较大。中位发病年龄为13岁，男性发病人数明显多于女性。

二、病因学特点

鼻咽癌的发病可能与遗传、环境和饮食因素以及EBV感染等密切相关。遗传因素可能与HLA特定亚型（如HLA A2 Bsin2单体型、BBl7817亚型）、部分染色体的异常改变（如抑癌基因的缺失和癌基因的激活）相关。c-Kit是一原癌基因，其编码的c-Kit蛋白在细胞的增殖和分化等过程中起重要的作用。研究发现成人鼻咽癌患者与年轻患者相比，其c-Kit的表达率明显降低，提示在发病机制上可能存在一定的差别。环境因素主要与饮食有关，我国两广地区喜食腌制食品，与鼻咽癌的高发病率密切相关。在EBV感染的鼻咽癌患者中，可检测到多种病毒特异的抗原和抗体，如VCA-IgA、EA-IgA、LMP1和LMP2，其中LMP1是与上皮类细胞转化有关的瘤蛋白。LMP1基因是一种癌基因，其生物学功能复杂，能阻止细胞凋亡、调解基因表达和干扰信号通路转导等，可能在鼻咽癌的发生中起重要的作用。

第二节 青少年鼻咽癌的病理学类型和临床特征

鼻咽癌起源于鼻咽黏膜被覆上皮细胞,《WHO病理分型》(2005年版)对鼻咽癌有以下几种类型:Ⅰ型:角化性鳞状细胞癌。Ⅱ型:非角化性癌,Ⅱ型又被分为分化型和未分化型2个亚型。与成人相似,在我国高发流行地区,青少年鼻咽癌的病理类型也以WHO Ⅱ为主。临床上Ⅰ型和Ⅱ型患者间预后存在显著差异,但Ⅱ型中的2个亚型之间的差异并不明显。因此,《WHO病理分型》(2005年版)并不能精准地反映绝大部分鼻咽癌患者的预后。中山大学肿瘤防治中心邵建永教授团队发表的一项国际多中心大样本的鼻咽癌研究共纳入6 031例患者,采用回顾性分析并前瞻性地验证了不同病理学分型鼻咽癌患者的5年生存情况。该研究根据鼻咽癌主要细胞形态学表现分为4种类型:上皮型癌、混合的肉瘤样上皮型癌、肉瘤型癌和鳞状细胞癌,结果发现各型鼻咽癌患者的5年生存率存在统计学差异。该病理学分型有助于为不同预后的鼻咽癌患者指导制订个体化的临床治疗方案。

青少年鼻咽癌的临床症状体征也与成人相类似,以颈部肿块多见,其他如鼻塞、回缩性血涕、耳鸣、听力下降和头痛等不适。由于发病率低,儿童和青少年不能及时精准反映其症状和不适;而父母和医师缺乏警惕,容易忽视和漏诊。因此,青少年鼻咽癌的早期诊断困难,大部分患者就诊时已发展到中晚期。

第三节 青少年鼻咽癌的治疗策略

目前,治疗策略都参考成人鼻咽癌的治疗原则,即早期患者,治疗首选放疗;无远处转移的局部中晚期患者,选择综合性放化疗;伴有远处(如肺、骨、肝)转移者,治疗以全身姑息性化疗为主。

一、放疗

放疗是无远处转移鼻咽癌患者的主要治疗手段。文献报道的儿童和青少年鼻咽癌资料大多样本量小、时间跨度长，且大多采用二维放射技术（2D-RT）包括面颈联合野、耳前野+鼻前野等。综合文献报道2D-RT联合或不联合化疗，总生存率为48%～80%，局部区域无复发生存率约为80%，各种晚期不良反应发生率为65%～85%。随着放疗技术的发展，目前多选用束流IMRT以改善对肿瘤靶区的剂量覆盖，并尽可能降低对周围正常组织的放射损伤。在成人鼻咽癌患者中，IMRT技术已被证实了可提高放疗的效果，包括局部区域控制率和生存率，同时降低了放疗不良反应的发生率，改善了患者的生存质量。运用IMRT技术治疗儿童和青少年鼻咽癌的文献数量较少，但治疗效果令人满意。Laskar等比较了2D-RT与IMRT在儿童和青少年鼻咽癌中的治疗效果以及放疗不良反应，研究显示采用IMRT放疗的患者靶区覆盖性更好，平均照射剂量较高，无局部区域复发生存率明显优于采用2D-RT者，分别为84.21%和68.28%。但由于该研究纳入的患者人数仅为36例，所以其差异并未达到统计学意义。且采用IMRT技术可明显地降低Ⅲ级急性不良反应的发生（如皮肤黏膜炎），可推迟Ⅱ级急性皮肤和黏膜炎发生的时间，提高了患者的治疗耐受性。Liu等发现103例采用2D-RT技术放疗的患者与55例IMRT的患者相比，两者在局部控制率和生存率上没有显著差异，但后者可明显降低Ⅱ级急性黏膜炎和牙关紧闭症的发生率（$P < 0.05$）。Tao等对34例年轻患者采用同期加量的IMRT技术，其中绝大部分患者（30例）联合顺铂为基础的化疗。放疗总剂量为64～68 Gy/29～31次，中位随访52个月，5年总生存率和局部区域无复发生存率分别为88.2%和97.1%。而Guo等报道采用IMRT技术治疗95例未满25岁的青少年鼻咽癌患者，肿瘤均为Ⅲ～Ⅳb期（AJCC/UICC分期系统第7版），4年总生存率和无局部区域复发生存率分别为90.8%和94.9%。上述研究结果均提示IMRT治疗青少年鼻咽癌可明显提高患者的疗效。然而，对儿童和青少年鼻咽癌患者来说，除了治疗效果外，如何降低放疗的晚期不良反应也是值得关注的焦点。涉及的内容包括选择更优的放疗技术（如上所述的IMRT），以及合适的照射剂量。一些临床研究提示放疗剂量＞65 Gy能取得更好的局部控制率，但早期发表的一些文献未能证实放疗剂量与治疗效果的相关性。如局部控制率和生存时间存在密切的相关性。目前，最佳的照射剂量尚不明确，早期的研究资料建议在年龄≥10岁的青少年患者中对可见肿瘤给予总剂量50～72 Gy，而年龄＜10岁者总剂量降低5%～10%。随着放疗技术的发展，IMRT能够给予肿瘤靶区更精准的治疗以及保护周围的正常组织器官，有医师推荐在儿童和青少年鼻咽癌患者中放疗总剂量控制在60～66 Gy。

二、化疗

对早期患者，单纯放疗就可取得很好的疗效。但对无远处转移的局部晚期患者，放疗联合化疗是主要的治疗模式。而就诊时已经出现远处转移的患者，治疗以姑息性全身化疗为主。在成人患者中，同期放化疗是局部晚期患者的标准治疗方法。但在儿童和青少年鼻咽癌中，最佳的化疗方案以及化疗何时与放疗结合目前仍没有定论。考虑到患者的耐受性，在儿童和青少年鼻咽癌中既往的研究多侧重于诱导化疗，目的在于通过诱导化疗降低肿瘤负荷，从而减少放疗剂量以降低不良反应，尤其是放疗后遗症。

来自德国的NPC-91-GPOH多中心研究报道，对局部晚期青少年鼻咽癌患者放疗前先给予3个疗程的诱导化疗，药物包括氨甲蝶呤（methotrexate）、顺铂、亚叶酸钙和氟尿嘧啶（5-FU），这与美国儿童肿瘤协作组研究报道所用的化疗方案一致。与既往大部分回顾性研究不同的是，这两项均是前瞻性试验，虽然纳入的病例人数不多，分别为59例和17例，但两者均取得了很好的4年总生存率（95%和75%）。德国后续的前瞻性NPC-2003-GPOH/DCOG研究肯定了NPC-91-GPOH的研究结果，但对治疗方案做了调整，在诱导化疗阶段剔除了氨甲蝶呤药物，研究结果发现这并不影响治疗效果，也未能观察到黏膜不良反应的降低。在该项研究中，除1例早期患者仅行顺铂单药联合放疗外，44例Ⅲ～Ⅳ期患者在同期放化疗前接受3个疗程的诱导化疗。德国研究者认为，EBV感染是鼻咽癌发病的一个重要因素。因此，在这两项研究中患者在放化疗结束后都给予了6个月的干扰素-β（IFN-β）治疗。结果显示43例患者在治疗结束时疗效评价达到完全缓解，中位随访30个月，总生存率达到了97%，好于以往任一关于青少年鼻咽癌的研究报道。

研究新的毒性较小的化疗方案在儿童和青少年鼻咽癌中有重要的意义。来自土耳其的临床研究采用顺铂＋多西紫杉醇的诱导方案（顺铂100 mg/m²，d1；多西紫杉醇75 mg/m²，d1），10例患者接受4个周期的诱导化疗然后进行单纯放疗，总剂量为59.4 Gy。2年总生存率为90%，无明显的不良反应发生。因此认为，顺铂联合多西紫杉醇的化疗方案是安全有效的。

福建省肿瘤医院的Guo等报道，对95例鼻咽癌患者采用诱导化疗，化疗方案为顺铂＋紫杉醇/吉西他滨（TP或GP）（顺铂80 mg/m²，d1～d3；紫杉醇135 mg/m²，d1或者吉西他滨1 000 mg/m²，d1～d8），其中50例患者行顺铂单药或TP/GP同期放化疗，部分患者另外还接受了TP/GP辅助化疗或靶向药物治疗，多药联合化疗的疗程为2～6个。该研究结果显示患者有较好的耐受性，并取得了很好的治疗疗效。作者指出采用IMRT技术联合化疗,在该研究中同期化疗并未显示出治疗获益,相反增加了急性不良反应。

在NPC-91-GPOH研究中,采用放疗的剂量如下:可见肿瘤病灶给予剂量为59.4 Gy,颈部预防剂量45 Gy。在后续的NPC-2003-GPOH/DCOG研究中,对诱导化疗后完全缓解的患者放疗剂量由59.4 Gy降低到54 Gy。美国儿童肿瘤协作组采用4个周期诱导化疗后,放疗剂量为61.2 Gy,颈部预防剂量为55.8 Gy。诱导化疗的总有效率为97.3%,随访4年,总生存率为75%,作者认为诱导化疗后放疗总剂量降低至60 Gy是安全可行的。

同样,来自法国的一项研究指出对诱导化疗颈部达到完全缓解的患者,颈部预防剂量可以降低至50 Gy以下。IMRT的应用提高了疗效和患者的耐受性,同期放化疗在成人中已成为标准治疗方案,在儿童和青少年患者中应用需特别注意是否增加放化疗不良反应,如听力损害以及诱发第二原发肿瘤等。

第四节　青少年鼻咽癌治疗的不良反应

放化疗过程中出现急性不良反应在青少年和成人间并没有明显的差异,如急性放射性黏膜炎、急性放射性皮炎、恶心和呕吐等。在儿童和青少年患者中,尤其需要关注的是晚期的不良反应,即后遗症的发生情况。

Cheuk等发现青少年鼻咽癌患者放疗后15年累积不良反应发生率为84%,其中53%的患者出现听力下降,43%的患者出现甲状腺功能减退和14%的患者出现生长激素缺乏,与放疗剂量密切相关。Sumitsawan等研究显示,放疗最常见的晚期不良反应为口腔干燥(97.5%)和听力损害(82.5%)。其他文献报道的常见后遗症有皮肤纤维化、放射性中耳炎和龋齿等,年龄越小的患者发生率越高,尤其是年龄＜12岁的儿童和青少年。国内刘菊英等报道的145例儿童鼻咽癌患者中,60%的患者产生不同程度的晚期不良反应,主要包括颈部发育障碍、张口困难、发育障碍、后组脑神经损伤以及放射性脊髓炎等。在德国的前瞻性临床研究中,有部分患者出现甲状腺功能减退,需行激素替代治疗。

对放疗后长期存活的年轻患者来说,治疗诱发的第二原发肿瘤的风险也明显增加。Ozyar等分析的165例儿童鼻咽癌患者中,2例出现颈部纤维肉瘤和皮肤基底细胞癌,均位于放射野内。另有作者报道发生在放射野外的第二原发肿瘤,这是否与放疗有关有待进一步探讨。

　　无论是放疗的急性不良反应还是晚期后遗症，都与正常组织所受的照射剂量以及体积密切相关，改善放疗技术，如改常规二维放疗为束流调强放疗技术，可以降低急慢性损伤的发生。Lu等分析了148例5～18岁的患者，发现照射剂量高于66 Gy的患者急慢性放射损伤发生率都高于低剂量组，综合考虑患者的疗效和生存质量，作者建议对儿童和青少年鼻咽癌患者的可见肿瘤病灶放疗剂量为60～66 Gy。由于放疗引起的后遗症随着患者生存时间的延长将逐渐累加，且有些放射损伤出现的时间在放疗后若干年。如孔琳等报道放疗引起的脑神经损伤一般在放疗后8年才出现；而放疗引起的激素分泌障碍如生长激素、甲状腺激素以及性激素缺乏，则需要更长的时间才能被诊断出来。在临床实践中，常由于较高的失访率和随访时间不够长，无法真实地反映放疗引起的后遗症。因此，对这类患者要密切加强后续随访工作，以更好地指导治疗策略的选择。

------------------------------ **参 考 文 献** ------------------------------

［ 1 ］ Afqir S, Ismaili N, Alaoui K, et al. Nasopharyngeal carcinoma in adolescents: a retrospective review of 42 patients［J］. Eur Arch Otorhinolaryngol, 2009, 266(11): 1767-1733.

［ 2 ］ Al-Sarraf M, Le-Blanc M, Giri P G, et al. Chemoradiotherapy versus radiotherapy in patients with advanced nasopharyngeal cancer: phase Ⅲ randomized Intergroup study 0099［J］. J Clin Oncol, 1998, 16(4): 1310-1317.

［ 3 ］ Ayan I, Altun M. Nasopharyngeal carcinoma in children: retrospective review of 50 patients［J］. Int J Radiat Oncol Biol Phys, 1996, 35(3): 485-492.

［ 4 ］ Ayan I, Kaytan E, Ayan N. Childhood nasopharyngeal carcinoma: from biology to treatment［J］. Lancet Oncol, 2003, 4(1): 13-21.

［ 5 ］ Bar-Sela G, Ben Arush M W, Sabo E, et al. Pediatric nasopharyngeal carcinoma: better prognosis and increased c-*Kit* expression as compared to adults［J］. Pediatr Blood Cancer, 2005, 45(3): 291-297.

［ 6 ］ Berry M P, Smith C R, Brown T C, et al. Nasopharyngeal carcinoma in the young［J］. Int J Radiat Oncol Biol Phys, 1980, (6): 415-421.

［ 7 ］ Buehrlen M, Zwaan C M, Granzen B, et al. Multimodal treatment, including interferon beta, of nasopharyngeal carcinoma in children and young adults: preliminary results from the prospective, multicenter study NPC-2003-GPOH/DCOG［J］. Cancer, 2012, 118(19): 4892-4900.

［ 8 ］ Charfi S, Khabir A, Ayadi L, et al. Expression of c-*Kit* in North African nasopharyngeal carcinoma: correlation with age and LMP1［J］. Cancer Radiother, 2007, 11(5): 247-251.

［ 9 ］ Cheuk D K, Billups C A, Martin M G, et al. Prognostic factors and long-term outcomes of childhood nasopharyngeal carcinoma［J］. Cancer, 2011, 117(1): 197-206.

［10］ Daoud J, Toumi N, Bouaziz M, et al. Nasophryngeal carcinoma in childhood and adolescence: analysis of a series of 32 patients treated with combined chemotherapy and radiotherapy[J]. Eur J Cancer, 2003, 39(16): 2349-2354.

[11] Downing N L, Wolden S, Wong P, et al. Comparison of treatment results between adult and juvenile nasopharyngeal carcinoma[J]. Int J Radiat Oncol Biol Phys, 2009, 75(4): 1064-1070.

[12] Guo Q J, Cui X F, Lin S J, et al. Locoregionally advanced nasopharyngeal carcinoma in children and adolescent: analysis of 95 patients treated with combined chemotherapy and intensity-modulated radiotherapy[J]. Head Neck, 2016, 38(S1): 665-672.

[13] Hu S, Xu X, Xu J, et al. Prognostic factors and long-term outcomes of nasopharyngeal carcinoma in children and adolescents[J]. Pediatr Blood Cancer, 2013, 60(7): 1122-1127.

[14] Khabir A, Karray H, Rodriguez S, et al. EBV latent membrane protein 1 abundance correlates with patient age but not with metastic behavior in North African nasopharyngeal carcinoma[J]. Virol J, 2005, (2): 39.

[15] Kong L, Lu J J, Liss A L, et al. Radiation-induced cranial nervepalsy: a cross-sectional study of nasopharyngeal cancer patients after definitive radiotherapy[J]. Int J Radiat Oncol Biol Phys, 2011, 79(5): 1421-1427.

[16] Kupeli S, Varan A, Ozyar E, et al. Treatment results of 84 patients with nasopharyngeal carcinoma in children[J]. Pediatr Blood Cancer, 2006, 46(4): 454-458.

[17] Laskar S, Bahl G, Muckaden M, et al. Nasopharyngeal carcinoma in children: comparison of conventional and intensity-modulated radiotherapy[J]. Int J Radiat Oncol Biol Phys, 2008, 72(3): 728-736.

[18] Lee A W, Foo W, Mang O, et al. Changing epidemiology of nasopharyngeal carcinoma in Hong Kong over a 20-year period (1980-1999): an encouraging reduction in both incidence and mortality[J]. Int J Cancer, 2003, 103(5): 680-685.

[19] Lin S, Pan J, Han L, et al. Nasopharyngeal carcinoma treated with reduced-volume intensity-modulated radiation therapy: report on the 3-year outcome of a prospective series [J]. Int J Radiat Oncol Biol Phys, 2009, 75(4): 1071-1078.

[20] Liu W X, Tang Y, Gao L, et al. Nasopharyngeal carcinoam in children and adolescents-a single institution experience of 158 patients[J]. Radiat Oncol, 2014, (9): 274-280.

[21] Lobo-Sanahuja F, Garcia I, Carranza A, et al. Treatment and outcome of undifferentiated carcinoma of the nasopharynx in children: a 13-year experience[J]. Med Pediatr Oncol, 1986, 14(1): 6-11.

[22] Lombardi F, Gasparini M, Gianni C, et al. Nasopharyngeal carcinoma in childhood[J]. Med Pediatr Oncol, 1982, 10(3): 243-250.

[23] Louis C U, Paulino A C, Gottschalk S, et al. A single institution experience with pediatric nasopharyngeal carcinoma: high incidence of toxicity associated with platinum-based chemotherapy plus IMRT[J]. J Pediatr Hematol Oncol, 2007, 29(7): 500-505.

[24] Lu S Y, Chang H, Sun X F, et al. Long-term outcomes of nasopharyngeal carcinoma in 148 children and adolescents[J]. Medicine, 2016, 95(17): e3445.

[25] Mertens R, Granzen B, Lassay L, et al. Nasopharyngeal carcinoma in childhood and adolescence[J]. Cancer, 1997, 80(5): 951-959.

[26] Mertens R, Granzen B, Lassay L, et al. Treatment of nasopharyngeal carcinoma in children and adolescents: Definitive results of a multicenter study (NPC-91-GPOH)[J]. Cancer, 2005, 104(5): 1083−1089.

[27] Orbach D, brisse H, Helfre S, et al. Radiation and chemotherapy combination for nasopharyngeal carcinoma in children: Radiotherapy dose adoptation after chemotherapy response to minimize late effects[J]. Pediatr Blood Cancer, 2008, 50(4): 849−853.

[28] Ou X M, Zhou X, Shi Q, et al. Treatment outcomes and late toxicities of 869 patients with nasopharyngeal carcinoma treated with definitive intensity modulated radiation therapy: new insight into the value of total dose of cisplatin and radiation boost[J]. Oncotarget, 2015, 6(35): 38381−38397.

[29] Ozyar E, Selek U, Laskar S, et al. Treatment results of 165 pediatric patients with non-metastatic nasopharyngeal carcinoma: a rare cancer network study[J]. Radiother Oncol, 2006, 81(1): 39−46.

[30] Rodriguez-Galindo C, Wofford M, Castleberry R P, et al. Preradiation chemotherapy with methotrexate, cisplatin, 5-fluorouracil, and leucovorin for pediatric naspharyngeal carcinoma[J]. Cancer, 2005, 103(4): 850−857.

[31] Saeed H, Zaidi A, Adhi M, et al. Pediatric nasopharyngeal carcinoma: a review of 27 cases over 10 years at Shaukat Khanum Memorial Cancer Hospital and Research Center, Pakistan [J]. Asian Pac J Cancer Prev, 2009, 10(5): 917−920.

[32] Serin M, Erkal H, Elhan A H, et al. Nasopharyngeal carcinoma in childhood and adolescence[J]. Med Pediatr Oncol, 1998, 31(6): 498−505.

[33] Shen C, Gao Y, Xu T, et al. Carcinoma of the nasopharynx in young patients: a single institution experience[J]. Clin Oncol, 2009, 21(8): 617−622.

[34] Sultan I, Casanova M, Ferrari A, et al. Differential features of nasopharyngeal carcinoma in children and adults: a SEER study[J]. Pediatric Blood Cancer, 2010, 55(2): 279−284.

[35] Sumitsawan Y, Chaiyasate S, Chitapanarux I, et al. Late complications of radiotherapy for nasopharyngeal carcinoma[J]. Auris Nasus Larynx, 2009, 36(2): 205−209.

[36] Tao C J, Liu X, Tang L L, et al. Long-term outcome and late toxicities of simultaneous integrated boost-intensity modulated radiotherapy in pediatric and adolescent nasopharyngeal carcinoma[J]. Chin J Cancer, 2013, 32(10): 525−532.

[37] Uzel O, Yoruk S O, Sahinler I, et al. Nasopharyngeal carcinoma in childhood: long term results of 32 patients[J]. Radiother Oncol, 2001, 58(2): 137−141.

[38] Varan A, Ozyar E, Corapcioglu F, et al. Pediatric and young adult nasopharyngeal carcinoma patents treated with preradiation cisplatin and docetaxel chemotherapy[J]. Int J Radiat Oncol Biol Phys, 2009, 73(4): 1116−1120.

[39] Wang H Y, Chang Y H, To K F, et al. A new prognostic histopathologic classification of nasopharyngeal carcinoma[J]. Chin J Cancer, 2016, 35: 41−57.

[40] Wang T J, Riaz N, Cheng S K, et al. Intensity-modulated radiation therapy for nasopharyngeal carcinoma: a review[J]. J Radiat Oncol, 2012, (1): 129−146.

[41] Wolden S L, Steinherz P G, Kraus D H, et al. Improved long-term survival with combined modality therapy for pediatric nasopharynx cancer[J]. Int J Radiat Oncol Biol Phys, 2000,

46(4): 859-864.

[42] Yan Z, Xia L, Huang Y, et al. Nasopharyngeal carcinoma in children and adolescents in an endemic area: a report of 185 cases[J]. Int J Pediatr Otorhinolaryngol, 2013, 77(9): 1454-1460.

[43] Zhao W, Lei H, Zhu X, et al. Investigation of long-term survival outcomes and failure patterns of patients with nasopharyngeal carcinoma receiving intensity-odulated radiotherapy: a retrospective analysis[J]. Oncotarget, 2016, 7(52): 86914-86925.

[44] 曹卡加,李茵,谢国丰,等.儿童及青少年鼻咽癌的预后因素分析[J].中华放射肿瘤学杂志,2006,28(2): 134-137.

[45] 刘菊英,魏宝清,陆进成,等.145例儿童和青少年鼻咽癌的临床与疗效分析[J].中华放射肿瘤学杂志,2003,12(4): 234-238.

[46] 裴苏,高黎,易俊林,等.148例儿童和青少年鼻咽癌疗效及预后因素分析[J].中华放射肿瘤学杂志,2011,20(5): 175-180.

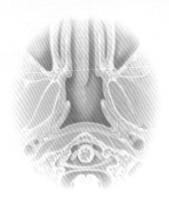

第十五章

鼻咽癌放射治疗过程中
急性毒性反应的处理

薛 芬 何霞云

鼻咽解剖位置隐蔽，虽然周围的正常组织对射线具有一定程度的耐受性，但临床治疗中为了达到靶区所需剂量，有时不可避免地超过造成正常组织的耐受剂量，从而导致正常组织的放射性损伤。放疗反应按发生的时间分为急性和慢性，其中急性反应是指放疗后3个月内发生的反应。鼻咽癌放疗急性毒性反应按部位分为两部分：局部和全身，主要包括放射性黏膜炎、皮炎、口腔干燥、味觉改变、鼻塞、中耳积液、体重下降、胃肠道反应、骨髓抑制等。放疗期间应每周检查一次，除了观察肿瘤的变化，还需观察正常组织对放疗的反应，必要时给予对症支持处理，甚至暂停放疗。

[通信作者] 何霞云，Email: hexiayun1962@163.com

第一节　急性放射性黏膜炎的处理

急性放射性黏膜炎是鼻咽癌放疗常见的急性损伤之一，是由于放疗中黏膜受到超过该器官阈剂量引起的急性黏膜反应。最常见的黏膜损伤部位是口腔、咽部、鼻腔黏膜，其他部位如喉、气管也可能出现黏膜反应。临床主要症状包括局部黏膜感觉异常、疼痛、吞咽困难，主要体征包括局部黏膜红斑、水肿、点状或融合性溃疡、出血等。

急性放射性黏膜炎分为4级。0级：无变化；1级：红斑或轻微疼痛，不需止痛药；2级：斑状黏膜炎性浆液渗出炎，中度疼痛需止痛药；3级：融合纤维黏膜炎，严重疼痛需麻醉药；4级：溃疡、出血及坏死。

一、急性放射性口腔黏膜炎

急性放射性口腔黏膜炎是鼻咽癌放疗中最常见的急性非血液学不良反应之一，好发于软腭、悬雍垂，其次为口底、颊黏膜和舌侧缘。其发生机制非常复杂，研究认为与放射线的直接作用、氧化应激、转录因子及促炎性因子的激活、病原微生物的繁殖感染等有关。急性放射性口腔黏膜炎发生的轻重程度、时间与个人体质差异及照射野范围有关，一般于放疗开始后1～2周出现（10～20 Gy），常伴有轻度味觉改变、口干和唾液黏稠，并逐渐加重，可贯穿整个放疗过程，在放疗结束1～3周后逐渐恢复。文献报道，二维放疗时代鼻咽癌放疗患者3级以上黏膜炎的发生率为65%，IMRT的应用使发生率降低至23%～44%，而放疗期间同步化疗将提高黏膜炎的发生率和严重程度。急性放射性口腔黏膜炎的治疗手段主要包括保持口腔卫生、减少刺激、减轻疼痛和炎症、预防感染等。

1. 基本口腔护理

口腔中的微生物容易定植于黏膜损伤处，并延长愈合时间，保持口腔卫生对于减少口腔细菌负荷有着至关重要的作用，研究发现良好的口腔卫生及齿龈状态能降低口腔黏膜炎的发病风险、持续时间及发生的严重程度。放疗期间，应嘱患者保持良好的口腔卫生，每天刷牙2次（注意刷牙方法和持续时间），用生理盐水或者漱口液勤漱口，饮食避免辛辣、过酸过甜等刺激性食品，戒烟忌酒。此外，应当减少对黏膜造成伤害的物品，如医疗检查器械或义齿等。一方面，义齿可能会对黏膜造成机械损伤；另一方面，义齿表面易合并念珠菌感染，加重放射性黏膜炎。

2. 药物防治

（1）复方氯己定含漱液：是临床常用治疗口腔黏膜炎的复方制剂之一，疗效尚不明确。Foote等研究认为复方氯己定含漱液并不能减轻放疗引起的口腔黏膜炎。但是近期一项研究对比了0.12%氯己定（试验组）与白开水（对照组）治疗放射性口腔黏膜炎的疗效，结果发现试验组能降低中位口腔黏膜炎评分。鉴于各临床试验结果不一，《美国肿瘤支持治疗多国协会/国际口腔肿瘤学会指南》（也称为《MASCC/ISOO指南》）不建议接受头颈部肿瘤放疗的成年患者使用氯己定漱口液预防放射性口腔黏膜炎。

（2）康复新液：是促进血管的生成以及黏膜修复的中草药复方制剂。一项来自中国的Ⅲ期临床试验在2015年美国临床肿瘤学会（ASCO）上报告：对比康复新液组与复方硼砂溶液组治疗黏膜炎的疗效，康复新液组患者的黏膜炎发生率和分级都较复方硼砂溶液组明显降低，且研究中康复新液并未显示出不良反应。在将来，传统中医药因其安全和有效性可能被广泛应用于临床实践。

（3）非甾体类抗炎药：近年来常应用于急性口腔黏膜炎治疗。国外多中心、随机、双盲、安慰剂对照临床试验比较了苄达明漱口水组与安慰剂组口腔黏膜损伤情况，发现累积照射50 Gy时苄达明漱口水组患者的口腔黏膜炎发生率及严重程度明显降低。Roopashri等的研究结果显示，苄达明漱口水能延缓患者黏膜炎的进展时间，且减少黏膜炎导致的疼痛症状。基于大量前瞻性研究结果，《MASCC/ISOO指南》推荐，患者在接受中等剂量（≤50 Gy）放疗不伴同步化疗时，可使用苄达明漱口水预防放射性口腔黏膜炎。此外，近期一项随机、双盲、安慰剂对照试验发现，对头颈部肿瘤放疗（≥50 Gy）患者防治放射性口腔黏膜炎研究中，苄达明治疗组患者在治疗4周末平均黏膜炎评分明显低于安慰剂对照组。进一步提示了非甾体类抗炎药在急性口腔黏膜炎治疗中的潜力，值得深入研究。

（4）生长因子类药物：多项研究证明重组人表皮生长因子或碱性成纤维细胞生长因子类药物可活化巨噬细胞，促进成纤维细胞、血管内皮细胞、表皮细胞的有丝分裂，促进新生血管生成，改善微循环，起止痛、止痒、快速促进创面愈合的作用，治疗放射性口腔黏膜炎效果显著。李素艳等研究发现，预防性应用金因肽可延缓放射性口腔黏膜炎的发生，预防用药及治疗用药均可降低Ⅲ～Ⅳ级黏膜炎的发生率。与此同时，同类药物帕利夫明（palifermin）也是目前唯一由美国食品和药物管理局和欧洲药品管理局批准用于口腔黏膜炎治疗的药物。因此，临床推荐生长因子类药物应用于防治放射性口腔黏膜炎，但常规应用尚需大样本前瞻性临床研究验证。

（5）氨磷汀（amifostine）：是应用于放射性口腔黏膜炎的一种广谱放射防护剂。研究发现氨磷汀可以有效减少头颈部肿瘤患者联合放化疗所致口腔黏膜炎和吞咽困难的发生，且不影响肿瘤的治疗效果。李素芳等对比分析了氨磷汀配合同期放化疗治疗局部晚期鼻咽癌的疗效和安全性，结果显示放疗前使用氨磷汀组Ⅲ级及以上口腔黏膜炎发生率、持续时间明显少于对照组，组间比较差异有统计学意义（$P < 0.05$）。但是临床应用仍需要更多的循证医学证据。

3. 物理疗法

目前药物防治放射性口腔黏膜炎效果有限，物理疗法如低剂量激光得到广泛关注与研究。Fekrazad等总结了近年来低剂量激光防治放射性口腔黏膜炎的相关研究，认为放疗期间预防性应用低剂量激光可以减轻口腔黏膜炎的严重程度，并指出其作为一种非侵入性治疗方式具有一定的优势。同时，《MASCC/ISOO指南》也建议在接受单纯放疗的头颈部肿瘤患者中应用波长为632 nm的低剂量激光预防口腔黏膜炎。但值得注意的是，激光对于不能直接照射的部位如喉部、食管并没有修复作用。

4. 预防感染

放射性黏膜炎患者由于黏膜有损伤，加上在肿瘤放疗期间免疫力下降，极易合并细菌或真菌感染，临床上应注意区分鉴别。细菌感染者合并有纤维蛋白及炎性渗出物形成的伪膜，颜色略带黄色，与真菌感染菌斑形状和表现不同，必要时应做细菌或真菌培养明确。细菌感染者，临床上经抗生素治疗后患者黏膜炎症及疼痛通常可以缓解。若是呈散在、点片状的口腔黏膜真菌感染，用碳酸氢钠溶液漱口，几日即可治愈；若是融合成片或已向其他部位蔓延的真菌感染，需口服或静脉用抗真菌药物治疗。《MASCC/ISOO指南》建议临床医师合理使用抗生素和肾上腺皮质激素，以避免或减少真菌感染的机会。

5. 临床应用

0级患者保持口腔清洁湿润即可。Ⅰ级患者应保持口腔卫生，可适当使用漱口液，起清洁、消炎、止痛、收敛的作用，伴有轻微咽痛者可采用西瓜霜喷剂缓解症状。Ⅱ级和轻度Ⅲ级患者，在Ⅰ级用药的基础上加用生长因子类药物、雾化吸入等，伴有重度疼痛者需使用麻醉性镇痛药物。对于症状更为严重的患者，在以上用药基础上，可采用雾化吸入或静脉滴注激素类药物（如地塞米松等）以缓解症状，部分患者应禁食并给予鼻饲或静脉营养，且遵医嘱应用抗生素预防感染。出现Ⅳ级黏膜炎时应暂停放疗，先对症处理，待恢复后继续放疗。

二、鼻腔、鼻旁窦黏膜反应

鼻咽癌放疗时照射剂量达 30 Gy 左右时,鼻腔黏膜的杯状细胞分泌增加,黏膜充血、水肿,从而导致鼻旁窦开口的闭塞,纤毛细胞脱落减少,纤毛运动紊乱、下降,患者出现交替性或持续性鼻塞,鼻腔干燥不适,鼻腔黏稠性分泌物增加等,严重者可出现鼻腔黏膜糜烂、出血,或有脓性或脓血性分泌物。

针对患者出现鼻腔黏膜干燥症状,建议保持室内相对湿度为 60%~79%,可用生理盐水喷雾湿润鼻腔或用复方薄荷油滴鼻剂滴鼻(3 次/d)。有黏膜充血、鼻塞时,可使用收缩黏膜的药物(如 1% 麻黄素等),定期在明视下清除鼻痂,以免形成鼻道闭塞。此外,放疗期间应每日用生理盐水冲洗鼻咽腔 2~3 次,以保持鼻腔黏膜湿润,减少鼻腔分泌物;及时清除肿瘤表面的污物和坏死脱落组织,以预防感染,增强癌细胞对放射线的敏感。鼻咽部有明显出血者禁用鼻腔冲洗。

第二节　急性放射性皮炎的处理

放射性皮炎(radiodermatitis)是由放射线照射引起的皮肤黏膜炎症性损害。在放疗过程中,由于射线电离作用辐射产生的活性氧和自由基损伤基底层细胞,造成皮肤细胞的直接损害、微血管的广泛损伤,导致微循环障碍,引起皮肤损伤。同时,由于局部细胞过度凋亡,使皮肤修复愈合功能减弱,进而引起组织破溃,难以愈合。当累积照射剂量达到 20~40 Gy 时,皮肤出现红斑、脱屑、瘙痒;当剂量达到 45 Gy 时,皮肤会出现色素沉着、干性脱皮、毛囊扩张等干性反应;如果累积照射剂量 > 45 Gy 时会出现湿性皮肤反应,表现为水疱、破溃及糜烂等。急性放射性皮炎好发于头颈部、锁骨上区域及其他一些潮湿、皱褶部位,如腋窝、耳后等。文献报道,二维放疗时代鼻咽癌放疗患者 3 级以上放射性皮炎的发生率为 12%,IMRT 的应用使发生率降低至 5% 左右,同步化疗或使用靶向药物(如西妥昔单抗)将加重放射性皮炎的发生率及严重程度。

急性放射性皮肤损伤分为 4 级。0 级:无变化;1 级:滤泡样暗色红斑或脱发,干性脱皮,出汗减少;2 级:触痛性鲜色红斑,片状湿性脱皮或中度水肿;3 级:皮肤皱褶以外部位的融合性湿性脱皮、凹陷性水肿;4 级:溃疡、出血及坏死。

急性放射性皮炎通常在放疗开始后 2~3 周出现,一直持续至治疗后 2~4

周。其治疗主要以预防和对症处理为主,包括放疗期间皮肤护理和局部药物治疗。

一、放疗期间皮肤护理

放疗期间应保持皮肤清洁、干燥,局部禁用肥皂等洁肤剂及碘酒、乙醇等刺激物;照射颈部者应衣着绵软、低领,尽可能暴露照射区域,避免摩擦、冷热刺激及照晒,外出时戴好帽子,冬季脖子围软绵围巾。皮肤瘙痒时切勿用手抓挠,以免引起皮肤破溃感染。

二、局部药物治疗

1. 湿润烧伤膏

湿润烧伤膏由黄芪、黄柏、黄连等药物组成,能够保护隔离创面,为创面愈合提供生理性湿润环境;改善局部微循环,促使创面组织干细胞再生;促进组织产生抗炎和抑菌物质,防治创面炎性水肿,减缓创面周围的继发感染;液化和排除坏死组织,促进组织再生。国内研究发现,湿润烧伤膏对Ⅰ～Ⅱ级放射性皮炎的预防和治疗有较好的作用。

2. 三乙醇胺乳膏（比亚芬）

三乙醇胺作为巨噬细胞的刺激因子,能诱导巨噬细胞进入损伤部位,刺激成纤维细胞增生,增加胶原的合成。此外,更具有深部水合作用,可以起清洁和引流双重作用,帮助渗出物排出。放疗早期使用三乙醇胺可以提高皮肤对急性放射性损伤的耐受性,延缓皮肤反应的出现时间并减轻皮肤反应的程度。但国外一项多中心Ⅲ期随机临床试验结果显示,尽管三乙醇胺可有效治疗放射性皮肤损伤,但没有预防作用,且在减轻急性放射性皮炎引起的疼痛方面不及金盏草。

3. 重组人表皮生长因子

重组人表皮生长因子可以通过与基底层细胞的表皮生长因子受体结合,发挥作用,补充内源性表皮生长因子的不足。具有促进鳞状上皮、血管内皮等多种细胞生长和调节蛋白合成作用,从而加速创面愈合,提高修复质量和治疗功效。研究报道,自放疗第1天至结束使用表皮生长因子类药物外喷放疗局部,可减轻放疗造成的皮肤损伤,减少Ⅲ、Ⅳ级放射性皮炎的发生率。

4. 射线防护剂

射线防护剂是一种快速有效透过皮肤创面,清除受照射皮肤表面产生的大量具有杀伤作用的氧自由基的外用氧化物歧化酶复合制剂,同时也能清除其他理化因素在体表接触部位产生的负氧离子,减轻炎症反应。文献报道,预防性使用射线防护喷剂,可明显降低放射性皮炎的发生率及损伤程度。

5. 维生素 B_{12} 混合液

维生素 B_{12} 对受损的神经鞘有营养和促进修复作用,可以抑制痛觉传入冲动的传导,达到镇痛作用;并具有修复皮肤、黏膜上皮细胞及血管内皮细胞功能,达到减轻局部肿胀、缩短创面愈合时间的作用。

6. 糖皮质激素

皮质激素类药物广泛用于临床治疗急性放射性皮炎损伤,但疗效尚存在争议。国外有研究报道,皮质激素类药物对于预防急性放射性皮炎有一定作用。鉴于皮质类固醇乳膏有延迟伤口愈合的作用,其只用于刺激性炎性皮肤,不用于湿性皮肤反应。

三、临床应用

目前多数研究主张从放疗开始即采用防护药剂降低或延缓放射性皮炎的发生,发生初期积极治疗。皮肤瘙痒时可局部涂薄荷淀粉、芦荟等,干性皮炎可用沙棘油、比亚芬、地塞米松乳剂涂抹,达到抗炎、湿润、收敛的目的,减轻不适,但需注意长时间使用激素类药膏不利于皮肤愈合。对于局部渗出性皮肤反应,应暴露皮肤损伤区,使其保持干燥,可在破损区涂抹具有收敛作用的药物,使其干燥愈合,或局部使用生长因子喷雾等。一旦发生Ⅲ级以上的放射性皮炎,或有大面积破损时,需暂停放疗并对症处理,合并感染时需抗感染,保持创面清洁、干燥,局部使用止血活血、促进组织修复的药物以利愈合。

第三节　急性放射性口腔干燥症的处理

唾液腺(salivary gland)主要由腮腺、下颌下腺和舌下腺3对大唾液腺组成。唾液主要由大唾液腺产生,占总量的90%,其中80%由腮腺分泌,具有调节口腔酸碱度、消除或抑制细菌生长、帮助消化营养、保护黏膜的功能。放射性口腔干燥症是由于放疗对唾液腺造成的损伤,表现为唾液分泌减少、黏稠、口干等。部分鼻咽癌患者在放疗开始的第1~3天会出现腮腺急性放射反应,原因是腮腺导管黏膜受到照射发生急性充血水肿,导致腮腺导管阻塞,引起唾液潴留。表现为腮腺区肿胀、疼痛或局部压痛,严重者可并发感染,出现溢脓并伴全身寒战、发热、白细胞计数升高。唾液腺的平均照射剂量与唾液流量相关,小唾液腺受到平均照射剂量为10～15 Gy时,功能开始逐渐降低;而大唾液腺受到的平均照射剂量为20～40 Gy时,功能可下降75%以上。IMRT是目前鼻咽癌的理想放疗手段。文献报道,IMRT技术在剂量分配方面具有优势,相较于3D-CRT和常规二维放疗对腮腺的保护作用好,可明显降低口干的发生率及严重程度。

急性唾液腺损伤分为4级。0级:无变化;1级:轻微口干、轻度唾液黏稠、轻度味觉改变(如金属味),这些改变不反映进食习惯的改变(如进食时增加用水);2级:中度口干,唾液黏稠或味觉明显改变;3级:完全口干;4级:急性唾液腺坏死。

一、口腔保健

患者在放疗期间应保持口腔清洁,经常用清水或茶水含漱,多饮水,减轻口干症状。在放疗开始的第1周内饮食以清淡为宜,避免刺激性食物,如辣椒、过酸、过甜的食物及饮料,以免唾液分泌过多。在一般情况下,腮腺急性放射反应无须处理,继续放疗3～4次即可自行缓解。如出现局部或全身感染症状时,应行特殊口腔护理,并给予抗感染止痛治疗,必要时暂停放疗。

二、药物治疗

1. 催涎剂

当部分涎腺仍保存有分泌功能时,胆碱能受体激动剂作为拟副交感神经药,可以刺激外分泌腺表面的胆碱能受体,进而促进唾液腺、泪腺等分泌,改善口干症状。国外有研究证实,胆碱能受体激动剂能改善口干的不适症状,但对其在急性口干中的疗效尚有争议,且此类药物常合并尿频、多汗、轻度腹胀、腹痛、恶心和食欲缺乏等不良反应。因此,并不常用于急性放射性口腔干燥症的治疗。

2. 放疗保护剂

氨磷汀类药物在体内被碱性磷酸酶水解成活性成分后可进入细胞内保护DNA,选择性保护正常组织免受放化疗损伤。文献报道,氨磷汀对预防放疗所致口腔干燥症有一定疗效,且对肿瘤疗效没有影响。2008年《美国临床肿瘤学会指南》中也认为,氨磷汀类药物能够改善分割放疗所致的头颈部肿瘤患者的口干症状。

3. 中医药及其他治疗

中医药及针灸在放疗引起口腔干燥症预防及治疗方面具有优势,尤其部分滋阴生津的食物或药物对缓解急性口干具有积极作用,放疗期间可用菊花、铁皮枫斗等泡茶饮用,但其是否作为常规治疗手段有待进一步验证。

三、颌下腺移位术

颌下腺移位术,即在放疗前通过外科手术方法,不切断供养血管和神经,将一侧颌下腺移位至颏下区固定,使该腺体处于放疗野之外。最新一项荟萃分析总结认为,颌下腺移位术对预防放射性口腔干燥症有效且不良反应小,但对颈部Ⅰ区及双侧淋巴结转移者不适用。其临床广泛应用仍需更多的前瞻性试验证实。

第四节　耳急性放射反应的处理

鼻咽癌放疗时,中耳及内耳不可避免地受到一定剂量的照射,通常照射剂量达40 Gy左右时可出现耳道湿性反应或中耳积液,患者表现为耳胀感、耳重感、耳痛、耳鸣及听力下降,类似分泌性(卡他性)中耳炎。体格检查见鼓膜浑浊、外突,或外耳道淡黄色分泌物,外耳道皮肤充血。物理检查患者主要表现为传导性听力减退(除放射性耳蜗损害的患者主要表现为感音性听力障碍外)、中耳压力下降、咽鼓管功能障碍(咽鼓管阻塞、纤毛排泌功能受损)。严重或合并感染时可出现急性化脓性中耳炎、鼓膜穿孔、外耳道流脓、发热及头痛等。

一、放射性耳损伤的主要机制

放射性耳损伤的主要机制是电离辐射损伤咽鼓管、耳蜗、腭帆张肌及提肌、中耳血管、周围神经以及中耳腔内黏液纤毛排送系统。这些部位受损后发生渗出,渗出液积聚形成纤维血管性肉芽组织,导致传导性听力下降,而血管功能受损使内耳感觉器官进行性变性,液体区域纤维化和骨化,进而导致感音神经性听力进行性下降。

鼻咽癌放疗后分泌性中耳炎发病率高达16%～26%。在精准放疗技术应用逐渐普遍的今天,肿瘤周围正常组织和器官的保护受到越来越多的重视,IMRT相较于3D-CRT对患者耳部电离辐射更小,具有剂量学优势。王胜资等通过对比42例接受IMRT和40例接受3D-CRT的鼻咽癌患者的听觉系统剂量和听力损伤情况发现,IMRT组患者中耳腔及咽鼓管峡部受到的平均剂量显著低于3D-CRT组,并且其听力测试结果也显著优于3D-CRT组。同时,在IMRT时限制中耳腔照射剂量<34 Gy、咽鼓管峡部照射剂量<53 Gy能更好地保护中耳功能,减少分泌性中耳炎发生率。但另有研究显示,对于$T_{3\sim4}$期侵犯范围广泛的鼻咽癌,由于咽鼓管、周围肌肉、神经及血管也受到接近根治剂量的照射,即使采用IMRT技术也未能降低中耳炎及听力损伤的发生率。此外,鼻咽癌患者治疗后听力损害的另一个原因是化疗药物顺铂的使用。顺铂的耳毒性主要表现为耳聋和耳鸣,耳聋通常为双侧,高频损害最明显,常于用药后3~4天出现。既往大量文献已证实,联合顺铂的放化疗比单纯放疗更易引起感音神经性听力下降。魏玉梅等研究并对比了联合顺铂放化疗与单纯放疗的100例鼻咽癌患者,放化疗组比单纯放疗组感音神经性听力损失严重,尤其是在言语听阈的高频范围,提示放疗与化疗具有协同耳毒性,也提示对于放化疗患者的内耳耐受剂量要重新界定。

二、急性耳损伤分级

急性耳损伤分为4级。0级:无变化;1级:轻度外耳炎伴红斑、瘙痒、继发干性脱皮,不需要药疗,听力图与治疗前比较无变化;2级:中度外耳炎(需外用药物治疗)、浆液性中耳炎或仅测试时出现听力减退;3级:严重外耳炎,伴溢液或湿性脱皮或有症状的听觉减退,非药物性耳鸣;4级:耳聋。

三、急性放射性耳损伤的治疗

急性放射性耳损伤的治疗以对症处理为主。放疗期间,应保持外耳道清洁、干燥,可用生理盐水冲洗外耳道,有分泌物的患者可用3%过氧化氢(双氧水)溶液冲洗,而后生理盐水冲洗,用无菌棉签擦干。对于中耳积液者,可予咽鼓管吹张术,必要时可行鼓膜穿刺引流。鼓膜穿刺引流可有效缓解患者耳闷、耳鸣症状,但缓解维持时间不足1个月,且反复鼓膜穿刺抽液可引起鼓膜永久性穿孔。一般情况下,如无合并感染不必特殊处理;如有合并感染应及时治疗,适当给予非耳毒性抗生素滴耳剂局部滴用,必要时根据细菌培养及药敏试验,联合应用抗生素抗感染,以免并发耳源性脑膜炎。

第五节　全身放射治疗反应的处理

鼻咽癌放疗期间一般无显著的全身反应,部分患者可有纳差、恶心、呕吐等消化道反应,体重减轻以及白细胞、血小板计数下降等骨髓抑制反应。

一、胃肠道放射反应

胃肠道放射反应主要表现为恶心、呕吐等症状,于治疗开始后2～3天发生,照射剂量为30 Gy时,恶心、呕吐反应逐渐加重,反应程度有个体差异,治疗结束即可恢复。轻度恶心、呕吐患者建议少食多餐,进食前后漱口,优化口腔卫生,在治疗前后1～2 h避免进食,照射后应静卧30 min,可以适当给予镇静、止吐药物,以减轻症状;呕吐频繁时,严重者需补液对症处理。

二、体重下降

代谢紊乱、营养不良、体重下降经常伴随于恶性肿瘤的发生、发展和治疗过程中。患者通常在治疗前即存在进行性消瘦。由于放化疗可导致鼻咽癌患者食欲下降、恶心、呕吐、口咽黏膜炎、胃肠黏膜炎、口干、味觉改变等,直接影响患者的食欲和消化吸收,鼻咽癌患者体重下降极为常见。有研究发现,恶性肿瘤的局部作用、肿瘤导致的代谢改变和伴随抗肿瘤的负面作用也是导致恶性肿瘤患者营养不良和生活质量下降的主要因素。Zeng等针对2 399例鼻咽癌患者的大样本回顾性研究发现,体重下降率≥4.6%的鼻咽癌患者组5年总生存率、局部区域控制率均显著低于体重下降率<4.6%的患者组,多因素分析也证实体重下降情况是预后的独立因素。因此,鼻咽癌放疗期间营养支持显得极为重要。

营养支持主要有两种途径,即肠内营养和肠外营养。鼻咽癌患者由于大部分消化道未被肿瘤累及且不受放疗的影响,非常适合肠内营养。因此,除胃肠功能不佳者,鼻咽癌患者首选的营养支持途径应为肠内营养。肠内营养可以经口、鼻胃管、胃造瘘等途径供给。在临床实际工作中,在放疗前或放疗中时常采用鼻饲管置入,但长期放置易造成黏膜糜烂坏死,适合短期应用,超过4周应考虑行胃造瘘。肠外营养需经过外周静脉和中心静脉途径补给。短期需要肠外营养的患者,宜选用周围静脉,当患者需长时间、高浓度的肠外营养时,则选择中心静脉置管。

三、骨髓抑制

骨髓抑制(bone marrow supression)分为急性骨髓抑制和潜在骨髓损伤两种类型。中-高剂量放射线对骨髓具有高度毒性,通过引起造血祖细胞的耗竭而导致急性骨髓抑制的发生。这通常在放疗结束后很短时间内发生,往往可以通过造血生长因子的应用促进骨髓造血恢复。然而一些急性骨髓抑制的患者可发展成为潜在的骨髓损伤,这归因于造血干细胞储备的减少及自我更新能力的损伤,通常发生于大剂量放疗时。鼻咽癌单纯放疗原发灶和颈部淋巴结引流区时,骨髓抑制少见,而同期放化疗将增加骨髓抑制的发生率和严重程度。

1. 粒细胞减少及感染防治

目前重组人粒细胞集落刺激因子(granulocyte colony stimulating factor, G-CSF)和抗生素的应用及支持治疗,可显著提高骨髓抑制的治愈率。研究证明 G-CSF 对 G0 期的造血干细胞有刺激作用,主要作用于粒系祖细胞,促进其向成熟的嗜中性粒细胞增殖、分化,进而减少粒细胞缺乏的发生。对中-高危感染风险患者及已经伴感染及发热者,《美国国家综合癌症网络(NCCN)指南》推荐应用抗生素抗感染治疗。临床上, I 度白细胞或粒细胞计数减少时,以观察为主,可暂时不予治疗,建议患者保持休息和睡眠,维持适当营养,合理调整饮食; II 度白细胞或粒细胞计数减少时,可口服升白药物进行治疗。此类药物较多,但治疗价值尚无系统的评价和对比,使用标准不明确。也可根据患者身体情况适当给予 G-CSF,抵抗力差时要注意预防感染; III 和 IV 度白细胞或粒细胞计数减少时,应暂停放疗,使用 G-CSF 时要注意预防感染,必要时给予保护性隔离,待血常规指标恢复正常后继续放疗。

2. 血小板减少及出血防治

患者血小板计数减少时,应注意观察有无出血倾向,减少活动,防止受伤,避免增加腹压的动作,饮食增加补血食品,必要时给予提升血小板的治疗,如重组人促血小板生成素(thrombopoietin, TPO)。Kuter 等发现 TPO 是刺激巨核细胞生长及分化的内源性细胞因子,对巨核细胞生成的各阶段均有刺激作用,有助于化放疗骨髓抑制导致的血小板减少的恢复。若出现 IV 度血小板计数减少或 III 度血小板计数减少伴出血,应暂停放疗,输注单采血小板,待血常规指标恢复正常后继续放疗。

第六节　严重急性反应的预防

鼻咽癌患者在放疗过程中，急性反应的治疗是一方面，预防是更重要的另一方面。急性反应的程度与肿瘤体积、照射范围和剂量密切相关。放射剂量反应曲线显示：随着放疗剂量上升，放疗反应增加。如果鼻咽癌病变累及鼻腔、口咽，则鼻咽、鼻腔及口咽肿瘤部位都需给予高剂量，这样口咽、鼻腔的黏膜反应就会增加。鼻咽癌淋巴结转移具有规律性，很少发生跳跃，最常见的部位是Ⅱ区，Ⅰb区、腮腺区淋巴结转移罕见，所以该区域不进行常规照射；但在部分非早期患者中，该区域会出现淋巴结转移或存在高危转移的可能，则必须包括在靶区。这样，颌下腺、腮腺将受到高剂量照射，患者口腔干燥症状加重。所以早期诊断、早期治疗对预防放疗反应具有重要的作用。采用新技术，制订周密的放疗计划，减少靶区过高剂量和正常组织照射剂量和照射范围。IMRT计划与二维计划相比，具有高剂量区与靶区在三维形状上适形性好，同时可明显降低腮腺等鼻咽周围正常组织和器官的体积和剂量，使急性黏膜反应和皮肤反应减轻。在制订放疗计划时，计划靶区外的任何地方不能出现。合理选择放化疗。多项临床研究表明：在Ⅱ期鼻咽癌患者中，单纯IMRT的疗效与放化疗相当，而Ⅲ～Ⅳ度急性反应明显下降。

参 考 文 献

[1] Antonadou D, Pepelassi M, Synodinou M, et al. Prophylactic use of amifostine to prevent radiochemotherapy-induced mucositis and xerostomia in head-and-neck cancer[J]. Int J Radiat Oncol Biol Phys, 2002, 52(3): 739－747.

[2] Chambers M S, Jones C U, Biel M A, et al. Open-label, long-term safety study of cevimeline in the treatment of postirradiation xerostomia[J]. Int J Radiat Oncol Biol Phys, 2007, 69(5): 1369－1376.

[3] Chen J, Ou D, He X, et al. Sparing level Ⅰb lymph nodes by intensity-modulated radiotherapy in the treatment of nasopharyngeal carcinoma[J]. Int J Clin Oncol, 2014, 19(6): 998－1004.

[4] Deasy J O, Moiseenko V, Marks L, et al. Radiotherapy dose-volume effects on salivary gland function[J]. Int J Radiat Oncol Biol Phys, 2010, 76(S3): S58－S63.

[5] Eda K, Uzer K, Murat T, et al. The effects of enteral glutamine on radiotherapy induced dermatitis in breast cancer[J]. Clin Nutr, 2016, 35(2): 436−439.

[6] Epstein J B, Silverman S, Jr. Paggiarino D A, et al. Benzydamine HCl for prophylaxis of radiation-induced oral mucositis: results from a multicenter, randomized, double-blind, placebo-controlled clinical trial[J]. Cancer, 2001, 92(4): 875−885.

[7] Espenel S, Garcia M A, Guy J B, et al. Ototoxicity in head and neck cancers after radiotherapy and chemoradiotherapy: From primary prevention to tertiary prevention[J]. Cancer Radiother, 2017, 21(1): 77−83.

[8] Fekrazad R, Chiniforush N. Oral mucositis prevention and management by therapeutic laser in head and neck cancers[J]. J Lasers Med Sci, 2014, 5(1): 1−7.

[9] Fisher J, Scott C, Stevens R, et al. Randomized phase Ⅲ study comparing Best Supportive Care to Biafine as a prophylactic agent for radiation-induced skin toxicity for women undergoing breast irradiation: Radiation Therapy Oncology Group (RTOG) 97−13[J]. Int J Radiat Oncol Biol Phys, 2000, 48(5): 1307−1310.

[10] Foote R L, Loprinzi C L, Frank A R, et al. Randomized trial of a chlorhexidine mouthwash for alleviation of radiation-induced mucositis[J]. J Clin Oncol, 1994, 12(12): 2630−2633.

[11] Hensley M L, Hagerty K L, Kewalramani T, et al. American Society of Clinical Oncology 2008 clinical practice guideline update: use of chemotherapy and radiation therapy protectants[J]. J Clin Oncol, 2009, 27(1): 127−145.

[12] Keefe D M, Schubert M M, Elting L S, et al. Updated clinical practice guidelines for the prevention and treatment of mucositis[J]. Cancer, 2007, 109(5): 820−831.

[13] Kuter D J, Begley C G. Recombinant human thrombopoietin: basic biology and evaluation of clinical studies[J]. Blood, 2002, 100(10): 3457−3469.

[14] Lalla R V, Bowen J, Barasch A, et al. MASCC/ISOO clinical practice guidelines for the management of mucositis secondary to cancer therapy[J]. Cancer, 2014, 120(10): 1453−1461.

[15] Luo Y, Feng M, Fan Z, et al. Effect of kangfuxin solution on chemo/radiotherapy-induced mucositis in nasopharyngeal carcinoma patients: a multicenter, prospective randomized phase Ⅲ clinical study[J]. Evid Based Complement Alternat Med, 2016, 2016: 8692343.

[16] Madan P D, Sequeira P S, Shenoy K, et al. The effect of three mouthwashes on radiation-induced oral mucositis in patients with head and neck malignancies: a randomized control trial[J]. J Cancer Res Ther, 2008, 4(1): 3−8.

[17] McQuestion M. Evidence-based skin care management in radiation therapy: clinical update [J]. Semin Oncol Nurs, 2011, 27(2): e1−e17.

[18] Mirdailami O, Soleimani M, Dinarvand R, et al. Controlled release of rhEGF and rhbFGF from electrospun scaffolds for skin regeneration[J]. J Biomed Mater Res A, 2015, 103(10): 3374−3385.

[19] Ozdemir S, Akin M, Coban Y, et al. Acute toxicity in nasopharyngeal carcinoma patients treated with IMRT/VMAT[J]. Asian Pac J Cancer Prev, 2015, 16(5): 1897−1900.

[20] Pan C C, Eisbruch A, Lee J S, et al. Prospective study of inner ear radiation dose and hearing loss in head-and-neck cancer patients[J]. Int J Radiat Oncol Biol Phys, 2005,

61(5): 1393-1402.

［21］ Roopashri G, Jayanthi K, Guruprasad R. Efficacy of benzydamine hydrochloride, chlorhexidine, and povidone iodine in the treatment of oral mucositis among patients undergoing radiotherapy in head and neck malignancies: a drug trail［J］. Contemp Clin Dent, 2011, 2(1): 8-12.

［22］ Sun X, Su S, Chen C, et al. Long-term outcomes of intensity-modulated radiotherapy for 868 patients with nasopharyngeal carcinoma: an analysis of survival and treatment toxicities ［J］. Radiother Oncol, 2014, 110(3): 398-403.

［23］ Ulff E, Maroti M, Serup J, et al. Prophylactic treatment with a potent corticosteroid cream ameliorates radiodermatitis, independent of radiation schedule: a randomized double blinded study［J］. Radiother Oncol, 2017, 122（1）: 50-53.

［24］ Van Cutsem E, Arends J. The causes and consequences of cancer-associated malnutrition ［J］. Eur J Oncol Nurs, 2005, 9(S2): S51-S63.

［25］ Villa A, Sonis S T. Mucositis: pathobiology and management［J］. Curr Opin Oncol, 2015, 27(3): 159-164.

［26］ Wang H Z, Cao C N, Luo J W, et al. High-risk factors of parotid lymph node metastasis in nasopharyngeal carcinoma: a case-control study［J］. Radiat Oncol, 2016, 11(1): 113.

［27］ Wang R, Wu F, Lu H, et al. Definitive intensity-modulated radiation therapy for nasopharyngeal carcinoma: long-term outcome of a multicenter prospective study［J］. J Cancer Res Clin Oncol, 2013, 139(1): 139-145.

［28］ Wang S Z, Li J, Miyamoto C T, et al. A study of middle ear function in the treatment of nasopharyngeal carcinoma with IMRT technique［J］. Radiother Oncol, 2009, 93(3): 530-533.

［29］ Wang X S, Yan C, Hu C S, et al. Study of the medial group retropharyngeal node metastasis from nasopharyngeal carcinoma based on 3100 newly diagnosed cases［J］. Oral Oncol, 2014, 50(11): 1109-1113.

［30］ Wang Y, Probin V, Zhou D. Cancer therapy-induced residual bone marrow injury-Mechanisms of induction and implication for therapy［J］. Curr Cancer Ther Rev, 2006, 2(3): 271-279.

［31］ Wong F C, Ng A W, Lee V H, et al. Whole-field simultaneous integrated-boost intensity-modulated radiotherapy for patients with nasopharyngeal carcinoma［J］. Int J Radiat Oncol Biol Phys, 2010, 76(1): 138-145.

［32］ Wu F, Weng S, Li C, et al. Submandibular gland transfer for the prevention of postradiation xerostomia in patients with head and neck cancer: a systematic review and meta-analysis ［J］. ORL J Otorhinolaryngol Relat Spec, 2015, 77(2): 70-86.

［33］ Xu C, Zhang L H, Chen Y P, et al. Chemoradiotherapy versus radiotherapy alone in stage Ⅱ nasopharyngeal carcinoma: a systemic review and meta-analysis of 2138 patients［J］. J Cancer, 2017, 8(2): 287-297.

［34］ Zeng Q, Shen L J, Guo X, et al. Critical weight loss predicts poor prognosis in nasopharyngeal carcinoma［J］. BMC Cancer, 2016, (16): 169.

［35］ 甘泉, 蔡昌兰, 韩雪, 等. 射线防护剂预防鼻咽癌放射性皮炎的疗效观察［J］. 中国药物

应用与监测,2011,8(1):13-14.

[36] 黄文生,李湘平.三维适形放疗与适形调强放疗对T$_{3\sim4}$期鼻咽癌的疗效及对耳部的影响[J].医学临床研究,2014,31(9):1696-1698,1702.

[37] 井旺,朱慧,胡漫,等.急性放射性黏膜炎治疗现状[J].中华放射医学与防护杂志,2015,35(3):233-236.

[38] 李素芳,唐爽,钟声学,等.氨磷汀配合奈达铂同步放化疗局部晚期鼻咽癌的临床分析[J].世界复合医学,2016,2(2):29-34.

[39] 李素艳,高黎,殷蔚伯,等.金因肽对急性放射性黏膜炎及皮炎的作用[J].中华放射肿瘤学杂志,2002,11(1):30-32.

[40] 王胜资,程庆芳.头颈部肿瘤放射治疗后分泌性中耳炎的研究进展[J].中国癌症杂志,2001,11(2):178-180.

[41] 魏玉梅,李宝生,许安廷,等.放化疗和单纯放疗鼻咽癌所致感音神经性听力损失分析[J].中华放射肿瘤学杂志,2009,18(2):93-95.

[42] 虞猛,李凤玉,敖日格勒,等.湿润烧伤膏对皮肤放射性损伤治疗作用的临床观察[J].内蒙古民族大学学报(自然科学版),2010,25(6):692-693.

[43] 张玉丽,李红卫.鼻咽癌放疗反应与并发症的护理[J].现代肿瘤医学,2004,12(4):381-383.

[44] 张月娇,邵小玲.急性放射性皮炎预防及护理的研究进展[J].护理与康复,2013,12(1):17-20.

[45] 赵充,肖巍魏,韩非,等.419例鼻咽癌患者调强放疗疗效和影响[J].中华放射肿瘤学杂志,2010,19(3):191-196.

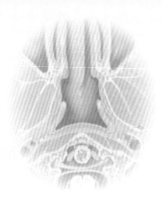

第十六章

鼻咽癌放射性脑坏死的研究

周　鑫　王孝深

近年来,随着放疗技术的发展以及与化疗、新型生物靶向治疗相结合的多学科综合治疗模式的引入,鼻咽癌的局部控制率和无远处转移率得以不断提高,患者长期生存明显改善。然而,综合治疗相关的不良反应依然不容忽视。作为以放疗为主要治疗手段的恶性肿瘤,鼻咽癌因其所处的特殊解剖学位置,毗邻的颞叶、脑干等重要正常组织常暴露于较高辐射剂量,产生程度不等的放射性损伤反应,严重时甚至致死。因此,放射性脑损伤已成为评估鼻咽癌治疗不良反应的一个重要方面。放射性脑损伤包括可逆性急性脑水肿、脱髓鞘病变以及晚期不可逆性放射性脑坏死,而其中又以迟发性放射性脑坏死危害严重,治疗难度大,鼻咽癌中相关报道多集中于此。

[通信作者]　王孝深,Email: ruijin702@163.com

第一节　放射性脑坏死的病理和发病机制

迟发性放射性脑坏死的发病机制尚不清楚，目前认为可能有3种机制参与其中。

一、血管损伤

放疗导致的血管内皮细胞损伤是该假说的中心环节。内皮细胞损伤后释放大量的氧自由基，诱导局部细胞因子和血管内皮生长因子（vascular endothelial growth factor, VEGF）、细胞间黏附因子表达上调，进而继发血管内皮异常增殖和局部血小板黏附，导致血管狭窄、血栓形成，下游脑组织因供血阻塞而发生缺血性改变。同时，血脑屏障破坏后通透性增加，进一步加重了血管源性水肿的进展。根据该假说，早期的放疗后脑组织改变以血管源性水肿为主，而严重者后期可出现缺血性坏死；组织病理学研究发现坏死灶中存在弥漫性血管迁曲变形，管壁增厚，血管腔狭窄并填充大量血栓，血管周围纤维素样坏死等，也为其提供了佐证。

二、神经胶质细胞损伤

放射线可直接损伤神经胶质细胞，包括星形胶质细胞、小胶质细胞、少突胶质细胞及其前体细胞等。星形胶质细胞和小胶质细胞受损后，一方面可产生乏氧诱导因子1α（hypoxia-induced factor-1α, HIF-1α），进而诱导血管内皮生长因子表达上调，导致病理性血管形成、血管通透性增加和血管源性水肿，该过程反过来又加重了局部乏氧和细胞损伤，形成恶性循环。另一方面，少突胶质细胞死亡及其前体细胞受损导致迟发性脱髓鞘病变；同时，继发组织坏死也可进一步加重损伤反应。

三、免疫介导损伤

小胶质细胞在脑组织内发挥免疫功能。遭受放射性打击时，这部分细胞异常活化和增殖,活性氧自由基、细胞因子和炎症趋化因子等产生增多,并级联激活更多的免疫细胞,形成脑内炎症浸润。该效应不仅发生在接受辐射后短期内,小胶质细胞的持续活化状态甚至可以持续很长时间,使炎症慢性化,进而发生炎性损伤。

以上假说均有一定的局限性,无法单独解释放射性脑坏死的临床和影像学表现,因此多认为放射性脑坏死是这几种机制共同介导的结果。鉴于放射性脑坏死的异质性和复杂性,其发生和发展涉及众多细胞乃至分子层面的变化,具体发生机制及针对性防治还有待后续研究进一步阐明。

第二节　放射性脑坏死相关临床和剂量学因素

一、放疗剂量的影响

鼻咽癌放疗后可能导致颞叶、脑干、小脑损伤,以放射性颞叶坏死(temporal lobe necrosis, TLN)最为常见。在传统二维放疗时期,初治鼻咽癌放疗后TLN的发病率从0(5年)~35%(3.5年)不等;脑干损伤相对少见,文献中发生率不超过3%,而小脑坏死等则仅见于个案报道。相对二维放疗,IMRT的适形性更好,肿瘤和正常组织剂量分布更为合理,理论上有助于减少神经毒性的发生。采用IMRT后,TLN的发病率有所下降,在少数大宗样本的临床报道中发病率为3%~14%。在一项对比IMRT和二维放疗的鼻咽癌研究中,Peng等发现前者显著减少了放疗后TLN的发生率(13.1% *vs* 21.0%);另一项回顾性研究也提示,IMRT后TLN的5年累积发生率较二维放疗明显减少(16.0% *vs* 34.9%),提示IMRT在颞叶保护方面的确更具优势。

质子放疗的特殊放射物理学特性可进一步改善肿瘤和正常组织的剂量分布,因此有可能降低TLN的发生率。Taheri-Kadkhoda等对8例鼻咽癌患者的IMRT和调强质子放疗(intensity-modulated proton therapy, IMPT)模拟计划进行剂量学比较后发现,后者在明显优化肿瘤靶区覆盖的同时,更将颞叶的平均受照量降至IMRT的40%左右。然而,现有质子治疗鼻咽癌的长期报道十分有限。Liebsch等采用质子辅以光子治疗了17例T_4期鼻咽癌患者,中位随访43个月后显示,该组患者无病生存率和总生存率明显改善,虽有5例观察到颞叶影像学改变,但无TLN发生;而Lin报道的16例复发性鼻咽癌患者中,再程治疗采用质子放射后均未观察到明显的中枢神经系统毒性。上述研究提示质子放疗对中枢神经保护可能具有潜在优势，但具体结论尚有待大样本前瞻性临床试验加以证实。

放射技术的改进对TLN的降低归根结底是由于新型放射技术降低了颞叶的受照射剂量，放疗剂量被公认是影响放射性TLN最为关键的因素。早在二维放疗年代，学者们已经观察到总处方剂量增大、大分割、超分割放疗等均可显著提高治疗后TLN的发生率，一般认为该效应为颞叶等效生物剂量提高所致。放疗局部加量的影响则与其技术有关。Lee等发现在常规分割的鼻咽癌患者中，高剂量率近距离推量因不增加颞叶受照射总剂量，因此并不增加TLN风险；而立体定向放疗推量则显著提高其5年的发生率（0 *vs* 8.3%）。提示外放射推量增加了颞叶受照射总剂量，从而导致TLN发生风险上升。

二、颞叶受放射体积的影响

除放射总剂量外，颞叶受放射体积也是影响TLN的重要因素。目前鼻咽癌IMRT计划多采用《放射治疗器官限量国际指南》中临床正常组织效应的定量分析（Quantitative Analyses of Normal Tissue Effects in the Clinic, QUANTEC）推荐的颞叶限量（$D_{max} \leq 60$ Gy或$V_{65\,Gy} \leq 1\%$）。2012年以来发表的几项基于IMRT的TLN剂量学的回顾性分析结果对临床具有重要参考价值。中山大学孙逸仙纪念医院Su等发现，当颞叶$D_{max} \geq 64$ Gy或$D_{1cc} \geq 52$ Gy时，剂量每提高1 Gy，TLN发生率分别上升2.6%和2.5%，并推荐将$D_{max} < 68$ Gy或$D_{1cc} < 58$ Gy作为安全限量。该作者的后续研究还发现，颞叶V_{40}绝对体积（aV_{40}）和占颞叶百分比（rV_{40}）也是TLN发生的独立危险因素，推荐限量为$rV_{40} < 10\%$或$aV_{40} < 5$ cc。Sun等观察到TLN的发生位置和局灶热点剂量分布高度一致，建议限量为$D_{0.5\,cc} < 69$ Gy。

鼻咽癌放疗后发生TLN的患者可出现不同程度的认知功能衰退，且坏死体积越大减退越明显。颞叶的受照射剂量和体积与认知功能密切相关，Hsiao发现颞叶V_{60}与认知功能下降程度显著相关。复旦大学附属肿瘤医院Zhou等的剂量学研究也发现，颞叶受照体积和TLN发生的程度有关，$V_{45} < 15.1$ cc将有助于限制其坏死体积，保护认知功能。上述研究结果提示，在制订治疗计划时，应同时着眼于减少TLN的发生和控制TLN的程度两方面，尽可能实现功能获益。然而，需要注意的是，上述研究结论很大程度上受到患者水平、放疗方案、颞叶范围定义乃至随访时间异质性的影响，更为确切的颞叶剂量限制还有待进一步研究。

三、其他因素的影响

对于TLN的临床危险因素,目前探讨的焦点包括年龄、性别等患者因素,以及治疗相关因素如化疗模式、生物靶向药物的使用、治疗总时间(overall treatment time, OTT)等。在恶性脑胶质瘤研究中发现,术后辅助放疗放射性脑坏死的发生率为5%～20%,联用替莫唑胺(temozolomide)同期化疗时,放射性脑坏死发生率甚至可提高至原先的3倍。Lee等认为,在鼻咽癌患者中有症状的TLN与诱导化疗或辅助化疗没有明显相关性,但在引入同期化疗后,其5年发生率有升高趋势(0 *vs* 1.3%)。OTT和年龄对TLN的影响争议较大,目前尚无定论。值得一提的是,生物靶向治疗对TLN发生似乎也有一定影响。复旦大学附属肿瘤医院的Niu等报道了一项西妥昔单抗联合IMRT和(或)化疗的II期临床研究,TLN的3年发生率达20.2%,显著高于同中心报道的总体TLN发生率(3.48%),后者的多因素分析也提示西妥昔单抗可能是IMRT后发生TLN的独立危险因素。然而,由于其他中心的西妥昔单抗研究均缺乏对TLN事件的报道,该现象是否有意义尚且需要进一步证实。

第三节　功能性影像在放射性脑坏死诊断中的应用

病理活检毫无疑问是放射性脑损伤诊断的"金标准",但由于受颅内病灶取材的限制,该侵入性操作极少采用。目前放射性脑坏死的诊断多为临床诊断,依据来自典型临床症状和(或)影像学表现。增强MRI对放射性坏死灶的分辨优于CT,其诊断可参考如下特征:① MRT增强后,在T_1WI上病灶呈孤立的实质性强化结节,或者为片状的中央坏死低信号伴边缘环形强化,呈现厚壁"瑞士乳酪"征或薄壁"肥皂泡"征;② 坏死灶周围可伴有局限或弥漫性水肿,在T_2WI上常呈典型的手指状高信号区;③ 颅内无原发肿瘤复发浸润征象。

大多数鼻咽癌放射性脑坏死表现为颞叶内孤立病灶,并不与鼻咽部相延续,且鼻咽癌极少发生颅内转移。因此,当影像学表现较为典型且病灶位于可能受到高剂量放射的颞叶下极时,不难排除肿瘤复发或转移。然而,若颞叶病灶呈片状强化且与鼻咽部放疗后改变相连续,脑损伤与原发肿瘤复发的鉴别就变得很困难。因此,Dequesada等提出"病灶比值"的概念,认为在T_2WI上测得的坏死灶和T_1WI上测得的强化灶比值>0.6时,可能提示为肿瘤复发。

近年来,随着新型影像学技术的发展,更多手段被尝试应用于放射性脑坏死鉴别诊断。

(1)磁共振波谱分析(magnetic resonance spectroscopy, MRS):可反映组织内化合物含量,其本质属于代谢性成像。胆碱(choline)/N-乙酰天门冬氨酸(N-acetyl-aspartic acid, NAA)峰值比是脑MRS的常用指标,其异常增高常提示中枢神经系统恶性肿瘤可能。Smith等建议将胆碱/NAA的比值<1.1和>2.3分别作为诊断放射性脑坏死和肿瘤复发的指征,而比值介于$1.1\sim2.3$时则强烈建议行病理学活检。Chan等则认为,当胆碱和NAA峰完全缺如,或两者渐进性降低伴随乳糖、自由脂峰升高时,高度提示放射性脑坏死诊断。

(2)磁共振弥散加权成像(diffusion weighted imaging, DWI):检测的是活体组织内水分子扩散运动,常用指标为表观扩散系数(apparent diffusion coefficient, ADC)。关于ADC值是否能将放射性脑坏死和肿瘤复发区分开来,文献报道中争议很大,加之ADC测量值还受到病灶成分差异的影响,进一步限制了DWI在RN鉴别诊断中的应用。

(3)磁共振灌注成像(perfusion weighted imaging, PWI):通过测量区域相对脑血容量(relative cerebral blood volume, rCBV)反映病灶内微血管密度和血流微灌注情况。理论上,肿瘤复发灶内rCBV因新生血管增多而有所增加,而放射性脑坏死中rCBV则因组织坏死而减少。Sugahara通过一项前瞻性研究提出,可分别将rCBV<0.6和>2.6作为诊断放射性脑坏死和肿瘤复发的指征,介于两者之间的病灶则辅助SPE-CT加以鉴别。然而,由于受到种种因素限制,该技术的应用价值同样有待商榷。

(4)正电子发射断层显像(positron emission tomography, PET):通过不同核素显像剂,进行肿瘤代谢、乏氧、增殖等多方面评估,具有很高的肿瘤诊断价值。由于放射性脑坏死中具有大量的坏死物、纤维化成分等,PET上常表现为低摄取活性,而肿瘤呈异常高摄取,两者不难鉴别。现有文献报道对[18]F-FDG PET单独应用于放射性脑坏死诊断褒贬不一,然而,结合PET与增强MRI后,其诊断精度可能进一步提高。其他显像剂如[11]C-MET、[18]F-FET等也将有望用于放射性脑坏死和肿瘤复发的鉴别,但其应用尚有待具体临床研究论证。

除影像学手段外,分子生物学指标也有望辅助放射性脑坏死的鉴别。Epstein-Barr病毒DNA(EBV DNA)作为鼻咽癌特异性肿瘤标志物,被认为可以提示肿瘤复发。然而,由于放疗后鼻咽组织纤维化可能阻碍EBV DNA入血,该指标阴性也不能完全排除肿瘤局部复发的可能。因此,EBV DNA应用仍应结合影像学表现。

第四节　放射性脑坏死的分级和治疗

一、放射性脑坏死的分级

放射性脑损伤的分级目前常沿用《美国国家癌症研究所不良事件通用术语标准》(National Cancer Institute Common Terminology Criteria for Adverse Events, NCI CTCAE)，或RTOG推荐的放疗后不良反应评价标准，两者有所不同。NCI CTCAE将放射性脑坏死分为1～5级。1级：症状轻微；2级：中等症状，使用工具的日常生活能力受限；3级：严重症状，生活自理能力受限；4级：出现威胁生命的并发症，需要医疗手段介入；5级：死亡。而RTOG推荐的分级为0～5级。0级：无症状；1级：轻微头痛或嗜睡；2级：中度头痛或嗜睡；3级：严重头痛，或严重中枢神经系统功能障碍（肌力下降或运动障碍）；4级：发生癫痫、瘫痪或昏迷；5级：放射性脑坏死并发症所致死亡。然而，以上分级方法对区分TLN的严重程度缺乏特异性，由于后者典型的表现常为认知功能下降，基于认知功能量表的分级标准尚有待研究。

由于既往认为放射性脑坏死一旦产生就成渐进性发展，无有效的治疗手段来逆转这一过程。因此，对于无症状的脑坏死治疗策略通常是随访观察；对于有症状的脑坏死，经典的治疗手段是通过手术、糖皮质激素或者抗凝剂来缓解症状。也有学者尝试用高压氧，大剂量的维生素来治疗放射性脑坏死。

二、放射性脑坏死的治疗

1. 糖皮质激素

治疗放射性脑坏死最常采用的临床实践是用糖皮质激素（glucocorticoid）来控制坏死相关的水肿。地塞米松（dexamethasone）通常能够快速缓解局灶性坏死引起的临床症状，长久应用皮质类固醇后有的病例从影像学上会显示部分缓解。但大多数情况下，这种缓解是暂时性的，患者最终会形成激素依赖。众所周知，长久应用糖皮质激素会导致继发许多慢性并发症，所以有必要采用其他的治疗措施。

2. 外科手术

对于采取保守治疗后疗效不佳或者继续进展，或者需要紧急处理的放射性脑坏死患者,可以采用外科手术切除坏死病灶来减负。但是,目前有足够的证据表明外科手术切除并不是必需的手段,因为有的病例在应用糖皮质激素后症状会自行缓解;有的坏死病灶位于手术无法切除的部位;有的坏死病灶即使手术切除,但坏死病灶周围的正常脑组织继续坏死而导致症状持续性进展;有的坏死病灶范围弥散,没有明显的边界。此外,脑外科手术本身的并发症也不容忽视。甚至有文献报道手术与保守治疗相比,没有生存获益。

3. 抗凝剂

有人猜测放射性脑坏死主要源于血管损伤导致的局部缺血,所以有学者试图采用抗凝疗法来阻止放射性脑坏死的进展,但是临床上缺少大型的随机对照研究来证实抗凝疗法的获益。有报道称使用肝素(heparin)和华法林(warfarin)抗凝后,脑坏死的临床症状可以部分缓解。但在抗凝剂应用之前,必须考虑抗凝后潜在的出血风险,应充分权衡利弊之后方可使用。此外,已经发表的检测抗凝疗法有效性的研究仅包含少量的患者,因此难以得出确定的结论。

4. 其他治疗

也有学者尝试采用高压氧或者大剂量的维生素来治疗有症状的放射性脑坏死,但是到目前为止,上述手段都没有证实能够逆转脑坏死。没有任何一例既有主观症状完全缓解,又有MRI显示坏死灶完全恢复的放射性脑坏死病例被报道。

第五节 治疗放射性脑坏死的新手段

最近几年,随着对放射性脑坏死病理生理的更多了解以及新药物的研发上市,有学者尝试采用新的干预手段治疗放射性脑坏死。例如,贝伐珠单抗、神经生长因子和神经节苷脂,取得了意想不到的效果。

一、贝伐珠单抗

贝伐珠单抗(bevacizumab)是阻滞血管内皮生长因子(VEGF)的人源化单克隆抗体,研究证实该药无论是单独应用,还是与化疗药联合应用,对多种实体肿瘤都有治疗作用。一项研究显示贝伐珠单抗能够降低血管通透性,使血脑屏障趋于正常化。好几种放射性坏死的动物模型都显示VEGF表达升高,导致血脑屏障功能进一步恶化和脑水肿。Dvorak等与Senger等最早分离和描述VEGF时曾经使用"血管渗透因子"这一术语来辨识VEGF促进血管通透性的典型特征。所以，阻止VEGF到达毛细血管的靶点是一种合理的治疗放射性脑坏死策略，目的是减少血浆和水通过泄漏的脑毛细血管内皮进入细胞外间隙。

近年来，有2项回顾性研究报道了贝伐珠单抗治疗放射性脑坏死的经验，其中一项研究包含了6例病理学证实的脑坏死，另外一项研究包含8例MRI显示脑坏死病例。应用贝伐珠单抗后所有病例临床症状都有一定程度的缓解，MRI均显示病灶部分缩小。有个案报道称应用贝伐珠单抗后MRI显示强化病灶近乎消失，这提示放射性脑坏死的进程或许可以逆转。有学者设计了一项前瞻性、安慰剂对照、双盲的临床试验来研究贝伐珠单抗治疗放射性脑坏死的疗效，要求入组患者都有影像学或者病理学证实的坏死病灶，而且临床症状或体征持续性进展。总共有14例患者被随机分为安慰剂组（静脉注射生理盐水）和贝伐珠单抗组，贝伐珠单抗的给药方式为7.5 mg/kg静脉注射，间隔3周，共用2次。第2次使用贝伐珠单抗后3周进行评估，包括MRI客观评估坏死灶的缩小程度和主观的临床症状评估。对于有效且无严重并发症的病例继续使用原来的治疗手段2个周期。第1次评估结果显示：接受贝伐珠单抗治疗的患者临床症状都有不同程度的缓解，MRI显示坏死灶的体积均缩小，内皮传输常数减小；而安慰剂组无论客观指标还是主观指标都没有缓解。对使用了4个周期贝伐珠单抗的患者中位随访10个月后，仅2例患者MRI显示坏死病灶进展。该文章的作者称这个研究结果为贝伐珠单抗治疗放射性脑坏死提供了Ⅰ类证据支持。但是，我们对此结论不敢认同，原因有以下4个方面。① 从循证医学的角度出发，Ⅰ类证据的来源之一是大规模的多中心随机对照前瞻性研究结果，另一来源是荟萃分析的结果。而该研究的病例数太少，包含的信息量太少。② 该研究的毒性反应不容忽视，7例安慰剂组患者无毒性反应，而11例接受了贝伐珠单抗的患者中有6例发生毒性反应，其中3例是严重的毒性反应：误吸性肺炎1例，深静脉血栓继发的肺栓塞1例，上矢状窦血栓1例；另外3例有缺血性改变，估测原因是小血管栓塞。③ VEGF治疗放射性脑坏死的机制是减少血管渗出导致的水肿，而糖皮质激素类药物也有类似的作用。该研究的对照组是生理盐水，而不是糖皮质激素类药物，所以无法证实贝伐珠单抗比糖皮质激素更优越。④ 尽管该研究以及既往的回顾性研究都报道VEGF治疗放射性脑坏死有效，但从作用机制上看，VEGF主要是减少血管渗漏导致的水肿，从发表的MRI图片来看，缩小的主要是坏死病灶周围的水肿，而坏死病灶本身缩小的程度有限，更没有修复逆转；且停药之后，症状可能反弹，一旦反弹就更难处理。

二、神经生长因子

神经生长因子（nerve growth factor, NGF）是神经系统最重要的生物活性分子。NGF对于中枢和外周神经系统都有明显的保护作用：防止神经元凋亡和退化，促进受损伤神经元的功能修复和再生。前面的章节提到辐射对少突胶质细胞和神经元的损伤与后期的脑坏死相关。所以我们推断NFG对于放射性脑坏死可能有治疗作用。我们曾经发表了一篇NGF成功逆转放射性脑坏死的个案报道（**见图16-5-1**），1例鼻咽癌患者放疗后双侧颞叶坏死，应用鼠神经生长因

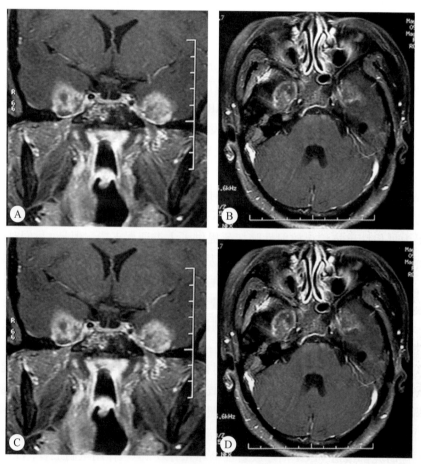

图16-5-1　NGF成功修复双侧颞叶放射性坏死的典型MRI图像

注：冠状位（A）和轴位（B）MRI显示双侧颞叶底部坏死强化灶，简易精神状态评价量表（Mini-mental State Examination, MMSE）评分为25；患者连续使用恩经复肌肉注射2个月，间隔3个月后复查，冠状位（C）和轴位（D）MRI显示双侧颞叶的坏死病灶完全消失，MMSE评分为30。

子（商品名：恩经复，厦门北大之路生物制药有限公司生产）每次18 μg肌内注
射，连续应用2个月，间隔3个月后复查MRI，双侧颞叶坏死灶完全修复，神经症
状完全缓解。该患者目前随访超过3年，无肿瘤复发，无新的坏死病灶出现。我
们由此受到启发，开展了一项前瞻性、随机对照Ⅱ期临床研究，分析NGF治疗颞
叶坏死的有效性，对照组接受传统的糖皮质激素脱水治疗，研究组接受恩经复
（注射用鼠神经生长因子，用法同个案报道）。入组患者要求都是鼻咽癌放疗后，
无肿瘤复发或者转移证据，MRI随访显示单侧或者双侧颞叶坏死，有临床症状，
且持续性进展。在研究中期阶段，我们曾经拿出研究组的10例结果进行报道，
客观评价显示2例患者MRI图像上的坏死病灶完全消失，5例部分缩小，3例无
变化；但主观评价显示4例完全康复，4例部分康复，2例无变化；唯一的不良反
应是注射部位疼痛。截至目前，研究组和对照组各有14例入组，无论是客观，还
是主观评估，研究组的疗效均优于对照组。研究组MRI显示有5例坏死病灶完
全缓解（见图16-5-2），但对照组没有影像学完全缓解的病例，差异具有统计学
意义（$P < 0.05$）；研究组有8例患者临床症状完全消失（《简明精神状态检查量
表》），而对照组仅2例患者临床症状完全缓解，$P = 0.023$。研究组除了发现注射
部位疼痛之外，未发现其他不良反应。我们认为NGF能够有效逆转鼻咽癌放疗

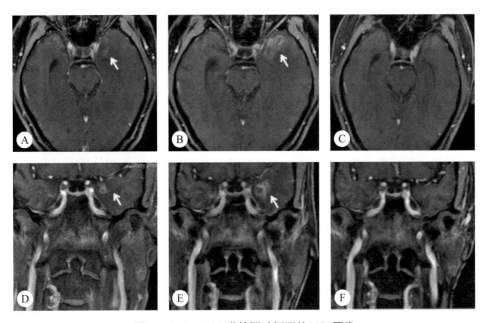

图16-5-2　NGF逆转颞叶坏死的MRI图像

注：A和D显示左侧颞叶强化坏死灶；B和E显示未经处理，坏死病灶增大；C和F显示NGF治疗后3个
月，坏死灶完全消失。

后导致的颞叶坏死,且毒性轻微。

必须强调,NGF治疗脑坏死首先要排除肿瘤复发或者转移,毕竟是生长因子,既然能够促进神经细胞生长,也可能促进肿瘤干细胞生长。对于神经系统来源的肿瘤放疗后发生的脑坏死,应用NGF必须慎重。因为脑肿瘤,尤其是恶性脑肿瘤,手术难以根治性切除,放疗后往往存在肿瘤残留或复发与脑坏死并存的情况,而目前所有的影像学检查都很难明确鉴别出是肿瘤还是坏死。脑肿瘤细胞被NGF刺激会生长得更快,原来的症状反而会进一步恶化。

三、神经节苷脂

神经节苷脂(ganglioside)是一种复杂的酸性糖脂,以较高的浓度存在于中枢神经系统细胞中,是组成细胞膜的主要成分,主要位于细胞膜双分子层的外层。对于多项神经事件起作用,如使神经突的增生扩张、诱导神经元再生和萌芽、修复受损神经元的功能。研究表明,神经系统损伤后应用外源性单唾液酸四己糖神经节苷脂(monosialoteterahexosyl ganglioside, GM1)后能够促进胆碱类和多巴胺类物质的活性,保护神经元免受退行性改变,从而促进神经功能修复,这就提示GM1对于中枢神经系统疾病或许有治疗作用。体外实验的良好结果促使学者针对卒中和脊髓损伤进行临床研究,有学者设计了一项前瞻性、随机、安慰剂、双盲、对照的研究来检验GM1对于脊髓损伤的治疗作用。一组接受安慰剂,另一组在脊髓损伤后72 h内应用GM1,每次100 mg,连续使用18～32 d。总共37例患者纳入研究,结果显示应用GM1治疗的患者1年后的运动分数较基线水平明显提高。文章的结论是GM1能够增强神经功能的修复,但由于病例数太少,建议开展更大规模的临床研究。另外一项针对卒中的双盲研究也证实应用GM1组的功能分数明显提高,安慰剂组只有1例患者的功能分数提高14分,而GM1组有6例患者的功能分数提高19分,说明GM1治疗卒中有临床获益。还有研究显示GM1对于机械性损伤导致的水肿有明显的缓解作用,能够防止神经毒性物质诱导的神经退行性变。近几年国内许多单位应用GM1治疗放射性脑坏死,取得了一定的效果,通常的用法是GM1每天80～100 mg,连续使用15 d,然后减量到每天40～60 mg,维持使用30～45 d。我们在临床应用过程中确实发现有坏死病灶完全修复的病例(未发表资料),与同行之间的交流也得到类似的信息。国内有的学者甚至把贝伐珠单抗、GM1和NGF两两联合或者三药联合用于治疗放射性脑坏死,彼此之间的交流获知有放射性脑坏死完全逆转的病例,但没有发现正式的资料发表。

四、总结与展望

　　总体而言,对放射性脑坏死来说,有效预防重于治疗,剂量学预防更是重中之重。一方面,虽然已有一些研究报道颞叶等脑组织剂量-毒性关系,但由于大脑结构和成分极其复杂,不同区域的生物效应可能差异较大,任何结论都不能以偏概全,更为细化的剂量学研究还有待开展。另一方面,降低脑组织受量有赖于新技术和新型放射源(质子、带电重离子)的应用,但该剂量学优势能否转化成放射性脑坏死发生率的降低还有待于时间验证。对已经发生的放射性脑坏死,无临床症状的采取观察随访;有临床症状的可以采用药物干预,如糖皮质激素联合甘露醇脱水、贝伐珠单抗、神经生长因子;对于药物干预无效且有临床症状的可以酌情考虑手术切除坏死病灶,减少占位效应。

------------------------------ 参 考 文 献 ------------------------------

［ 1 ］ Bassi S, Albizzati M G, Sbacchi M, et al. Double-blind evaluation of monosialoganglioside (GM1) therapy in stroke［J］. J Neurosci Res, 1984, 12(2-3): 493-498.

［ 2 ］ Chan Y L, Yeung D K, Leung S F, et al. Proton magnetic resonance spectroscopy of late delayed radiation-induced injury of the brain［J］. J Magnet Reson Imaging, 1999, 10(2): 130-137.

［ 3 ］ Cheung M C, Chan A S, Law S C, et al. Impact of radionecrosis on cognitive dysfunction in patients after radiotherapy for nasopharyngeal carcinoma［J］. Cancer, 2003, 97(8): 2019-2026.

［ 4 ］ Dequesada I M, Quisling R G, Yachnis A, et al. Can standard magnetic resonance imaging reliably distinguish recurrent tumor from radiation necrosis after radiosurgery for brain metastases? A radiographic-pathological study［J］. Neurosurgery, 2008, 63(5): 898-903.

［ 5 ］ Dvorak H F, Sioussat T M, Brown L F, et al. Distribution of vascular permeability factor (vascular endothelial growth factor) in tumors: concentration in tumor blood vessels［J］. J Exper Med, 1991, 174(5): 1275-1278.

［ 6 ］ Geisler F H, Dorsey F C, Coleman W P. Recovery of motor function after spinal-cord injury — a randomized, placebo controlled trial with GM-1 ganglioside［J］. N Engl J Med, 1991, 324(26): 1829-1838.

［ 7 ］ Glantz M J, Burger P C, Friedman A H, et al. Treatment of radiation-induced nervous system injury with heparin and warfarin［J］. Neurology, 1994, 44(11): 2020-2027.

［ 8 ］ Gonzalez J, Kumar A J, Conrad C A, et al. Effect of bevacizumab on radiation necrosis of the brain［J］. Int J Radiat Oncol Biol Phys, 2007, 67(2): 323-326.

［ 9 ］ Hsiao K Y, Yeh S A, Chang C C, et al. Cognitive function before and after intensity-modulated radiation therapy in patients with nasopharyngeal carcinoma: a prospective study [J]. Int J Radiat Oncol Biol Phys, 2010, 77(3): 722-726.

[10] Hu L S, Baxter L C, Smith K A, et al. Relative cerebral blood volume values to differentiate high-grade glioma recurrence from posttreatment radiation effect: direct correlation between image-guided tissue histopathology and localized dynamic susceptibility-weighted contrast-enhanced perfusion MR imaging measurements[J]. Am J Neuroradiol, 2009, 30(3): 552-558.

[11] Jonsson G, Gorio A, Hallman H, et al. Effects of GM1 ganglioside on developing and mature serotonin and noradrenaline neurons lesioned by selective neurotoxins[J]. J Neurosci Res, 1984, 12(2-3): 459-475.

[12] Karpiak S E, Mahadik S P. Reduction of cerebral edema with GM1 ganglioside[J]. J Neurosci Res, 1984, 12(2-3): 485-492.

[13] Kim S U, de Vellis J. Microglia in health and disease[J]. J Neurosci Res, 2005, 81(3): 302-313.

[14] Lee A W, Kwong D L, Leung S F, et al. Factors affecting risk of symptomatic temporal lobe necrosis: Significance of fractional dose and treatment time[J]. Int J Radiat Oncol Biol Phys, 2002, 53(1): 75-85.

[15] Lee A W, Ng W T, Hung W M, et al. Major late toxicities after conformal radiotherapy for nasopharyngeal carcinoma patient and treatment-related risk factors[J]. Int J Radiat Oncol Biol Phys, 2009, 73(4): 1121-1128.

[16] Levin V A, Bidaut L, Hou P, et al. Randomized double-blind placebo-controlled trial of bevacizumab therapy for radiation necrosis of the central nervous system[J]. Int J Radiat Oncol Biol Phys, 2011, 79(5): 1487-1495.

[17] Liebsch N J, Deschler D G, McIntyre J F, et al. Favorable outcome of combined proton radiotherapy and chemotherapy for t4 nasopharyngeal carcinoma[J]. Int J Radiat Oncol Biol Phys, 2004, 60(Suppl): S515.

[18] Lin R, Slater J D, Yonemoto L T, et al. Nasopharyngeal carcinoma: Repeat treatment with conformal proton therapy-dose-volume histogram analysis[J]. Radiology, 1999, 213(2): 489-494.

[19] Niu X, Hu C, Kong L. Experience with combination of cetuximab plus intensity-modulated radiotherapy with or without chemotherapy for locoregionally advanced nasopharyngeal carcinoma[J]. J Cancer Res Clin Oncol, 2013, 139(6): 1063-1071.

[20] Nonoguchi N, Miyatake S, Fukumoto M, et al. The distribution of vascular endothelial growth factor-producing cells in clinical radiation necrosis of the brain: pathological consideration of their potential roles[J]. J Neurooncol, 2011, 105(2): 423-431.

[21] Peng G, Wang T, Yang K, et al. A prospective, randomized study comparing outcomes and toxicities of intensity-modulated radiotherapy vs. conventional two-dimensional radiotherapy for the treatment of nasopharyngeal carcinoma[J]. Radiother Oncol, 2012, 104(3): 286-293.

[22] Pennybacker J, Russell D S. Necrosis of the brain due to radiation therapy; clinical and pathological observations[J]. J Neurol Neurosurg Psychiatry, 1948, 11(3): 183-198.

［23］ Ruben J D, Dally M, Bailey M, et al. Cerebral radiation necrosis: incidence, outcomes, and risk factors with emphasis on radiation parameters and chemotherapy［J］. Int J Radiat Oncol Biol Phys, 2006, 65(2): 499-508.

［24］ Senger D R, Galli S J, Dvorak A M, et al. Tumor cells secrete a vascular permeability factor that promotes accumulation of ascites fluid［J］. Science, 1983, 219(4587): 983-985.

［25］ Smith E A, Carlos R C, Junck L R, et al. Developing a clinical decision model: MR spectroscopy to differentiate between recurrent tumor and radiation change in patients with new contrast enhancing lesions［J］. Am J Roentgenol, 2009, 192(2): 45-52.

［26］ Sugahara T, Korogi Y, Tomiguchi S, et al. Posttherapeutic intraaxial brain tumor: the value of perfusion-sensitive contrast-enhanced MR imaging for differentiating tumor recurrence from nonneoplastic contrast-enhancing tissue［J］. Am J Neuroradiol, 2000, 21(5): 901-909.

［27］ Sun Y, Zhou G Q, Qi Z Y, et al. Radiation-induced temporal lobe injury after intensity modulated radiotherapy in nasopharyngeal carcinoma patients: a dose-volume-outcome analysis［J］. BMC Cancer, 2013, (13): 397.

［28］ Su S F, Huang S M, Han F, et al. Analysis of dosimetric factors associated with temporal lobe necrosis (TLN) in patients with nasopharyngeal carcinoma (NPC) after intensity modulated radiotherapy［J］. Radiat Oncol, 2013, (8): 17.

［29］ Su S F, Huang Y, Xiao W W, et al. Clinical and dosimetric characteristics of temporal lobe injury following intensity modulated radiotherapy of nasopharyngeal carcinoma［J］. Radiother Oncol, 2012, 104(3): 312-316.

［30］ Taheri-Kadkhoda Z, Björk-Eriksson T, Münter MW, et al. Intensity-modulated radiotherapy of nasopharyngeal carcinoma: a comparative treatment planning study of photons and protons［J］. Radiat Oncol, 2008, (3): 4.

［31］ Wang X S, Ying H M, He X Y, et al. Treatment of cerebral radiation necrosis with nerve growth factor: a prospective, randomized, controlled phase II study［J］. Radiother Oncol, 2016, 120(1): 69-75.

［32］ Wang X, Ying H, Zhou Z, et al. Successful treatment of radiation-induced temporal lobe necrosis with mouse nerve growth factor［J］. J Clin Oncol, 2011, 29(7): e166-e168.

［33］ Wong E T, Huberman M, Lu X Q, et al. Bevacizumab reverses cerebral radiation necrosis ［J］. J Clin Oncol, 2008, 26(34): 5649-5650.

［34］ Zhou G Q, Yu X L, Chen M, et al. Radiation-induced temporal lobe injury for nasopharyngeal carcinoma: a comparison of intensity modulated radiotherapy and conventional two-dimensional radiotherapy［J］. PLoS One, 2013, 8(7): e67488.

［35］ Zhou X, Ou X M, Hu C S, et al. Effect of dosimetric factors on occurrence and volume of temporal lobe necrosis following intensity modulated radiation therapy for nasopharyngeal carcinoma: a case-control study［J］. Int J Radiat Oncol Biol Phys, 2014, 90(2): 261-269.

［36］ 王孝深,应红梅,周正荣,等.鼠神经生长因子治疗放射性脑坏死的临床研究［J］.中国神经肿瘤杂志,2012,10(3): 147-151.

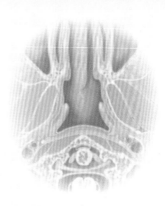

第十七章

鼻咽癌患者放射治疗前后的护理

孟晓燕

放疗是目前治疗鼻咽癌最有效的手段,但在治疗肿瘤的同时放射线对正常组织黏膜有损伤作用,导致程度不一的不良反应,严重者可使放疗中断、影响疗效。因此,除给予相应的常规护理外也应做好放疗的症状管理,使患者坚持完成治疗。

鼻咽癌患者的护理包括放疗前的心理护理、营养评估、口腔和牙齿评估预处理;放疗过程中常见不良反应的护理,如放射性皮炎的护理、口腔黏膜炎的护理、鼻腔的护理及心理护理等;放疗后的护理包括口腔护理、功能锻炼指导及心理指导等。饮食指导与心理护理贯穿整个疗程。

[通信作者] 孟晓燕,Email: mengxiaoyan1973@163.com

第一节 放射治疗前的护理

一、心理护理

鼻咽癌的放疗时间较长而患者对治疗过程缺乏了解，所以患者在诊断治疗过程中，对出现放射性口腔炎或面部皮肤出现放射野皮肤反应等有不同程度的焦虑、抑郁、恐惧等情绪。因此，要了解患者的病情、心理状况以及治疗方案，放疗前有针对性地对患者进行健康教育，包括主动讲解放疗的原理、过程、效果、注意事项及可能出现的不良反应和需要配合的事项，向患者和家属发放有关的放疗宣教手册，使患者消除紧张心理，保持良好的心态，更好地配合治疗和护理。

二、营养评估

有数据表明，在治疗前已有56%的鼻咽癌患者体重减轻5%，61.3%的患者具有营养风险。目前，临床上常用的营养筛查工具包括：预后营养指数（prognostic nutritional index, PNI）、营养风险指数（nutritional risk index, NRI）、主观全面评定（subjective global assessment, SGA）、微型营养评定（mini-nutritional assessment, MNA）、营养不良通用筛查工具（malnutrition universal screening tool, MUST）和营养风险筛查2002（nutritional risk screening 2002, NRS 2002）等，其中以NRS 2002和SGA为两种主要的方法。中华医学会肠外肠内营养学分会推荐使用NRS 2002作为营养筛查工具，而SGA是由美国肠外肠内营养学分会推荐使用的。

NRS 2002既可用于筛查营养不足，也可用于筛查营养风险；而SGA仅用于筛查营养不足。所有调查对象在入院24 h内分别应用NRS 2002或SGA进行营养筛查。营养不足、超重和肥胖的判定标准：采用体重指数（body mass index, BMI）中国标准判定营养不足、超重和肥胖，即BMI < 18.5 kg/m² 为营养不足；18.5 kg/m² ≤ BMI < 24.0 kg/m² 为体重正常；24.0 ≤ BMI < 28.0 kg/m² 为超重；BMI ≥ 28.0 kg/m² 为肥胖。NRS 2002评分 ≥ 3分提示有营养风险，需要营养支持和营养监测。

三、饮食指导

（1）护士应加强对患者及家属营养知识的宣教，提供一些针对疾病治疗的食谱。放疗前1 h避免进食。

（2）在食品的调配上，注意色、香、味，为患者营造一种清洁、舒适的进食环境。

（3）放疗是一种消耗性治疗，放疗期间鼓励患者进食高蛋白、高热量、高维生素、易消化、营养丰富的食物，少量多餐，细嚼慢咽。叮嘱患者忌食辛辣、腌制等食物。

（4）放疗期间鼓励患者多饮用绿茶，以减轻射线对正常组织的辐射损伤。多喝水（每日约2 000 mL），可使放疗所致肿瘤细胞大量破裂、死亡而释放的毒素随尿液排出体外，减轻全身放疗反应。

（5）劝导患者戒烟忌酒。

四、口腔卫生

（1）注意口腔卫生，指导患者使用软毛牙刷及含氟牙膏刷牙，每次饭后要刷牙、漱口。

（2）治疗牙周病，取下金属牙套；拔除龋齿，避免引起放射性骨髓炎。

五、进入放疗室的注意事项

嘱咐患者进入放疗室不能携带金属物品，如手表、钥匙、手机等，这些物品可能会对射线的分布产生影响。注意保护好放疗固定装置，避免被锐器刺破、重物挤压等，查看固定装置有无变形。告知患者治疗时听从放疗技术人员的指导，配合体位的摆放、面罩固定并放松情绪，保持平稳的呼吸配合放疗。

保持放射野标记清晰，洗澡、出汗、衣物摩擦使放射野标记模糊不清时，要及时请医师补画。

第二节　放射治疗中的护理

在放疗开始至放疗结束后3个月内发生的放射损伤为急性放射反应（又称

急性反应）。放疗不良反应的程度与照射剂量、照射体积的大小、个人对放射线的敏感程度以及是否化疗有关。

一、常规护理放疗引起的全身反应

常规放疗引起的全身反应表现为一系列的功能紊乱和失调，如乏力、虚弱多汗、低热、食欲下降、恶心呕吐、睡眠欠佳等。一般只要适当休息、调整饮食、加强营养、多饮水即可缓解；严重者需要对症支持治疗。同时，应加强护患间沟通、患者间交流，鼓励和帮助患者适应放疗。

1. 饮食护理

（1）饮食应多样化，多食新鲜蔬菜、水果（含丰富维生素和B族维生素）、鱼肉、牛奶和豆制品等（含丰富的蛋白质、维生素A、维生素E及微量元素），以增强患者体质，避免食用刺激性食物，如油炸、坚硬及过冷、过热或辛辣食物。

（2）在放疗的前几次，嘱患者避免进食刺激唾液分泌较多的食物（如辣椒、醋等）或饮料（如橙汁、酸楂汁），可避免腮腺急性反应。

（3）对口腔、口咽黏膜反应严重的患者可进食清淡、易消化的半流质或流质饮食，可将肉类、主食和少量的蔬菜烹调后用食品加工机粉碎成食糜或选用婴幼儿的各种泥状食品，以减少进食刺激，并保证营养摄入。

2. 皮肤护理

（1）保持皮肤清洁、干燥，放疗期间擦拭时以软毛巾沾温水轻轻蘸洗，避免用力搓擦，不能用肥皂和沐浴露擦洗局部皮肤。

（2）衣着绵软、低领，尽可能暴露照射区域，避免摩擦、冷热刺激及阳光照晒，外出时戴好帽子，冬季脖子围软绵围巾。

（3）局部禁贴胶布或涂碘酒、乙醇、化妆品等刺激物。

（4）剪短指甲，使用电动剃须刀剃须，以免不经意间损伤皮肤。

（5）定时通风，保持房间内温度25～26℃，相对湿度50%～60%，夏天尤应注意，避免放疗区皮肤出汗。

（6）照射野皮肤可根据医嘱用药，如喷涂射线防护喷剂、放疗前给予冷疗，皮肤出现刺、痒、肿痛时可采用轻拍缓解不适，切勿挠抓。

（7）皮肤出现干性脱皮时，勿撕拉，以免皮肤损伤引起出血、感染。

（8）一旦出现湿性皮肤反应，及时告知医师，采取相应的处理，如皮肤反应严重，可使放疗中断一段时间。

二、口腔黏膜炎的护理

口腔黏膜炎(oral mucositis)是指口腔黏膜上皮组织的一类炎症和溃疡性反应,表现为口腔黏膜的轻度感觉异常、多发红斑、融合性溃疡和出血性损伤。放疗所致的口腔黏膜炎于放疗末期达到最高峰,主要与放射线所累积剂量对口腔黏膜组织的损伤有关,当放射线剂量达1 500～2 000 cGy时,口腔黏膜开始发生变化,达到3 000 cGy时则发生口腔溃疡,5 000～6 000 cGy时出现严重的疼痛,通常口腔黏膜炎愈合时间需要2～3周。

常用的口腔评估工具:《美国国家癌症研究所不良事件常见标准术语》(第4版)(National Cancer Institute Common Terminology Criteria for Adverse Events, version 4,简称为《NCI CTCAE第4版》),其将黏膜炎的严重程度分为5级(见表17-2-1),对患者的吞咽能力和疼痛进行评估。

表 17-2-1　口腔黏膜炎严重程度分级

分级	严 重 程 度
1级	无症状或轻症:无须治疗
2级	中度疼痛:不影响经口进食,需要调整饮食
3级	重度度疼痛:影响经口进食
4级	危及生命:需要紧急治疗
5级	死亡

国内外许多临床研究证明口腔护理可降低口腔黏膜炎的发生率或严重程度,最主要的目的在于保持口腔黏膜的完整性及其功能,预防感染。因此,开展基于科学证据的口腔黏膜炎护理对于癌症放化疗患者具有重要的临床意义。

1. 护理评估

(1)评估过去及现在的病史,包括过敏史、治疗前口腔及牙齿的评估。

(2)评估口腔黏膜炎的高危因素:包括与化疗药物相关的因素,如氟尿嘧啶(5-FU)、铂类药,以及与治疗相关的因素,如放疗。

(3)准备口腔评估的相关设备:充足的光线(如手电筒、灯光)、压舌板、非无菌的手套、干净的纱布。

(4)选择涵盖症状、功能与患者主观感受且具信效度的口腔评估工具,常用的有《NCI CTCAE第4版》。

2. 确认问题

（1）口腔黏膜正常：如根据《NCI CTCAE第4版》评估为口腔黏膜正常。

（2）口腔黏膜炎及分级：如根据《NCI CTCAE第4版》评估口腔黏膜炎的5个分级。

3. 护理措施

1）心理护理

掌握患者的心理状态，加强沟通，取得患者信任；关心安慰患者，消除其陌生感和紧张感；向患者讲解相关医学知识，利用语言技巧给患者以支持，消除不良心理，稳定情绪，使其积极配合治疗。

2）口腔黏膜正常

预防口腔黏膜炎包括患者教育和口腔护理。

（1）患者教育：① 治疗前2周为患者提供相关口腔护理的知识；② 教导患者口腔自我检查，包括如何观察口腔黏膜的变化及疼痛情形；③ 依据患者所进行的放化疗，说明口腔黏膜炎可能发生的时间及可能发生的并发症，当口腔发生疼痛、红肿、溃疡、白斑、出血、口干、进食或吞咽困难时及时告知医护人员；④ 口腔照护的指导内容除了书面资料外，应包括回复示教，并评估患者的了解程度；⑤ 避免吸烟、喝酒、摄取刺激性食物；⑥ 鼓励患者摄取高蛋白、合适热量的食物以及富含维生素的食物和新鲜水果、蔬菜，适量饮用温凉牛奶，使牛奶覆盖口腔黏膜，以预防和减轻口腔黏膜炎。

（2）口腔护理标准：① 指导患者每天使用笔灯及镜子进行口腔自我检查，包括嘴唇及舌头；② 使用头部小且软的软毛牙刷刷牙，采用正确的刷牙方式，一天2次，每次至少90 s，并将软毛牙刷放在空气中自然干燥；③ 如果血小板计数＞125×10^9/L时，建议使用牙线清洁牙齿，每天1次；④ 有义齿的患者建议每日移除义齿2次，使用生理盐水清洁义齿；⑤ 使用水溶性护唇膏滋润嘴唇，保持口腔湿润；⑥ 不可使用含有乙醇成分的市售漱口水，建议使用温和的漱口水，如0.9%生理食盐水、小苏打水或是生理食盐水及小苏打混合的漱口水，鼓颊和吸吮交替动作漱口，使液体能够充分的接触牙齿、牙龈和口腔黏膜表面，时间至少60 s；⑦ 刷完牙或是使用牙线清洁牙齿后，建议使用0.9%生理食盐水15～30 mL漱口，至少30 s；⑧ 使用舌苔刷清洁舌苔，每日2次，可降低口腔中细菌聚集，保持口腔清洁。

3）口腔黏膜炎的护理

（1）再次指导患者口腔护理的方法，根据患者的执行情况做重点加强。

（2）口腔护理标准。① 刷牙：每天2～4次，使用小头软毛牙刷，使用前先在温水中泡30 min软化刷毛,不可使用电动牙刷,避免造成牙龈受伤。使用不含颗粒、含氟的中性牙膏,可采用贝氏刷牙,刷毛与牙齿呈45°～60°角,在2～3颗牙前后来回刷5～10次,由右后方侧开始,刷到左边;然后左边咬合面,左侧舌边再到右边舌侧,然后右边咬合面,刷完上面的牙齿,再用同样的方法刷下面的牙齿。每次使用后都应充分湿润牙刷,并保持自然干燥,牙刷每月至少更换1次。② 如出现口腔疼痛且服药无改善或出血超过2 min时则停止使用牙刷刷牙,改用海绵棒或手指包裹纱布清洁牙齿,每隔4个小时清洁牙齿1次或每隔2个小时清洁牙齿1次。③ 漱口:漱口可以保持口腔湿润、清洁,口腔黏膜炎程度轻微时,漱口频率每日4次,可在刷牙后漱口,漱口水量15～30 mL,每次至少60 s;口腔黏膜炎程度严重时,白天每隔1～2个小时漱口1次,夜间每隔4个小时漱口1次,如症状加重可增加漱口次数,漱口水每日更换,避免污染。④ 牙线:如牙龈疼痛、出血超过2 min无改善,或血小板计数＜125×10⁹/L,则不建议使用。⑤ 嘴唇护理:使用水溶性护唇膏滋润嘴唇。⑥ 义齿的护理:进行口腔清洁时应取下义齿,每次吃完东西及睡前要清洗义齿,每次佩戴前义齿需浸泡于漱口液中,使用义齿时间不宜太长,至少让牙龈休息8 h。

4)口腔黏膜的评估

口腔黏膜的评估每日评估1次,症状严重时需每日评估3次,对患者的口腔自我护理进行追踪,并记录前1天刷牙或漱口的次数、时间。

5)营养评估

(1)每周至少测量1次体重,及早发现患者的营养需求。如症状严重,危及患者生命时应记录每日出入液量。

(2)饮食管理:每日至少摄入水分3 000 mL(除限水患者外),当口腔黏膜炎症状明显时,可将一些酱料、肉质拌入食物中,增加食物的润滑度。避免进食干性食物、刺激性食物(如烟酒、辛辣、咖啡等)以及过热、过酸或过甜的食物。

(3)若患者营养摄取不佳可考虑放置胃管肠内营养或肠外静脉营养支持,若口腔黏膜坏死有自发性出血时,则暂停由口进食,采用完全静脉营养支持。

6)疼痛的护理

根据疼痛评估量表,对患者进行全面的疼痛评估。

(1)轻微疼痛时可以采取口含冰块或冰敷进行缓解。

(2)疼痛症状加重时根据三阶梯止痛原则给予全身性止痛药或局部麻醉止痛药。

7)并发症的护理

(1)感染:口腔黏膜有破溃或怀疑有感染,进行细菌培养;每隔4小时监测

1次体温；依据病因给予药物，如抗生素。

（2）出血：外伤性出血（＜2 min）可用冰水漱口，出血点加压如冷冻茶包、湿纱布；持续或是严重出血，不要移除伤口结痂，勿将血块剥离。

（3）口干：适时补充水分，每日8～12杯；建议摄取牛奶、奶油等，以缓解口干；刺激唾液生成，可咀嚼食物、无糖口香糖，或口含糖果。

4. 健康教育

（1）教育患者及其家属充分认识到口腔清洁的重要性，还要教会患者在不适的情况下保持口腔卫生。

（2）引导患者正确、合理饮食，进食类型依口腔黏膜反应的程度选择软食、半流质或流质。例如，青瓜、绿叶蔬菜中含有丰富的维生素C、维生素B，西红柿中富含番茄红素和维生素C、维生素B，能清除过氧化自由基；瘦肉、蛋类、海产品、牛奶、豆制品、食用菌等含有丰富蛋白质、维生素A、维生素E及锌、硒等微量元素，维生素A、维生素E对口腔黏膜有保护和修复作用。

（3）重视发挥家庭照顾职能，有助于患者恢复或保持健康心态，建立健康的生活方式。

三、鼻咽腔的护理

（1）为增加放疗敏感性及减少鼻咽部感染发生，每天1～2次用生理盐水或其他冲洗液进行鼻咽冲洗，以保持鼻咽腔的清洁卫生。鼻咽冲洗时应注意取坐位、头向前倾；灌洗器不宜挂得过高，以免压力太大引起并发症；每次冲洗量为1 000 mL，从鼻腔阻塞较重侧开始，嘱患者张口呼吸，冲洗时勿讲话或吞咽，以免发生呛咳；鼻腔发生急性炎症或出血时，禁做冲洗，以免炎症扩散。

（2）鼻腔干燥时定时用生理性海盐水进行鼻腔喷雾，保持鼻腔湿润，维持鼻腔黏膜的正常生理功能，鼻黏膜水肿时可用呋麻滴鼻液缓解鼻塞不适反应。

（3）嘱患者勿用手挖鼻或用力擤鼻，预防感冒，打喷嚏时勿过于用力。避免进食煎炸、辛辣和热性食物（如羊肉、狗肉）引起鼻炎黏膜充血。

四、放射性皮肤损伤的护理

放疗引起皮肤反应的程度与射线的种类、是否采用超分割治疗等有关。一般电子线照射，皮肤的反应较X线明显；联合用热疗或化疗，皮肤的反应也可能会加重。根据RTOG皮肤急性放射损伤分级标准评定，分为5级：0级，无反应；

Ⅰ级,红斑;Ⅱ级,干性脱皮;Ⅲ级,湿性脱皮;Ⅳ级,溃疡、坏死(**见图17-2-1**)。放疗期间要遵循保护放射野(区域)皮肤的护理原则,避免因人为因素加重放疗的皮肤反应。

(1)Ⅰ、Ⅱ度反应。表现为局部皮肤红斑、色素沉着、无渗出物的表皮脱落,并有烧灼感、刺痒感。护理中要注意保持局部皮肤的清洁、干燥,刺痒厉害遵医嘱对症处理,但不能涂抹乙醇等刺激性药物。

(2)Ⅲ度反应。表现为充血、水肿、水疱,有渗出物的表皮脱落,严重者造成破溃和继发感染,多发生在皮肤皱褶处,如头颈部、腋下、腹股沟、会阴等。一旦出现应停止放疗,用生理盐水换药,破损处遵医嘱可喷康复新液或涂氯地霜,并尽量采用暴露疗法。

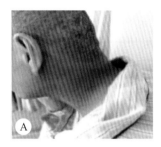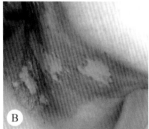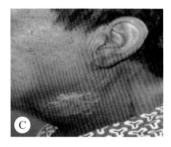

图17-2-1　放疗后的皮肤反应表现

注:A.Ⅰ度,可见局部皮肤轻微红斑,色素沉着;B.Ⅱ度,多处皮肤干性脱落,但无渗液;C.Ⅲ度,局部皮肤脱皮并伴有湿性渗出。

五、放疗的造血系统反应及护理

放疗可引起骨髓抑制,其程度与照射剂量、范围以及是否应用化疗有关(如同期放化疗),可出现白细胞、红细胞、血红蛋白、血小板计数下降。

(1)在接受放疗期间,要定期检查血常规并观察患者有无发热、出血等现象。

(2)如白细胞计数$\leqslant 2 \times 10^9$g/L或血小板计数$\leqslant 50 \times 10^9$g/L,应根据医嘱暂停放疗。

(3)如白细胞计数$\leqslant 1 \times 10^9$/L,要采用保护性隔离措施,如每日病室用紫外线消毒2次,每日更换床单位、衣裤,保持皮肤口腔清洁,嘱患者戴口罩,做好自我保护,必要时给予层流床。在白细胞计数低于正常的期间,予以皮下注射粒细胞集落刺激因子(G-CSF)类药,嘱患者注意休息并增加营养摄入,不去公共场所,尽量减少亲友探望,以预防感染。

（4）贫血会使放疗的敏感度下降,根据医嘱予以皮下注射促红细胞生成素类药,必要时需成分输血。嘱贫血患者多卧床休息以减少氧耗,多吃赤豆、红枣等补血食品。

（5）当血小板计数 $< 50 \times 10^9/L$ 时会有出血的风险;当血小板计数 $< 10 \times 10^9/L$ 时易发生中枢神经系统出血、胃肠道出血及呼吸道出血。护理措施:① 根据医嘱予以皮下注射粒细胞-巨噬细胞集落刺激因子（G-MSF）类药,必要时需成分输血。② 对于血小板计数低下患者,要注意自身保护,防止跌倒、避免受伤。③ 避免进食粗糙、坚硬、过烫的食物;用软毛牙刷刷牙等。④ 拔针后增加按压的时间 $\geq 10\ min$;静脉注射时止血带不宜过紧,时间不宜过长。⑤ 密切观察患者有无出血情况:皮肤黏膜有无出血点、紫癜,有无便血、咯血等。⑥ 一旦患者出现剧烈的头痛、呕吐、视物模糊、烦躁或突然意识丧失等症状,且血压突然增高,心率变慢,则提示有颅内出血的可能,应及时通知医师。

皮下注射G-CSF、G-MSF、促红细胞生成素类药的患者,会有发热、全身骨酸痛等不适主诉,一般只要注意休息,多饮水即可。

第三节　放射治疗后的护理

随放疗技术的改进和放化疗综合治疗的应用,鼻咽癌患者的临床疗效有了较明显的提高,相当一部分患者经治疗后获得长期生存。但放疗后鼻咽癌患者存在各种不同程度的放射损伤性并发症,如口咽干燥、耳鸣、听力障碍、颈部纤维化、张口困难、视力障碍等,不仅影响患者的正常生理功能和体像容貌,而且给患者的心理造成一定的影响,产生不良的情绪反应。

一、心理支持

护士熟悉鼻咽癌患者的应对方式,可以针对不同患者的特点实施健康宣教,帮助患者有效应对癌症的应激。与家属沟通,对患者理解、支持及帮助,良好的家庭环境不仅可以使患者在身体和心理上得到好的照顾,而且可以加快患者在家庭和社会角色功能上的恢复,更早地融入正常的生活中,提高患者的生活质量。

二、复健工作

为有效减轻口腔干燥症状,改善咀嚼肌、舌肌的肌张力,预防肌肉萎缩、关节硬化,防止或减轻放射性张口困难及耳、鼻、眼部反应的发生,应坚持做好下列功能锻炼。

（1）张口锻炼方法:尽量张口,可用软木塞放入上下门齿间,使门齿间距离达到3.5~4 cm,维持5 min,休息10 min,如此重复1~2次。

（2）鼓腮:口唇闭合,然后鼓气,使腮部扩展至最大,停5 s后排出气体。鼓漱,咽津,口含温盐水或金银花露少许,鼓漱结合,分次缓慢咽下。

（3）按摩颞颌关节:经常顺时针、逆时针按摩。

（4）舌、齿运动:舌前伸、后缩,并向左右转动各30次;上、下齿相互叩击30次。

（5）颈部活动:头前屈、后仰及头部旋转运动（原发性高血压、颈椎疾病患者不宜做此运动）。

（6）鼓膜训练:以示指轻压外耳门,以改善听力,防止鼓膜粘连（如耳内有引流管则不宜做）;双手轻轻牵拉,按摩耳郭。

（7）眼部瞬目运动:眼球交替进行顺时针、逆时针转动及睁眼、闭眼和眼部按摩运动。

（8）鼻腔活动:深吸气、呼气,让气流通过鼻腔,做深呼吸运动。

三、自我护理

（1）保持放射野皮肤清洁、干燥,避免日光暴晒及粗糙衣领或佩戴项链对颈部皮肤摩擦损害,放疗结束后1个月不能用肥皂和沐浴露擦洗放疗的局部皮肤。

（2）坚持功能锻炼和鼻咽冲洗。

（3）注意口腔卫生,防止龋齿:多饮水、勤漱口、餐后及睡前用含氟牙膏刷牙,3年内勿拔牙,防止放射性骨髓炎的发生。

（4）养成良好的生活习惯及作息规律,可适当活动,如散步、做家务等,以增强体质。但要注意活动幅度,劳逸结合。

（5）鼻咽癌放疗后常有口干、咽喉疼痛等症状。因此,饮食以凉润的食品为主,如绿茶除缓解口干外,还有一些清热、解毒作用;也可用其他中药泡茶饮用,如藿香、石斛,有生津养阴作用。

四、唾液腺损伤康复

放疗造成多唾液腺受损，减轻了口腔的自洁功能，容易引起口腔溃疡及龋齿的发生。因此，加强口腔清洁仍然是非常重要的。

五、鼻窦和鼻旁窦反应康复

鼻窦和鼻旁窦因均在照射范围内，可出现充血肿胀炎症反应，患者常有鼻黏膜干燥，鼻塞，鼻腔分泌物增多、黏稠，严重者可影响休息和睡眠，如合并厌氧菌感染可引起恶臭，因此放疗后继续进行鼻腔冲洗。

六、随访指导

放疗后患者要定期返院复查，第1年于放疗后分别在第1、3、6、12个月复查1次；第2～5年为每半年复查1次；放疗5年后可每年复查1次。

七、活动和运动

治疗结束后，3个月内尽量避免体力劳动，可以参加适当的体育活动，如打太极拳、散步、慢跑、练气功等。运动应力所能及，不使自己在运动中和运动后感到过于辛苦和疲劳为度。同样，工作强度也以此为度。

八、性生活

癌症并不会因性生活而传染，也不会因性生活而复发、转移。只要患者体力允许，把握适度的原则，掌握好性生活的频度和强度，一般不会造成不良的影响，相反可能还有一些正面的作用，如增强患者的自信心，增加患者对生活的希望和乐趣，这对抗肿瘤有一定的促进作用。

-------------------------------- **参 考 文 献** --------------------------------

[1] Raber-Durlacher J E, Elad S, Barasch A. Oral mucositis [J]. Oral Oncol, 2010, 46(6): 452-456.

［2］　陈谦明.口腔黏膜病学［M］.4版.北京：人民卫生出版社,2012.

［3］　谷铣之,殷蔚伯,余子豪,等.肿瘤放射治疗学［M］.4版.北京：中国协和医科大学出版社,2008.

［4］　黄光武,邝国乾.实用鼻咽癌临床诊疗学［M］.北京：科学出版社,2006.

［5］　马礼钦.鼻咽癌调强适形放疗后患者的生存质量分析研究［D］.福建医科大学,2009.

［6］　庞自云.冷疗加射线防护喷剂预防放射性皮炎的护理［J］.中国实用护理杂志(上旬版),2012,28(16):76-77.

［7］　汤钊猷,现代肿瘤学［M］.上海：上海医科大学出版社,1993.

［8］　唐玉平,刘陶文,陈森,等.不同冲洗液对鼻咽癌患者鼻咽部pH值及细菌感染的影响［J］.现代护理,2003,9(8):577-578.

［9］　吴宇殊,王颖,江婷.鼻咽癌放疗病人的延续性护理［J］.实用肿瘤学杂志,2011,25(4):375-376.

［10］　杨君娥.鼻咽癌并发鼻咽部出血30例急救及护理［J］.齐鲁护理杂志：下半月刊(外科护理),2008,14(12):17-18.

［11］　余尔辛.餐桌上的抗癌食品［M］.上海：上海科学技术出版社,2003.

［12］　臧长海.住院患者的营养风险筛查［J］.中国药物与临床,2008,8(8):643-644.

［13］　张惠兰,陈荣秀.肿瘤护理学［M］.天津：天津科学技术出版社,1999.

［14］　张志娟,佘燕萍,陈昱明,等.头颈部功能锻炼操加软木塞法预防鼻咽癌放疗后张口困难［J］.护理学杂志,2009,24(7):84-85.

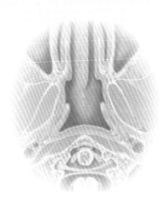

第十八章

鼻咽癌放射性口腔干燥症的预防与处理

欧 丹 何霞云

鼻咽癌患者放疗后最常见的早期和晚期不良反应为放射性口腔干燥症。由于涎腺邻近或处于鼻咽癌放疗靶区内,常受到较高剂量照射,且涎腺对放射线敏感,在放疗早期损伤即开始,损伤程度与放疗剂量直接相关,随着受照剂量的递增,涎腺损伤加重从而发生涎腺功能障碍。放疗后涎液量和质的改变会直接或间接导致患者出现一系列问题。例如:口腔干燥;由于口腔黏膜表面以及摄入食物的润滑不足而引起的口腔功能障碍(包括语言、咀嚼及吞咽等);口腔黏膜干燥萎缩而导致的频繁的溃疡和黏膜损伤。此外,口腔菌群会向致龋菌群转变,降低涎液流量以及涎液成分发生改变(缓冲能力、pH值、免疫蛋白浓度降低)可能会导致龋齿的迅速发展。放射性口腔干燥症目前仍无有效的治疗方法,常导致多种继发并发症,如味觉、吞咽及语言功能障碍等,严重影响患者的生活质量。

[通信作者] 欧丹,Email: dan.ou@qq.com

第一节　涎腺的组成和功能

　　涎液由 3 对大涎腺（腮腺、颌下腺和舌下腺）和小涎腺分泌。每个大涎腺都有开口于口腔排泌涎液的主导管。颌下腺（submaxillary gland）是以浆液性为主的混合性腺体，持续性分泌浆液和黏液性的混合性涎液，静息时约 70% 的涎液来自颌下腺，同时这部分"静息涎液"也起着夜间湿润口腔的作用；其中的黏蛋白起黏膜润滑剂的作用，并对患者的主观润滑感觉有重要影响，这或许可以解释一部分患者虽然腮腺客观流量得以保护，但主观口腔干燥症状却缺乏改善的现象。腮腺（parotid gland）是纯浆液性腺体，分泌富含消化酶的涎液，在味觉刺激下，大约 60% 的涎液是由腮腺产生的。舌下腺（sublingual gland）是以黏液性为主的混合性腺体，帮助软化食物和保护黏膜。小涎腺广泛散布于口腔内黏膜，它们通过黏膜内的腺泡直接排泌涎液，仅占总涎液的 10%，但在润滑黏膜中起重要的作用。涎液除了作为消化液，在湿润口腔、杀菌清洁、预防蛀牙等方面也扮演关键角色。

第二节　涎腺放射性损伤病理生理机制

　　很多研究都对放疗后涎腺损伤的机制进行了阐述。涎腺对放疗高度敏感，从放疗开始第 1 周就能观察到涎液流量快速降低至初始基线水平的 50%～60%，随后降低速度减缓，逐渐降低至初始流量的 10% 以下。组织学研究表明，涎腺腺泡和导管系统的破坏是引起涎腺功能损害的主要原因。涎腺浆液腺细胞被认为是涎腺放射损伤的靶细胞，因此，腮腺较颌下腺对放疗更为敏感。早期研究显示，涎腺细胞经单次 2.0 Gy 照射后 24 h 即可见中性粒细胞，48 h 中性粒细胞弥漫性浸润，72 h 大量腺泡细胞皱缩、脱颗粒、胞质均质红染、染色质边集，胞质颗粒空泡成群分布，胞核浓染，可见多种异常核型，包括核固缩、核碎裂及核边缘空白。目前，绝大部分学者认为涎腺损伤是放疗导致细胞凋亡的结果。Nagler 等研究认为可能是放射引起铜和铁离子起催化氧化还原作用促进自由基反应导致细胞死亡。染色体及细胞内各种重要酶均为放射敏感物质，如呼吸链极易受自由基损伤。鉴于酶的易损性及酶促反应的高效性,推测早期涎液减少,主要是酶系被破坏,然后是细胞坏死、凋亡造成的。另有作者认为,照射后涎腺细胞膜的失调紊乱是导致细胞凋亡的主要原因。导管对射线的耐受性较腺体好,放疗期间涎腺主导管水肿性狭窄进行性加重,从而导致伴有排泌障碍的急性涎腺炎症状。鼻咽癌患者放疗后半年导管数目相对增多,管腔变形,分泌型导管有增生趋向。导管重吸收功能下降,而其中对钾重吸收影响较小,故钾相对分泌增多,这可能是口腔内咸味的成因。

放疗后口腔干燥症的严重程度主要取决于涎腺的受照射剂量和体积。随着涎腺受照剂量和体积的增加,损伤进行性加重,并最终导致不可逆的改变。虽然对头颈部肿瘤腮腺的三维放射剂量分布与腮腺功能之间的关系相继有研究报道,但剂量-体积-功能之间的关系目前仍不十分明确。目前认为26～35 Gy是涎腺受损的临界剂量,35～50 Gy腺体功能低下尚可恢复,＞50 Gy将导致不可逆损伤。50%的腮腺体积平均受照剂量不超过35 Gy,则患者放疗后口腔干燥程度同样减轻。Yorke等认为腮腺由多个平行功能亚单位组成,如果足够数量的这些功能亚单位发生损伤,就会出现口腔干燥症状。

尽管放疗技术在不断进步,但IMRT后的放射性口腔干燥症的发生率仍然高居不下,对于其高发生率的一项可能解释是"盆浴-淋浴效应(bath and shower effect)"假说。在光子IMRT下,整个腮腺受到低剂量照射。有研究在大鼠模型的腮腺中证明了对特定体积的周围体积("盆浴")进行低于耐受剂量的照射后,这个特定体积对高剂量照射("淋浴")的耐受性明显下降。当大鼠腮腺照射达10 Gy时,没有导致功能损伤;而当对大鼠尾部腮腺照射1～10 Gy的"盆浴"后,功能损伤明显增加。这个现象表明避免对整体腮腺的低剂量照射,可以减少腮腺功能损伤,从而减少口腔干燥症的发生率。

第三节 放射性口腔干燥症的临床表现和评价方法

一、放射性口腔干燥症的临床表现

涎腺功能下降是鼻咽癌放疗后最常见的早期和晚期毒性反应。放疗1～2次后,由于腮腺急性充血、水肿阻塞腮腺导管,可使涎液排出受阻,少部分患者出现腮腺区的肿胀及疼痛,甚至伴张口受限。放疗3～4次后症状可自行消失,若症状持续不退,则可能继发感染形成化脓性腮腺炎,患者出现全身寒战、发热、白细胞计数升高等。

放疗开始后不久,绝大部分患者即可出现口腔干燥症状,表现为舌、口腔、咽喉黏膜干燥和灼热感、味觉改变,涎液不足会引起咀嚼、吞咽、说话困难。此外,口腔干燥症还将导致一系列其他问题,如感染(尤其是口腔真菌感染)、龋齿等。患者因口腔干燥症及其他毒性反应(如黏膜炎、食欲下降等)出现进食减少导致治疗期间体重下降。

二、放射性口腔干燥症的评价方法

1. 常用涎腺功能主观评价方法

目前对放射性口腔干燥症的主观评估方法主要分为2种:① 由观察者根据毒性分级系统做出的评估分级(operator-rated outcome, ORO),如《通用不良事件术语标准》(common terminology criteria for adverse events, CTCAE)、LENT/SOMA(late effects normal tissue task force-subjective, objective, management, analytic)。② 由患者根据生活质量量表做出的评估(patient-rated outcome, PRO)。例如,EORTC 生活质量量表。在临床实践中推荐使用ORO 分级量表,而临床试验中建议添加PRO 分级量表,不同的标准如表18-3-1～表18-3-3所示。

表18-3-1 CTCAE口腔干燥症毒性标准

等级	口 腔 干 燥 症 症 状
1级	有症状(口干或涎液黏稠),无明显食欲改变;非刺激涎液流量 > 0.2 mL/min
2级	中度症状;进食改变［例如大量饮水或其他润滑物,进食限于菜泥、果酱和(或)软、湿润食物］;非刺激涎液流量0.1～0.2 mL/min
3级	经口不能获得足够的营养,鼻饲或全肠外营养;非刺激涎液流量 < 0.1 mL/min

表18-3-2 涎腺晚期放疗反应评价标准

等级	口 腔 干 燥 症
1级	轻度口干,对刺激有反应
2级	中度口干,刺激反应减弱

（续表）

等级	口 腔 干 燥 症
3级	重度口干，对刺激无应答反应
4级	纤维化
5级	直接引起死亡的毒性反应

表18-3-3　LENT/SOMA涎腺晚期放射性损伤分级

等级	主观口腔干燥	客观口腔干燥	口 干 症 状 处 理	分析涎液流量/定量刺激
1级	偶有口干	口腔黏膜湿度正常		治疗前水平的76%～95%
2级	持续部分口干	涎液减少	偶尔使用涎液替代物或无糖糖果、口香糖、催涎药物	治疗前水平的51%～75%
3级	完全口干，无虚弱	口腔黏膜干燥，涎液黏稠	频繁饮水或使用涎液替代物或无糖糖果、口香糖，催涎药物	治疗前水平的26%～50%
4级	完全口干，虚弱	口腔黏膜干燥，表面覆膜	需要涎液替代物或水帮助进食，无糖糖果、口香糖，催涎药物	治疗前水平的0～25%

2. 常用涎腺功能客观评价方法

常用的涎腺功能客观检测方法包括测定涎液流量、pH值及涎液成分（如钾、钠、蛋白质及淀粉酶）变化、涎腺X线造影以及^{99m}Tc核素显像定量测定法等，目前哪种方法最能精准地反映患者的口腔干燥症严重程度仍无定论，且每种检测手段都有一定的不足。如测定涎液流量、pH值、涎液成分变化等操作烦琐，且放疗后患者涎液量分泌减少，要将患者极少量的黏稠涎液收集到容器内相当困难，且咀嚼石蜡本身可能就是一种味觉刺激，使得测量结果欠准确，存在相对较大的测量误差。传统的涎腺X线造影和^{99m}Tc清除率测定法，前者能提供详细的形态学信息，但此方法需行涎管逆行插管，是一种侵袭性检查方法，且操作难度大，易出现插管困难及插管后的并发症（如涎管破裂），患者可能出现涎腺急性感染、造影剂过敏、导管管径小或无法忍受注射疼痛导致造影失败。操作者需要有丰富的经验才能得到相对较满意的插管成功率，且X线造影难以检查受感染腺体或导管闭塞平面以上部位。此外，逆行性注入造影剂后人为扩张导管系统，在一定程度上影响了结果的真实性。核素^{99m}Tc清除率测定法的机制是利用了正常涎腺的间叶导管上皮细胞可将血液中的高锝酸盐($^{99m}TcO_4^-$)主动摄取到细胞内,而后逐渐排泌到管腔内随腺泡分泌的涎液一起进入口腔。核素显像定量测定的时间-放射性曲线反映了涎腺细胞对$^{99m}TcO_4^-$的摄取、分泌及随后的排泄,可对涎腺功能进行全面观察,但放射性核素对人体有一定的危害。这些有创侵袭性或有辐射的方法不能而且不应该在同一个患者身上重复应用。因此,这些传统方法不适宜用于长期观测涎腺功能。

近年,磁共振新技术在涎腺功能评价中的应用虽仍处于初步探索阶段,但其价值和优势已逐步显现。磁共振涎管成像(magnetic resonance sialography, MRS)和弥散加权磁共振成像(diffusion-weighted magnetic resonance imaging, DW MRI)作为无创性检查手段,能提供更快速、直观的图像及更具客观性的量化功能指标。

第四节   放射性口腔干燥症的预防与处理

针对放射性口腔干燥症目前尚无有效的治疗方法,关键在于预防,如何有效预防,相关的研究也正在进行当中。

一、放疗前

1. 保护腮腺的逆向IMRT

放射性口腔干燥症的发生率取决于涎腺所接受照射的剂量分布,传统二维放疗技术治疗鼻咽癌,双侧腮腺、下颌下腺均位于放疗野内,受到高剂量照射,放疗后患者Ⅲ～Ⅳ度口腔干燥反应发生率高。近年来,越来越广泛应用的逆向IMRT能给予靶区和周围正常组织不同的放射剂量,在保证肿瘤靶区受到足够照射剂量的同时,降低正常组织的受照剂量。所以,IMRT可以在一定程度上保护涎腺。在定位CT图像上精确勾画涎腺的解剖结构是治疗计划优化的先决条件。勾画所有涎腺结构,并作为危及器官纳入放疗计划,记录其剂量-体积参数,对涎腺特别是腮腺加以保护。根据肿瘤侵犯范围,暴露于高剂量照射的涎腺组织体积应尽可能小。遗憾的是,目前的放疗技术也只能使部分涎腺功能损伤得以避免。2015年,欧洲EORTC、美国NRG等多个国际权威组织在《放射治疗与肿瘤学》(*Radiotherapy and Oncology*)上发表了基于CT图像的头颈部危及器官的勾画指南(见表18-4-1)。头颈部正常组织勾画的统一有助于不同机构间日常临床工作以及临床研究结果的统一与比较。

表18-4-1　腮腺、下颌下腺勾画解剖边界

危及器官	备　注	解　剖　边　界					
		头侧	尾侧	前界	后界	外侧界	内侧界
腮腺	包括颈动脉、下颌后静脉、面神经颅外段	外耳道、乳突	下颌下间隙后部	咬肌、下颌骨后缘、翼内肌和翼外肌	胸锁乳突肌前腹、二腹肌后腹外侧(后内侧界)	皮下脂肪、颈阔肌	二腹肌后腹、茎突、咽旁间隙
下颌下腺	翼内肌、下颌舌骨肌	脂肪组织	下颌舌骨肌外侧、舌骨舌肌	咽旁间隙、胸锁乳突肌	翼内肌内侧、下颌骨内侧、颈阔肌	下颌舌骨肌外侧,舌骨舌肌,上、中咽缩肌,二腹肌前腹

Nutting等2011年发表在《柳叶刀·肿瘤》(*Lancet Oncology*)上的随机对照PARSPORT研究,将保护腮腺的IMRT与常规二维放疗进行比较,根据LENT/SOMA和RTOG评估标准,IMRT组患者的放射性口腔干燥症状较对照组显著减轻。同时,涎液流量定量测定和生活质量量表评估均显示,IMRT组患者放疗后涎腺功能及患者生活质量明显改善。这是第一项报道保护腮腺的IMRT可以有效减少头颈部肿瘤患者放疗后口腔干燥症的研究。目前,保护大涎腺(腮腺、下颌下腺)的研究相对较多,但研究小涎腺剂量-体积分布与放射性口腔干燥症之间关系的研究仍然较少。因此,小涎腺损伤程度对于患者放疗后口腔干燥症的贡献目前尚未明确。

2. 放疗中保护腮腺干细胞丰富区域

有研究显示,放疗后涎腺功能的恢复取决于放疗剂量以及剩余的涎腺干细胞数量。因此,保护腮腺中干细胞丰富的区域有助于预防放射性口腔干燥症。迄今为止,尽管在大多数动物模型中,干细胞相关技术治疗口腔干燥症似乎前景光明,但该技术尚未成熟到能应用于临床。

如何识别干细胞富集的特定区域,从而在放疗计划中勾画加以特定保护,就成了研究的热点。有研究发现,涎腺中的(*c-kit*阳性)干/祖细胞位于较大的排泌管中。Van Luijk等对大鼠模型中腮腺干细胞部位和放疗后晚期腮腺功能障碍之间的关系进行了研究。他们发现,针对腮腺中心区域的高精度照射与涎

液的大量减少有明显相关性，表明该区域含有大量干细胞；对特定腮腺体积的照射剂量与放疗后1年涎液排泌量也有相关性。该研究团队在头颈部肿瘤患者中证实涎腺中干/祖细胞富集区域接受的放疗剂量，可以预测放疗后1年的腮腺功能。Miah等的团队研究发现，口咽癌患者放疗后，保护双侧腮腺浅叶相较于保护对侧整个腮腺，腮腺功能恢复更好。

3. 放疗中保护下颌下腺和口腔（小涎腺）

Little等研究发现，腮腺、下颌下腺和口腔的平均受照剂量是放化疗后患者主观报告和观察者客观评估患者口腔干燥症严重程度的重要预测因素，而在校正了腮腺和下颌下腺剂量后，口腔受照射剂量仍然对口腔干燥症程度具有独立预测作用。在接受放疗的头颈部肿瘤患者中，在保护腮腺的基础上保护对侧下颌下腺，可以进一步改善患者主观报告的口腔干燥症状。下颌下腺的平均受照剂量超过39 Gy时，会导致静息和刺激涎液流量的永久损害。这些研究结果提示，在不牺牲靶区剂量和肿瘤控制的前提下，尽可能多地保护所有涎腺，有利于减轻放射性口腔干燥症毒性。

4. 涎腺手术迁移

在初始治疗为手术的口咽癌及下咽癌患者中，若这部分患者随后要进行术后放疗，在经过严格选择后，如果颏下间隙在术后放疗照射野外，可以考虑在术中迁移下颌下腺至颏下间隙，但这一策略仅限于术后放疗中所有涎腺均会在放疗照射野内的患者。RTOG 0244这项Ⅱ期研究验证了该治疗方法的可行性。一项前瞻性随机对照Ⅲ期研究显示，下颌下腺迁移和口服毛果芸香碱（pilocarpine）两种方法进行比较，下颌下腺迁移组患者放疗后3～6个月涎液流量明显高于口服毛果芸香碱组。

二、放疗中

1. 阿米福汀

放射保护剂易积聚在特定组织如涎腺中，使该组织对辐射不敏感，从而起到选择性放射保护的作用。在头颈部肿瘤（包括鼻咽癌）中，最常用的放射保护剂是阿米福汀（amifostine）。阿米福汀（氨磷汀）是一种广谱的细胞保护剂，进入血液后，被内皮碱性磷酸酶快速水解，转化为活性形式WR-1065，进入细胞和细胞核，作为抗自由基的清除剂，并防止对DNA的辐射损伤。美国食品和药物管理局（FDA）已批准阿米福汀用于头颈部肿瘤患者以减少口腔干燥症发生。

在一项纳入了330例患者的Ⅲ期随机研究中，在每次放疗前，放射保护组患者接受阿米福汀200 mg/m² 静脉滴注。结果显示与对照组相比，放射保护组2级以上急性口腔干燥症发生率从78%降至51%，2级以上晚期口腔干燥症发生率从57%降至34%，而2组2年局部区域控制率、无疾病生存率和总生存率无显著差异。然而，阿米福汀的使用也伴随着中到重度的毒性反应，包括恶心、呕吐（一般为轻度）和一过性低血压。此外，除了治疗费用增加，需要在每次放疗前即刻给药也给实际临床应用带来一定困难。GORTEC 2000-02研究显示，在患者的依从性或药效方面，皮下注射给药并没有优于静脉滴注。

尽管在一系列临床试验中尚未明确发现阿米福汀对肿瘤也有保护效应，但有多项研究显示，阿米福汀治疗组和对照组患者之间的生存率和肿瘤控制率仍有未达到统计学差异。因此，阿米福汀在肿瘤患者中的适用性目前仍有不小的争议。

2. 适应性放疗

在头颈部放疗过程中，患者头颈部的解剖结构会产生变化，包括肿瘤及其周围危及器官（如腮腺和下颌下腺）的收缩；同时，腮腺会向内侧发生位移。腮腺通常由于肿瘤缩小和患者体重下降而发生向内位移。Castadot等的一项小型研究观察了10例接受同期放化疗的头颈部肿瘤患者，放疗期间同侧和对侧腮腺体积每治疗日分别平均下降0.9%和1.0%，同侧和对侧下颌下腺体积每治疗日分别平均下降1.5%和1.3%。放疗后同侧腮腺位置较放疗前向内位移3.4 mm，同侧下颌下腺向内位移1.7 mm，向上位移2.7 mm，对侧下颌下腺向上位移1.7 mm。因此，初始定位模拟CT可能与治疗期间患者实际的解剖结构有差别。此外，肿瘤接受的实际照射剂量与计划处方剂量也可能会有差异。在放疗过程中行CT检查可用于动态评估肿瘤靶体积、危及器官以及剂量分布的变化，并选择需行二次计划的最佳时间点。这种适应性放疗可以降低危及器官受照剂量，包括腮腺的受照剂量。Surucu等对51例患者在受照中位剂量37.8 Gy时进行二次模拟定位，其中34例患者评估后行二次计划，这34例患者的适应性二次计划与初始计划比较，同侧和对侧腮腺最大剂量中位下降6.2%和2.5%。这些患者的进一步随访将使我们更加深入了解适应性放疗在减轻放射性口腔干燥症反应中的作用。

3. 针灸

针灸（acupuncture and moxibustion）在放射性口腔干燥症的治疗中的地位正在不断上升。2012年，复旦大学附属肿瘤医院孟志强等发表了该领域的第一项随机对照试验的结果，比较标准口腔护理与针灸对接受放疗的鼻咽癌患者的作用。在整个放疗过程中，患者接受针灸治疗每周3次，共计7周。通过涎液定量测量和主观问卷评价患者口腔干燥症严重程度。研究结果发现,针灸组患者在放疗开始后6周和11周时,涎液流量增加,主观症状评分也有显著改善。同时,针灸治疗具有简易方便、价格低廉、安全性强及创伤小等优点,值得进一步探索应用前景。

针灸样经皮神经刺激(acupuncture-like transcutaneous nerve stimulation, ALTENS)可以作为针灸的一种无创替代方案。ALTENS使用小电极垫精准定位于针灸穴位,没有创伤性针刺入,消除了深层组织损伤的风险。RTOG 0537研究证实该方法可以改善放射性口腔干燥症,且不良反应较毛果芸香碱小。

三、放疗后和随访中

1. 胆碱能激动剂

当涎腺尚有部分功能残留时,涎液刺激剂比涎液替代物缓解口腔干燥效果更好。目前,美国FDA唯一批准的用于放射性口腔干燥症的直接胆碱能激动剂药物为毛果芸香碱(pilocarpine)。毛果芸香碱是M胆碱受体激动剂,其作用于神经节细胞,支配平滑肌和外分泌腺(如汗腺和涎腺)。放疗后患者服用毛果芸香碱8～12周,每次剂量＞2.5 mg,每日3次,可以达到最佳效果,减轻口腔干燥症状,并增加涎液流量。同时,毛果芸香碱也可以安全地用于更长时间的维持治疗。然而,毛果芸香碱作用广泛而复杂,不良反应多,对于哮喘、急性虹膜炎或青光眼患者有明显的禁忌证;而在慢性阻塞性肺疾病和心血管疾病的患者中应慎用该药。几乎一半的患者出现轻度至中度的出汗、尿频、流泪和鼻炎。有学者研究放疗期间给予毛果芸香碱是否有保护涎腺和预防口腔干燥症的作用,患者于放疗同期口服毛果芸香碱5 mg/次,每天5次,放疗结束后口服毛果芸香碱5 mg/次,每天4次,持续5周。然而效果不甚理想,放疗同期口服毛果芸香碱患者放疗后5周的涎液量、口腔干燥症状和总生活质量和对照组患者相比并无统计学差异。

西维美林(cevimeline)是一种较新的胆碱能激动剂。由于它选择性地作用于涎腺M3-毒蕈碱受体,而对肺和心脏的M2/M4-毒蕈碱受体无作用,因此不良反应相对较少。它被批准用于治疗干燥综合征所引起的口腔干燥症。一项入组255例放疗后患者的随机对照试验中,试验组患者口服西维美林45 mg,每日3次,持续52周,结果显示试验组高达59.2%的患者口腔干燥症状有所改善。西维美林最常见的不良反应为多汗(47.5%)、消化不良(9.4%)、恶心(8.2%)和腹泻(6.3%)。3度以上不良反应发生率为5.9%,主要为多汗。

2. 涎液替代物

酸味刺激和触觉刺激可能增加涎液分泌。若涎腺残留功能不全，涎液刺激流量不足，则口腔黏膜润滑剂/涎液替代物是对药物刺激或咀嚼刺激无反应患者的首选药物。涎液替代物的成分有很多种，包括动物黏蛋白、羧甲基纤维素、羟丙基甲基纤维素、聚环氧乙烷、黄原胶、油菜籽油和芦荟等，且根据不同浓度可以制成凝胶、喷雾或漱口水等。

尽管所有涎液替代物都可以缓解口腔干燥症状，但持续时间通常较短，患者可能更愿意增加饮水的频次。对于口腔干燥严重的患者，白天推荐使用与天然涎液性状类似的涎液替代物，而夜间推荐使用更加黏稠的凝胶状替代物。对于轻、中度患者，则推荐低黏弹性替代物，效果会更好。

3. 高压氧治疗

Forner 等的一项探索性研究发现，高压氧治疗作为治疗或预防放射性坏死的同时，患者的口腔干燥主观评价症状、静息和刺激涎液流量均得到改善。但目前还缺乏足够的数据，该方法值得进一步探索。

四、其他口腔干燥症相关并发症的预防与治疗措施

鼻咽癌患者放疗后，涎腺受到不同程度的损伤，涎液分泌量减少且变得黏稠，口腔内pH值改变，原有的冲洗杀菌作用随之减弱，因此餐后应及时漱口或刷牙，保持良好口腔卫生。放疗后在急性放疗反应消退前，应避免进食刺激性食物。

口腔干燥症可能继发真菌感染，通常发生于放疗期间；一旦发生，可局部使用抗真菌药物，除非发生难治性真菌感染，通常无须全身用药，也不必长期应用抗真菌药。

在放疗前应进行牙科检查，做好必要的预防及处理。放疗后3年内应尽量避免拔牙，在出现牙齿或齿龈疾患时，应积极保守治疗，在所有保守治疗无效的情况下，迫不得已时才考虑拔牙。且在拔牙前要告知牙科医师既往放疗病史。拔牙前要清洁口腔及牙齿，拔牙后应使用抗生素治疗，以减少口腔及颌面间隙感染，减少张口困难和下颌骨放射性骨髓炎或骨坏死的机会。

五、小结

放射性口腔干燥症是鼻咽癌患者最常见的放疗后并发症，积极有效的预防或治疗这一并发症，优化放疗计划，保护涎腺，在鼻咽癌疗效稳定提高的同时，可

以最大可能地改善患者的生活质量。有症状患者都应该给予涎液替代治疗并严格保持口腔卫生。药物选择应根据患者偏好及症状需要选择。此外，患者需要改变饮食习惯，包括进软食、多饮水等。在这些一线治疗效果不理想的患者中，排除禁忌证后可使用毛果芸香碱。尽管有研究证实西维美林对放疗后患者有益，仍需进一步研究。除了抗胆碱能治疗外，Ⅰ级证据显示针灸可用于治疗鼻咽癌放射性口腔干燥症。

------------------------------ 参 考 文 献 ------------------------------

[1] Bardet E, Martin L, Calais G, et al. Subcutaneous compared with intravenous administration of amifostine in patients with head and neck cancer receiving radiotherapy: final results of the GORTEC 2000-02 phase III randomized trial[J]. J Clin Oncol, 2011, 29(2): 127-133.

[2] Barker J L Jr, Garden A S, Ang K K, et al. Quantification of volumetric and geometric changes occurring during fractionated radiotherapy for head-and-neck cancer using an integrated CT/linear accelerator system[J]. Int J Radiat Oncol Biol Phys, 2004, 59(4): 960-970.

[3] Berk L B, Shivnani A T, Small W J. Pathophysiology and management of radiation-induced xerostomia[J]. J Support Oncol, 2005, 3(3): 191-200.

[4] Bhide S A, Newbold K L, Harrington K J, et al. Clinical evaluation of intensity-modulated radiotherapy for head and neck cancers[J]. Br J Radiol, 2012, 85(1013): 487-494.

[5] Bjornstrom M, Axell T, Birkhed D. Comparison between saliva stimulants and saliva substitutes in patients with symptoms related to dry mouth[J]. a multi-centre study. Swed Dent J, 1990, 14(4): 153-161.

[6] Brizel D M, Overgaard J. Does amifostine have a role in chemoradiation treatment?[J]. Lancet Oncol, 2003, 4(6): 378-381.

[7] Brizel D M, Wasserman T H, Henke M, et al. Phase III randomized trial of amifostine as a radioprotector in head and neck cancer[J]. J Clin Oncol, 2000, 18(19): 3339-3345.

[8] Brouwer C L, Steenbakkers R J H M, Bourhis J, et al. CT-based delineation of organs at risk in the head and neck region: DAHANCA, EORTC, GORTEC, HKNPCSG, NCIC CTG, NCRI, NRG Oncology and TROG consensus guidelines[J]. Radiother Oncol, 2015, 117(1): 83-90.

[9] Buettner F, Miah A B, Gulliford S L, et al. Novel approaches to improve the therapeutic index of head and neck radiotherapy: an analysis of data from the PARSPORT randomised phase III trial[J]. Radiother Oncol, 2012, 103(1): 82-87.

[10] Castadot P, Geets X, Lee J A, et al. Assessment by a deformable registration method of the volumetric and positional changes of target volumes and organs at risk in pharyngo-laryngeal tumors treated with concomitant chemo-radiation[J]. Radiother Oncol, 2010, 95(2): 209-217.

[11] Chambers M S, Jones C U, Biel M A, et al. Open-label, long term safety study of Cevimeline in the treatment of postirradiation xerostomia[J]. Int J Radiat Oncol Biol

Phys, 2007, 69(5): 1369-1376.

[12] Cox J D, Stetz J, Pajak T F. Toxicity criteria of the Radiation Therapy Oncology Group (RTOG) and the European organization for research andtreatment of cancer (EORTC)［J］. Int J Radiat Oncol Biol Phys, 1995, 31(5): 1341-1346.

[13] Dijkema T, Raaijmakers C P, Braam P M, et al. Xerostomia: a day and night difference［J］. Radiother Oncol, 2012, 104(2): 219-223.

[14] Eisbruch A, Kim H M, Terrell J E, et al. Xerostomia and its predictors following parotid-sparing irradiation of head-and-neck cancer［J］. Int J Radiat Oncol Biol Phys, 2001, 50(3): 695-704.

[15] Forner L, Hyldegaard O, von Brockdorff A S, et al. Does hyperbaric oxygen treatment have the potential to increase salivary flow rate and reduce xerostomia in previously irradiated head and neck cancer patients? A pilot study［J］. Oral Oncol, 2011, 47(6): 546-551.

[16] Franzén L, Gustafsson H, Sundström S, et al. Fractionated irradiation and late changes in rat parotid gland: effects on the number of acinar cells, potassium efflux, and amylase secretion ［J］. Int J Radiat Biol, 1993, 64(1): 93-101.

[17] Giatromanolaki A, Sivridis E, Maltezos E, et al. Down-regulation of intestinal-type alkaline phosphatase in the tumor vasculature and stroma provides a strong basis for explaining amifostine selectivity［J］. SeminOncol, 2002, 29(6 Suppl 19): 14-21.

[18] Gornitsky M, Shenouda G, Sultanem K, et al. Double-blind randomized, placebo-controlled study of pilocarpine to salvage salivary gland function during radiotherapy of patients with head and neck cancer［J］. Oral Surg Oral Med Oral Pathol Oral Radiol Endod, 2004, 98(1): 45-52.

[19] Guchelaar H J, Vermes A, Meerwaldt J H. Radiation-induced xerostomia: pathophysiology, clinical course and supportive treatment［J］. Support Care Cancer, 1997, 5(4): 281-288.

[20] Humphrey S P, Williamson R T. A review of saliva: normal composition, flow, and function ［J］. J Prosthet Dent, 2001, 85(2): 162-169.

[21] Jha N, Harris J, Seikaly H, et al. A phase II study of submandibular gland transfer prior to radiation for prevention of radiation-induced xerostomia in head-and-neck cancer (RTOG 0244)［J］. Int J Radiat Oncol Biol Phys, 2012, 84(2): 437-442.

[22] Jha N, Seikaly H, Harris J, et al. Phase III randomized study: oral pilocarpine versus submandibular salivary gland transfer protocol for the management of radiation-induced xerostomia［J］. Head Neck, 2009, 31(2): 234-243.

[23] Jha N, Seikaly H, McGaw T, et al.Submandibular salivary glandtransfer prevents radiation-induced xerostomia［J］. Int J Radiat Oncol Biol Phys, 2000, 46(1): 7-11.

[24] Little M, Schipper M, Feng F Y, et al. Reducing xerostomia after chemo-IMRT for head-and-neck cancer: beyond sparing the parotid glands［J］. Int J Radiat Oncol Biol Phys, 2012, 83(3): 1007-1014.

[25] Liu W S, Kuo H C, Lin J C, et al. Assessment of salivary function change in nasopharyngeal carcinoma treated by parotid-sparing radiotherapy［J］. Cancer J, 2006, 12(6): 494-500.

[26] Lombaert I M, Brunsting J F, Wierenga P K, et al. Keratinocyte growth factor prevents radiation damage to salivary glands by expansion of the stem/progenitor pool［J］. Stem

Cells, 2008, 26(10): 2595-2601.

[27] Mendenhall W M, Mendenhall C M, Mendenhall N P. Submandibular gland-sparing intensity-modulated radiotherapy[J]. Am J Clin Oncol, 2014, 37(5): 514-516.

[28] Meng Z, Garcia M K, Hu C, et al. Randomized controlled trial of acupuncture for prevention of radiation-induced xerostomia among patients with nasopharyngeal carcinoma [J]. Cancer, 2012, 118(13): 3337-3344.

[29] Miah A, Gulliford S, Harrington K, et al. Recovery of salivary gland toxicity: contralateral parotid gland (PG) versus bilateral superficial lobes parotid sparing imrt (parsport versus parsport II)[J]. Radiother Oncol, 2011. 99(S1): S211.

[30] Nagler R, Marmary Y, Fox P C, et al. Irradiation-induced damage to the salivary glands: the role of redox-active iron and copper[J]. Radiat Res, 1997, 147(4): 468-476.

[31] Nutting C M, Morden J P, Harrington K J, et al. Parotid-sparing intensity modulated versus conventional radiotherapyin head and neck cancer (PARSPORT): a phase 3 multicentre randomised controlled trial[J]. Lancet Oncol, 2011, 12(2), 127-136.

[32] Rieke J, Hafermann M, Johnson J, et al. Oral pilocarpine for radiation-induced xerostomia: integrated efficacy and safety results from two prospective randomized clinical trials[J]. Int J Radiat Oncol Biol Phys, 1995, 31(3): 661-669.

[33] Stephens L C, Schultheiss T E, Price R E, et al. Radiation apoptosis of serous acinar cells of salivary and lacrimal glands[J]. Cancer, 1991, 67(6): 1539-1543.

[34] Surucu M, Shah K K, Roeske J C, et al. Adaptive radiotherapy for head and neck cancer: implications for clinical and dosimetry outcomes[J]. Technol Cancer Res Treat, 2017, 16(2): 218-223.

[35] Teymoortash A, Müller F, Juricko J, et al. Botulinum toxin prevents radiotherapy-induced salivary gland damage[J]. Oral Oncol, 2009, 45(8): 737-739.

[36] van Luijk P, Faber H, Schippers J M, et al. Bath and shower effects in the rat parotid gland explain increased relative risk of parotid gland dysfunction after intensity-modulated radiotherapy[J]. Int J Radiat Oncol Biol Phys, 2009, 74(4): 1002-1005.

[37] van Luijk P, Pringle S, Deasy J O, et al. Sparing the region of the salivary gland containing stem cells preserves saliva production after radiotherapy for head and neck cancer[J]. Sci Transl Med, 2015, 7(305): 305ra147.

[38] Vissink A, Mitchell J B, Baum B J, et al. Clinical management of salivary gland hypofunction and xerostomia in head-and-neck cancer patients: successes and barriers[J]. Int J Radiat Oncol, 2010, 78(4), 983-991.

[39] Wong R K W, Deshmukh S, Wyatt G, et al. Acupuncture-like transcutaneous electrical nerve stimulation versus pilocarpine in treating radiation-induced xerostomia: results of RTOG 0537 phase 3 study[J]. Int J Radiat Oncol, 2015, 92(2): 220-227.

[40] Yorke E D, Kutcher G J, Jackson A, et al. Probability of radiation-induced complications in normal tissues with parallel architecture under conditions of uniform whole or partial organ irradiation[J]. Radiother Oncol, 1993, 26(3): 226-237.

[41] 欧丹, 何霞云.磁共振技术评价头颈部肿瘤放疗后涎腺功能的应用及进展[J].中国癌症杂志, 2009, 19(11): 587-593.

中英文对照索引